María Belén Rodríguez Sanz

TUMORES QUÍSTICOS PRIMARIOS DEL PÁNCREAS EXOCRINO

María Belén Rodríguez Sanz

TUMORES QUÍSTICOS PRIMARIOS DEL PÁNCREAS EXOCRINO

Revisión y puesta al día

PUBLICIA

Imprint
Any brand names and product names mentioned in this book are subject to trademark, brand or patent protection and are trademarks or registered trademarks of their respective holders. The use of brand names, product names, common names, trade names, product descriptions etc. even without a particular marking in this work is in no way to be construed to mean that such names may be regarded as unrestricted in respect of trademark and brand protection legislation and could thus be used by anyone.

Cover image: Ingimage

Publisher:
PUBLICIA
is a trademark of
Dodo Books Indian Ocean Ltd. and OmniScriptum S.R.L publishing group

120 High Road, East Finchley, London, N2 9ED, United Kingdom
Str. Armeneasca 28/1, office 1, Chisinau MD-2012, Republic of Moldova, Europe
Printed at: see last page
ISBN: 978-3-639-55858-6

TUMORES QUISTICOS PRIMARIOS DEL PANCREAS EXOCRINO

Rodriguez Sanz, M. Belen

TUMORES QUISTICOS PRIMARIOS DEL PANCREAS EXOCRINO

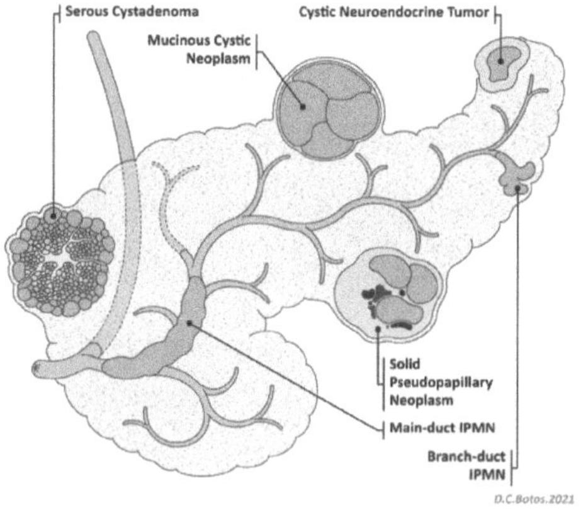

AUTORA

Mª BELÉN RODRÍGUEZ SANZ

“El problema del mundo es que la gente inteligente está llena de dudas, mientras que los estúpidos están llenos de confianza”.

Charles Bukowski

PROLOGO

La patología tumoral pancreática representa la cuarta causa de muerte por patología tumoral y la segunda causa, después del cáncer colorrectal entre los tumores digestivos. El adenocarcinoma ductal puede representar el 90% de todos los tumores de dicho órgano. Dentro del 10% restante están los tumores endocrinos que, aunque infrecuentes tienen importancia por la clínica que producen, y los tumores quísticos de páncreas, pequeño grupo con entidad propia y tradicionalmente "olvidados". Se estima que representan el 1% de todos los tumores pancreáticos y el 10% de todos los quistes del páncreas. El avance en las técnicas radiológicas y el incremento en el uso de métodos de diagnóstico por imágenes como, Tomografía Computada (TC) y Resonancia Magnética (RM) han aumentado el reconocimiento de dichas lesiones, ha contribuido a conseguir una mayor precisión en la morfología macroscópica y en su aproximación diagnóstica y con ello el número de resecciones quirúrgicas.

Las lesiones quísticas que afectan al páncreas son un hallazgo frecuente en la práctica diaria y plantean diagnósticos diferenciales que deben ser conocidos e interpretados por los radiólogos, determinando dudas acerca de su etiología en muchos casos. Los pseudoquistes pancreáticos son las lesiones quísticas más frecuentes del páncreas. Las otras lesiones, que incluyen los tumores quísticos del páncreas son infrecuentes, representando sólo el 10%-15% de todos los quistes pancreáticos. La evaluación inicial debe estar dirigida a excluir los pseudoquistes pancreáticos, los cuales se dan en pacientes con historia previa de pancreatitis aguda, crónica o traumatismo abdominal, mientras que los tumores quísticos carecen de esos antecedentes.

El objetivo de esta revisión es la actualización y puesta al dia de estos tumores infrecuentes del páncreas para mejor conocimiento de los mismos ya que su incidencia esta en aumento debido al avance progresivo de las técnicas de imagen y procedimientos diagnósticos que permiten su identificación más correcta para realizar el tratamiento mas idóneo en cada caso.

INDICE

INTRODUCCION

Los tumores quísticos del páncreas comprenden el 1% de todas las neoplasias y al 10 a 15% de los quistes pancreáticos. La mayoría de los casos se detectan entre los 20 y 85 años de vida, con una edad media de diagnóstico a los 54 años y afectan principalmente a las mujeres. El comportamiento biológico difiere según el tipo histológico del tumor. Estos tumores con frecuencia son asintomáticos y sólo un tercio de los pacientes presentan síntomas al momento del diagnóstico, entre los cuales, el más frecuente es el dolor epigástrico. En la mayoría de los enfermos, el diagnóstico es incidental, como hallazgo en el estudio de otra patología. El estudio morfológico es fundamental para decidir el tratamiento. El aspecto anatómico debe diferenciar un tumor de un seudoquiste pancreático y además sugerir la naturaleza benigna o maligna de la lesión. Aun así, el diagnóstico correcto es difícil antes de la operación y en la mayoría sólo el estudio histológico de la pieza quirúrgica permite el diagnóstico definitivo. El tratamiento habitualmente es quirúrgico. Sin embargo, el momento de la indicación puede depender de la presentación clínica y de las características morfológicas de la lesión.

Los tumores quísticos son un grupo heterogéneo de lesiones pancreáticas, que difieren en su presentación clínica y en su morfología. El tratamiento generalmente es quirúrgico. Se presentan alrededor de los 50 años y afectan en la mayoría de los casos a las mujeres, como se observó en esta serie. Según sus características histológicas se dividen en cistoadenoma mucinoso, ciastoadenocarcinoma mucinoso, cistoadenoma seroso, tumor mucinoso papilar intraductal y otras neoplasias quísticas poco frecuentes (tumores quísticos de los islotes pancreáticos, cistoadenocarcinoma de células acinares, coriocarcinoma quístico, teratoma quístico y neoplasias quísticas linfangiomatosas). Los tumores mucinosos (cistoadenoma y cistoadenocarcinoma mucinoso) son los más frecuentes y se presentan en un 44 a 49% de los casos. El cistoadenoma seroso es el segundo tumor en frecuencia y se presenta en un 32% de los casos.

La sospecha preoperatoria de benignidad o malignidad se fundamenta no sólo en las características clínicas del paciente, sino también en el aspecto morfológico de la lesión. Entre las manifestaciones clínicas, la presencia de ictericia y baja de peso se asocian a malignidad. La palpación de una masa abdominal, no siempre es signo de malignidad, puesto que la mayoría de los cistoadenomas serosos, benignos, pueden presentar un gran tamaño.

El tratamiento de estos tumores en general es quirúrgico. Algunos autores señalan que, si se sospecha la naturaleza benigna de un tumor quístico, sería válido el seguimiento con imágenes, porque se evitaría el riesgo quirúrgico y la malignización ocurriría en un muy bajo porcentaje. Otros, sin embargo, señalan que, dada la dificultad para diferenciar la naturaleza de estas lesiones, es mejor indicar la cirugía en forma precoz. Refuerzan su postura con reportes aislados de algunos cistoadenomas serosos que han evolucionado hacia la malignidad. Por otra parte, si se trata de un tumor de aspecto mucinoso, la indicación quirúrgica debería ser estricta, porque estas lesiones tienen un potencial cierto de malignidad.

CAPÍTULO 1

CARACTERISTICAS GENERALES DE LOS TUMORES QUISTICOS PANCREAS

1.1. GENERALIDADES

Las lesiones quísticas engloban un amplio grupo de alteraciones que incluye desde procesos inflamatorios hasta patología tumoral que, a su vez, se puede diferenciar en benigna (cistoadenoma seroso), potencialmente maligna (neoplasias mucinosas intraductales o quísticas) o maligna (cistoadenocarcinoma, adenocarcinoma ductal con degeneración quística...). La lesión quística más frecuente es el pseudoquiste pancreático.

La patología tumoral pancreática representa la cuarta causa de muerte por patología tumoral y la segunda causa, después del cáncer colorrectal entre los tumores digestivos. El adenocarcinoma ductal puede representar el 90% de todos los tumores de dicho órgano. Dentro del 10% restante están los tumores endocrinos que aunque infrecuentes tienen importancia por la clínica que producen, y los tumores quísticos de páncreas, pequeño grupo con entidad propia y tradicionalmente olvidados.

En la actualidad y recientemente se ha establecido una nueva clasificación según la OMS. Se estima que representan el 1% de todos los tumores pancreáticos y el 10% de todos los quistes del páncreas. El avance en las técnicas radiológicas ha contribuido a conseguir una mayor precisión en la morfología macroscópica y en su aproximación diagnóstica. Siguiendo el aspecto radiológico prevalente de estas lesiones se han dividido en dos grupos: tumor sólido pancreático y tumor quístico pancreático.

Las lesiones quísticas del páncreas tienen en común cavidades únicas o múltiples con contenido líquido, demostrable por imágenes, y que por una conveniencia clínica son tratadas en forma conjunta. Tienen orígenes múltiples: en la estructura glandular exocrina, endocrina o tejidos mesenquimatosos. Pueden ser proliferativos o neoplásicos, inflamatorios o congénitos.

La presentación clínica es variada pudiendo ser sintomaticos o asintomáticos. El mejoramiento y mayor empleo de las imágenes ha incrementado el número de casos y el diagnóstico de formaciones quísticas asintomáticas que se conocen como inciden-tales. El mejor conocimiento de la evolución natural y factores de riesgo de cada una de las lesiones quísticas es importante en la conducta y tratamiento. La cirugía se ha incrementado dado la disminución de la mortalidad y morbilidad operatoria, y el tratamiento oportuno de las neoplasias quísticas, ha mejorado la supervivencia de los pacientes.

Las lesiones quísticas del páncreas representan aproximadamente el 10% de la patología de la glándula. Si se evalúa el origen de todas las formaciones quísticas de páncreas la tercera parte aproximadamente corresponde a tumores quísticos y dos tercios a seudoquistes (Fig. 1).

El 90% de las lesiones quísticas neoplásicas pancreáticas lo constituyen:

- cistoadenomas serosos
- neoplasias quísticas mucinosas
- neoplasias intraductales papilares mucinosas
- neoplasias quísticas solidopapilares

La patología quística pancreática abarca un amplio espectro de lesiones:

- quistes simples benignos (quistes epiteliales no mucinosos)
- inflamatorios (pseudoquistes)
- tumores benignos (cistoadenoma seroso)
- tumores potencialmente malignos y malignos primarios: neoplasia mucinosa papilar intraductal (IPMN), cistoadenoma mucinoso (MCN) o secundarias (metástasis).

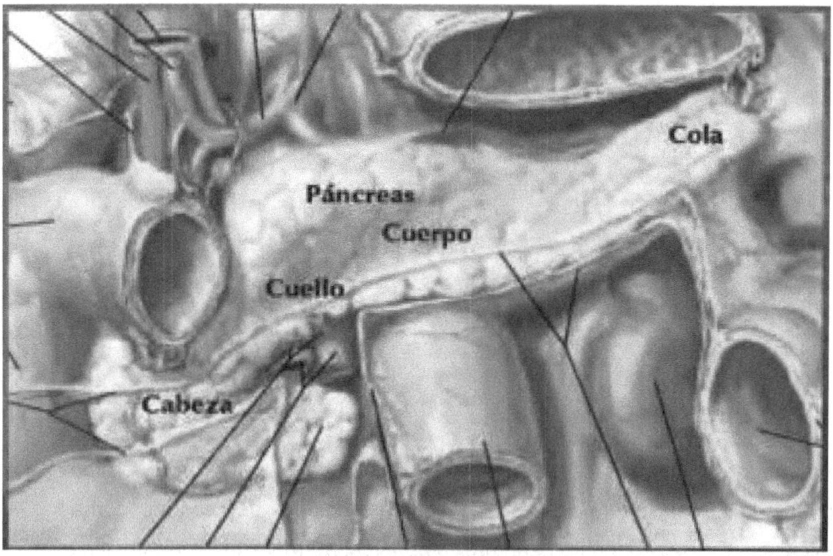

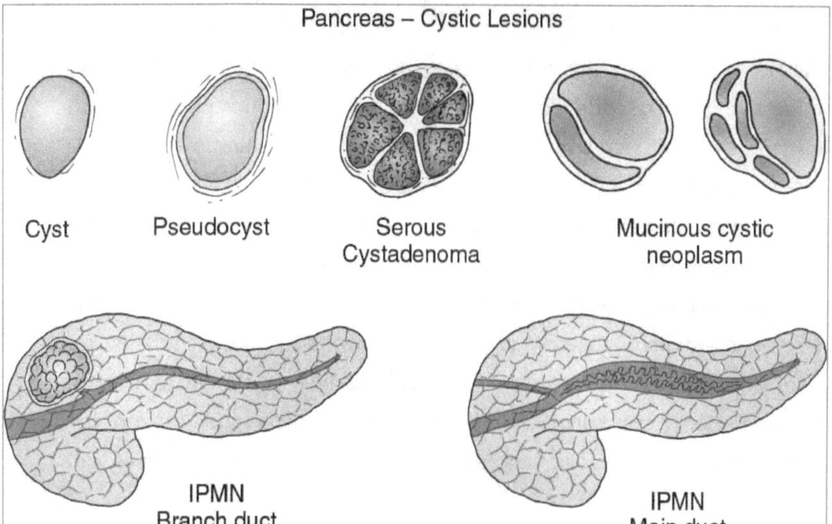

Figura 1: *esquema de diferentes tipos de tumores quísticos del páncreas.*

La frecuencia con que se presentan los distintos tipos, según la literatura, se muestra en la siguiente lista (Brugge W. *N Engl J Med* 2004; 351:1218-19):

- Cistoadenoma seroso: 32 a 39%
- Neoplasia quística mucinosa: 10 a 45%
- IPMN: 21 a 33%
- Neoplasia sólida pseudopapilar: <10%
- Neoplasia endocrina quística: <10%
- Adenocarcinoma con degeneración quística: <1%
- Cistoadenocarcinoma acinar: <1%.

1.2. CLASIFICACIÓN

Los tumores quísticos se clasifican, según su localización, como del tipo del conducto pancreático principal o del conducto accesorio, definido como una comunicación entre el conducto pancreático principal normal y la lesión quística pudiendo comprometer los dos tipos de conductos (tipo multifocal, combinado). Este último tipo suele ser una presentación de los tumores papilares intraductales mucinosos que comprometen el conducto principal, según la clasificación de la OMS; sin embargo, es más frecuente encontrarlo en aquellos tumores que afectan el conducto accesorio. El tumor que compromete los conductos accesorios tiene un curso diferente al de los otros dos tipos, ya que se encuentra más comúnmente en pacientes jóvenes y su potencial como neoplasia maligna es muy bajo. El tamaño de la lesión producida por los tumores papilares intraductales mucinosos es mayor de 1 cm y varía en un rango de atipia celular que va desde la displasia leve hasta un carcinoma franco, por lo tanto, se consideran lesiones premalignas que pueden ser claramente malignas. Clásicamente se divide a las lesiones quísticas del páncreas en:

- Pseudoquistes
- Neoplasias pancreáticas quísticas comunes
  - Cistoadenoma seroso
  - Neoplasia quística mucinosa
  - Neoplasia mucinosa papilar intraductal

- Neoplasia pancreáticas quísticas raras
  - Tumor pseudopapilar sólido
  - Cistoadenocarcinoma de células acinares
  - Hemangioma
  - Linfangioma
  - Paraganglioma
- Lesiones pancreáticas solidas con degeneración quística
  - Adenocarcinoma pancreático
  - Tumor de células de los islotes quísticos
  - Metástasis con degeneración quística
  - Teratoma quístico
  - Sarcoma
  - Quistes epiteliales verdaderos

Clasificación clínica: Los quistes pueden ser sintomáticos y asintomáticos. Estos últimos se los conoce como incidentales. Su descubrimiento era frecuente durante en la exploración intraoperatoria en pacientes operados por otras causas, pero en los últimos años al mejoramiento y el uso más sistemático de las imágenes ha incrementado el número de casos incidentales.

Clasificación anátomo-patológica: Se distinguen dos grupos: los quistes neoplásicos y los quistes no neoplásicos (Cuadro 1). Los quistes neoplásicos pueden ser originadas en la parte exócrina del páncreas, siendo el grupo más importante, seguido por el endocrino y menos frecuentemente los que derivan de tejidos mesenquimáticos.

Clasificación Biológica: Se refiere al comportamiento de las neoplasias quísticas, pudiendo ser benignos o malignos. Hay un grupo intermedio bordeline en donde no es posible establecer la benignidad o malignidad como ocurre en la neoplasia sólida seudopapilar o cuando se tiene displasias de alto grado.

***Cuadro 1**: Clasificación de las lesiones quísticas del páncreas*

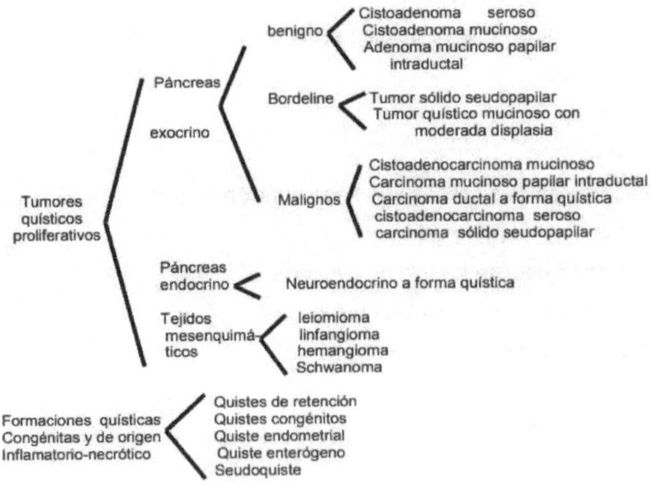

Clasificación Diagnóstica: Desde el punto de vista diagnóstico hay quistes característicos y otros indeterminados. Los primeros presentan antecedentes, síntomas clínicos, imágenes que permiten llegar a un diagnóstico con alta probabilidad en el preoperatorio. Hay un grupo de quistes en donde no es posible llegar a un diagnóstico preoperatorio y es necesario la biopsia o la exploración quirúrgica para llegar a un diagnóstico. Es conveniente denominarlos provisoriamente como quístes indeterminados.

Clasificación de la OMS: La OMS hace una clasificación de los tumores quísticos del páncreas según la tabla 1.

Clasificación morfológica: Han sido propuestas diferentes clasificaciones, basándose en su morfología y en el contexto clínico, dividiéndolas en 4 categorías (Fig. 2):

- Quistes uniloculares: el pseudoquiste y la neoplasia mucinosa papilar intraductal son los dos más frecuentes de esta categoría y el cistoadenoma mucinoso. El quiste linfoepitelial, cistoadenoma seroso oligoquístico y neoplasia quística de células de los islotes pueden presentarse de esta forma.

- lesiones microquísticas: Típica morfología del cistoadenoma seroso formado por un grupo de quistes (nº> 6) con un tamaño desde milímetros hasta 2 cm.
- lesiones macroquísticas: Quistes multiloculados con pocos compartimentos cada uno mayor de 2 cm. Pueden presentarse así el cistoadenoma mucinoso, IPMN y el quiste linfoepitelial. Otras lesiones en este grupo incluyen tumores neuroendocrinos y malformaciones congénitas raras como el linfangioma.
- quistes con componente sólido: pueden ser uni o multiloculadas y se incluyen en ella: cistoadenoma y cistoadenocarcinoma mucinosos, neoplasia epitelial sólida y papilar y neoplasias sólidas con degeneración quística (adenocarcinoma, tumores de células de los islotes, metástasis…).

Tabla 1: clasificación de los tumores quísticos páncreas según la OMS

I. Tumores primarios

A. Páncreas exocrino

1. Benigno
   - a- Cistadenoma seroso
   - b- Cistadenoma mucinoso
   - c- Adenoma mucinoso papilar intraductal
   - d- Teratoma quístico mucinoso
2. "Bordeline"(incierto potencial maligno)
   - a- Tumor quístico mucinoso con moderada displasia
   - b- Tumor mucinoso papilar intraductal con displasia moderada
   - c- Tumor sólido pseudopapilar
3. Maligno
   - a- Adenocarcinoma ductal
   - b- Carcinoma indiferenciado (anaplásico)
   - c- Cistadenocarcinoma seroso
   - d- Cistadenocarcinoma mucinoso: no invasivo o invasivo
   - e- Carcinoma mucinoso papilar intraductal: no invasivo o invasivo
   - f- Cistadenocarcinoma de células acinares
   - g- Carcinoma sólido papilar

B. Páncreas endocrino

1. Tumores de islotes celulares funcionantes y no funcionantes.

II. Tumores secundarios

A. Tumores quísticos del páncreas exocrino

1- Pseudoquiste
2- Quiste congénito
3- Quiste linfoepitelial
4- Quiste endometrial
5- Quiste de retención
6- Quiste parasitario
7- Quiste de pared duodenal paraampular
8- Quiste enterógeno

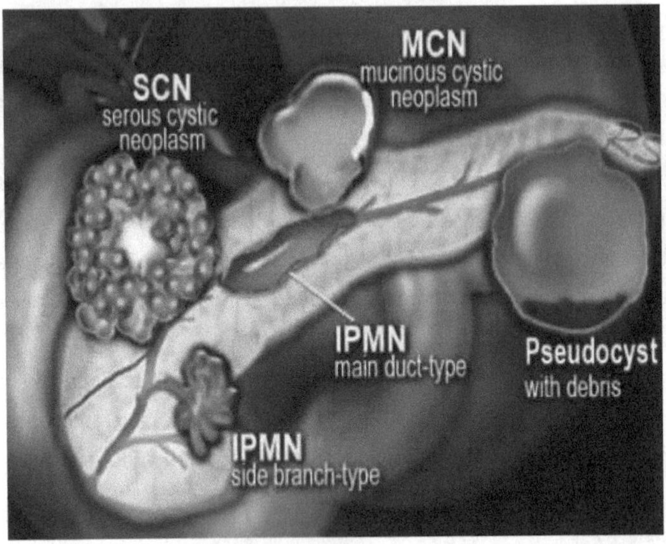

Figura 2: *Tipos de neoplasias quísticas y localización del páncreas*

Clasificación histológica: la clasificación histológica revisada de la OMS (Tabla 2 y 3). La World Health Organization (WHO) describió y estableció su clasificación histológica. (Tabla 4):

- su histología
- potencial maligno
- prevalencia
- sexo y edad de presentación

Tabla 2: Clasificación histológica revisada de la OMS de las neoplasias quísticas pancreaticas

Clase	Grupo	Subgrupos	Tipo
Neoplasia quística serosa (NQS)	1 Cistadenoma seroso	a adenoma micro quístico seroso	Benigno
		b adenoma oligoquístico seroso	
	2 Cistoadenocarcinoma seroso		Maligno
Neoplasia quística mucinosa (NQM)	1 Cistoadenoma mucinoso		Benigno
	2 Neoplasia quística mucinosa	a ´Bajo grado	Límite
		b Alto grado*	Carcinoma *in situ*
	3 Cistoadenocarcinoma mucinoso	a No invasivo	Maligno
		b Invasivo	
Neoplasia papilar intraductal mucinosa (NPIM)	1 Neoplasia papilar intraductal mucinosa	a Bajo grado	Límite
		b Alto grado*	Carcinoma in situ
		a No invasivo	Maligno
	2 Carcinoma papilar intraductal mucinoso	b Invasivo	
Tumor pseudopapilar sólido	1 Tumor pseudopapilar sólido		Límite
	2 Carcinoma pseudopapilar sólido		Maligno

** La displasia de alto grado a veces se denomina "carcinoma in situ"*

Tabla 3: Clasificación histológica de las neoplasias quísticas de páncreas (OMS)

Tumores quísticos serosos	Cistadenoma quístico Adenoma microquístico seroso Adenoma oligoquístico seroso Cistoadenocarcinoma seroso
Neoplasia quística mucinosa	Cistadenoma mucinoso Neoplasia quística mucinosa con displasia moderada Cistoadenocarcinoma mucinoso - No invasivo - Invasivo
Neoplasia papilar intraductal mucinosa	Adenoma papilar intraductal mucinoso Neoplasia papilar intraductal mucinosa con displasia moderada Carcinoma papilar intraductal mucinoso - No invasivo - Invasivo
Neoplasia sólida pseudopapilar	Neoplasia sólida pseudopapilar

***Tabla 4:** Clasificación de La World Health Organization (WHO) de las caracteristicas de los tumores quísticos del pancreas*

Tipo	Grupo etario Género	Prevalencia	Histología	ACE	Potencial maligno
CAS	Mujeres 70-80 años	30,6%	Células centro acinares	Bajo	Anecdótico
TQM	Mujeres menopaúsicas	50% 1%*	Tejido columnar alto, productor de mucina	Alto	Correlación con ACE 6-27%
TMPI	70-80 años Igual sexo	24% 0,5-9,8%*	Sistema ductal pancreático. Epitelio columnar alto, contenido mucinoso con o sin proyecciones papilares. (Triada de Ohashi)	Alto	Dependiente de tamaño y localización
TSSP	30-40 años Mujeres	9% 1-2%*	Célula multipotencial (análoga ovárica)	Bajo	Maligno de baja agresividad

1.3. PRESENTACIÓN CLÍNICA

En general, las neoplasias quísticas se presentan en pacientes sin antecedentes de pancreatitis, de forma incidental o con síntomas leves, inespecíficos y de largo tiempo de evolución. Incluso grandes lesiones a veces presentan síntomas vagos a pesar de localizarse en la cabeza pancreática. Son infrecuentes la ictericia, el síndrome tóxico, el dolor epigástrico irradiado a la espalda o los vómitos. La mayoría de los quistes pancreáticos son asintomáticos y se descubren incidentalmente en las imágenes de diagnóstico que se realizan por un síntoma o razón que no guardan relación. En una minoría de casos, la presentación inicial puede deberse a un quiste sintomático que se manifiesta como pancreatitis aguda, sangrado, ictericia o tumoración palpable (Tabla 5). En áreas del mundo en las que no se dispone de tecnología avanzada para el diagnóstico por imágenes, o que se la utiliza con criterios más restringidos, las lesiones quísticas pancreáticas pueden descubrirse en una etapa más tardía, pero esto generalmente implica que se las diagnostique cuando tienen un tamaño mayor o ya se han malignizado.

En pacientes con un quiste sintomático, el dolor es la manifestación más frecuente. El dolor puede alertar al médico de una mayor probabilidad de malignidad, excepto en los pseudoquistes pospancreatitis, y el riesgo de malignidad puede estar vinculado a la duración de los síntomas. Otros síntomas incluyen ictericia, náuseas y vómitos secundarios a la compresión del estómago, u obstrucción del tracto de salida gástrica provocada por compresión extrínseca de la luz duodenal. Posibles presentaciones clínicas relacionadas con tipos particulares de quistes vienen descritas en la tabla 3; es de destacar que la mayoría de los pacientes con quistes pancreáticos son asintomáticos.

Tabla 5: *Tipos de quistes y posibles presentaciones clínicas*

Tipo de quiste	Presentaciones clínicas	
Neoplasia quística serosa (NQS)	Síntomas	- La mayoría de los pacientes suelen ser asintomáticos - Los quistes grandes pueden acompañarse de molestias abdominales.
	Signos	Quistes grandes: masa palpable.
	Otras características	Quistes grandes: obstrucción del conducto biliar, obstrucción del tracto de salida gástrico
Neoplasia quística mucinosa (NQM)	Síntomas	- La mayoría de los pacientes son asintomáticos - Dolor abdominal, dolor de espalda
	Signos	Puede haber una masa palpable
	Otras características	- Pancreatitis recurrente, obstrucción del tracto de salida gástrico - La ictericia y la pérdida de peso son más frecuentes con las lesiones malignas
Neoplasia papilar intraductal mucinosa (NPIM)	Síntomas y signos	- Mayormente asintomático - Algunos pacientes tienen síntomas sugestivos de pancreatitis crónica, que resultan de una obstrucción intermitente del conducto pancreático con tapones de moco - Las manifestaciones como dolor de espalda, ictericia, pérdida de peso, anorexia, esteatorrea y diabetes presagian malignidad
	Otras características	Algunos pacientes tienen un historial prolongado de pancreatitis aguda recurrente
Tumor pseudopapilar sólido (TSSP)	Síntomas	- Puede presentarse con dolor abdominal, náuseas, vómitos y pérdida de peso. - Otros síntomas incluyen obstrucción del tracto de salida gástrica u obstrucción intestinal, anemia, ictericia y pancreatitis
	Signos	Masa palpable (es la característica de presentación más frecuente en niños)
Tumores neuroendocrinos (TNE)		- En rara ocasiones se puede manifestar como lesiones quísticas. - La mayoría son asintomáticos, pero pueden presentarse síntomas o signos secundarios a la producción de hormonas.

1.4. PRUEBAS DIAGNÓSTICAS

El diagnóstico de las lesiones quísticas del páncreas ha ido en aumento, de forma que en algunos centros la proporción de resecciones pancreáticas por neoplasias quísticas del páncreas ha pasado del 16 al 30%. Este aumento de la frecuencia puede atribuirse a varias razones, como el aumento de la longevidad y la calidad de vida de los pacientes, la mejor resolución de las técnicas diagnósticas de imagen o el mejor conocimiento por radiólogos, clínicos y patólogos de este tipo de lesiones. Además, la mejoría de los resultados de la cirugía pancreática en centros especializados probablemente haya comportado un aumento de las indicaciones quirúrgicas. El diagnostico y manejo de las lesiones quísticas son complejos; entre las pruebas diagnósticas están:

1. Estudios de laboratorio: No se dispone de pruebas serológicas específicas para evaluar las lesiones quísticas del páncreas; el CA-19-9 sérico puede estar elevado en las lesiones quísticas malignas, mientras que los niveles elevados de amilasa y lipasa se observan en los quistes sintomáticos con pancreatitis concomitante
2. Las técnicas de imagen más útiles y ampliamente utilizadas para la caracterización de las lesiones quísticas pancreáticas son la TCMD y la RM siendo particularmente útiles en la valoración de la relación de la lesión quística con el conducto pancreático.

La TCMD permite detectar y caracterizar estas lesiones utilizando una técnica multifásica, que incluye:

- un estudio sin contraste intravenoso
- una fase arterial precoz, una fase parenquimatosa pancreática (35"-45")
- una fase venosa portal.

La realización de reconstrucciones multiplanares y reformateos curvos pueden resultar de gran utilidad. En algunos casos, un diagnóstico preciso es posible si presentan hallazgos de imagen típicos. La detección cada vez mayor de lesiones quísticas de pequeño tamaño y la ausencia de hallazgos específicos dificultan hacer un diagnóstico preciso y, por tanto, la toma de decisiones adecuadas que pueden retrasar su tratamiento en etapas precoces.

Son particularmente útiles en la valoración de la conexión de la lesión quística con el conducto pancreático. En este extremo la RM con secuencias de colangiopancreatografía (CPRM) y más recientemente técnicas avanzadas de adquisición 3D, tiene mayor sensibilidad, siendo también más sensible en demostrar las características internas de los quistes pancreáticos (septos, nódulos sólidos) debido a su mayor resolución tisular y de contraste, sobre todo en las lesiones quísticas de pequeño tamaño (menores de 3 cm). Debe realizarse también, siempre que sea posible, un estudio dinámico con contraste intravenoso.

No obstante, estudios de TCMD con contraste IV bifásicos (fase pancreatográfica y portal) de sección fina con la realización de reconstrucciones multiplanares y reformateos curvos pueden ser suficientes para la evaluación de estas lesiones. Además, el TC tiene la ventaja de identificar mejor la presencia y localización de calcificaciones.

La TC es útil para confirmar y caracterizar las lesiones quísticas previamente identificadas con la ecografía, pero deben usarse con prudencia, especialmente si hay que repetirlas una o múltiples veces.

La RM con secuencias colangiográficas (CPRM) tiene mayor sensibilidad permitiendo analizar las características internas de estas lesiones (septos, nódulos sólidos, etc.), gracias a su mayor resolución de contraste, incluso en las lesiones de pequeño tamaño (< 3 cm), y la comunicación con el ducto pancreático. La CPRM sirve para establecer la relación entre las lesiones quísticas y los conductos biliares y pancreáticos. La RM realizada con estimulación de la función exocrina pancreática mediante secretina intravenosa puede mejorar la utilidad de la CPRM para evaluar la anatomía ductal y la posible comunicación de un pequeño quiste pancreático. La RM va a ser la técnica de elección en el seguimiento de las lesiones quísticas pancreáticas, sobre todo en pacientes menores de 50 años.

La RMN tiene la ventaja de que no implica exposición a la radiación, y que el conducto pancreático se puede visualizar mejor. Es útil para identificar NPIM de conductos secundarios.

Las desventajas de la resonancia magnética son:

- probablemente sea más costosa

- no está disponible en todos lados
- no se puede realizar en pacientes portadores de implantes metálicos.

La TC es una opción razonable para la vigilancia si la RMN no está disponible, es costosa o está contraindicada.

Colangiopancreatografía retrógrada endoscópica (CPRE): ha sido tradicionalmente usada en la evaluación de los IPNMs, pero con el avance y mejoría tecnológica del resto de pruebas de imagen va siendo reemplazada.

- Raramente indicada.
- La toma de muestras de tejido tiene un bajo rendimiento diagnóstico (a diferencia de la USE).
- No se ha establecido que la pancreatoscopia beneficie las NPIM.

PET TC con F-FDG: puede ser útil en la valoración de los tumores quísticos mínimamente invasivos, no obstante, su sensibilidad en la valoración de tumores borderline y carcinoma in situ es insatisfactoria (falsos negativos), que junto con su alto coste y falsos positivos (pancreatitis asociada, cambios postbiopsia) no justifican en la actualidad un papel relevante en la caracterización de este tipo de lesiones.

La ecoendoscopia (EUS): La ecoendoscopia (EUS) debido a su alta calidad de imagen, es una excelente técnica para detectar signos predictivos de malignidad en las lesiones quísticas pancreáticas, su caracterización y valoración de su conexión con el conducto pancreático. Además permite la toma de muestras de componentes sólidos y líquidos (PAAF con aspirado del líquido, cepillado de la pared del quiste), con análisis bioquímico, de marcadores tumorales y más recientemente de marcadores moleculares (DNA, mutaciones K-ras...). EUS con o sin PAAF es usada cuando: hallazgos indeterminados en TCMD o CPRM, pacientes con alto riesgo quirúrgico por comorbilidad o edad avanzada, confirmación de malignidad de una lesión quística previa a ser resecada.

Es una técnica muy exacta

- Ofrece la opción de aspiración con aguja fina (PAAF).

- Evita la exposición a la radiación durante el control del paciente. Sin embargo, es un procedimiento invasivo.
- Es útil, especialmente si se altera la morfología del quiste o si el paciente desarrolla síntomas, para poder repetir la PAAF. Sus indicaciones se describen en la tabla 6
- Es una técnica complementaria que permite detectar signos predictivos de malignidad y valorar la relación con el conducto pancreático. Tiene la ventaja de que permite la toma de muestras histológicas y la punción con aguja fina (PAAF) con aspirado del líquido para análisis bioquímico, de marcadores tumorales y, más recientemente, de marcadores moleculares (DNA, mutaciones K-ras, MUC1,...) Su principal utilidad estaría en completar el estudio de lesiones pancreáticas ante hallazgos indeterminados en TCMD o CPRM, pacientes con alto riesgo quirúrgico y comorbilidad y confirmación de malignidad de una lesión quística previa a ser resecada:

Tabla 6*: indicaciones de USE*

Prueba	Utilidad clínica	Resultado positivo	Sensibilidad (%)	Especificidad (%)	Índice de probabilidad
Ultrasonografía endoscópica	Evaluación/AAF	Tamaño/nódulo mural	75	83	-
Examen del líquido del quiste	Seroso/mucinoso	Mucina	78-97	100	-
CEA del líquido del quiste	Seroso/mucinoso	< 5 ng/ml	100	86	-
		> 192 ng/ml	73	84	4,56
Citología	Riesgo de malignidad	Células malignas	Mala	96	-
		Atipía	72-83	85-88	4,8-6,92

PAAF guiada por USE Se puede realizar aspiración con aguja fina guiada por USE para evaluar la citológica y el líquido obtenido del quiste, a fin de distinguir entre lesiones serosas y mucinosas. Siempre que sea posible, el método preferido es la PAAF guiada por USE, por encima de la aspiración percutánea guiada por TC o por ultrasonido; y permite valorar:

- Se puede examinar el nivel de antígeno carcinoembrionario en el líquido del quiste.
- Es posible identificar la citología de las lesiones con alto riesgo de malignidad.
- Permite el uso de contraste ecográfico
- Actualmente, no hay muchos datos sobre la evaluación de marcadores moleculares en el líquido de los quistes.

Las complicaciones de la PAAF son infrecuentes (< 2%), destaca la pancreatitis aguda (2-3%), hemorragia intraquística (1%) y la infección (1%). **NO se recomienda realizar PAAF en los siguientes casos:**

- Si diagnóstico establecido por imagen e indicación quirúrgica clara en paciente buen candidato a cirugía.
- En paciente anciano y con comorbilidadesimportantes (escasa utilidad en el manejo final).
- En lesiones quísticas de pequeño tamaño (< 10 mm).

PAFF: SOLO DEBERIA REALIZARSE EN AQUELLOS PACIENTES EN LOS QUE SE ESPERE QUE EL RESULTADO INFLUYA EN LA TOMA DE DECISIONES

Análisis del líquido de los quistes: Cuando se aspira líquido, se recomiendan las siguientes pruebas en la secuencia descrita, dependiendo del volumen aspirado (Tablas 7 y 8).

- El análisis citológico obtenido del aspirado puede detectar células con mucina intracelular que sugiere neoplasia mucinosa (mayor rendimiento con cepillado citológico que con PAAF) o células cuboidales ricas en glucógeno que sugiere cistoadenoma seroso. La Citología nos informa si tiene células ricas en glucógeno (NQS) o células que contienen mucina (NQM y NPIM), aunque la sensibilidad es baja

- El análisis bioquímico del aspirado del quiste pancreático de las concentraciones de CEA, amilasa y mucina puede facilitar la diferenciación entre neoplasias mucinosas y no mucinosas. Un valor de corte de CEA de 192 ng/ml tiene una especificidad del 84% en diferenciar lesiones mucinosas de no mucinosas. Una concentración de amilasa menor de 250 U/L ayuda a excluir pseudoquiste, aunque valores mayores no son específicos. Los valores inferiores a 5 ng/ml indicarían un cistoadenoma seroso, entre 2-200 un pseudoquiste inflamatorio, >200 neoplasia mucinosa (MCN o IPMN) y >1000 una neoplasia mucinosa maligna. Debido a su alta frecuencia, muchas de las lesiones quísticas pancreáticas pueden ser diagnosticadas erróneamente como pseudoquistes o neoplasias benignas. Por ello es importante, su estudio y seguimiento mediante TCMD, RM y/o ecoendoscopia con el objetivo de evitar errores diagnósticos y, en el caso de los tumores potencialmente malignos, vigilando su tamaño y características que sugieran malignización.
- Marcadores tumorales: nivel de CEA, un marcador tumoral con buena exactitud para el diagnóstico del NQP mucinoso (la exactitud y el nivel de corte varían entre los laboratorios).
- Marcadores moleculares diagnósticos: KRAS, GNAS, VHL, CTNNB1.
- Marcadores moleculares pronósticos: TP53, PIK3CA, PTEN.
- Mucinas: la evaluación de la mucina del quiste complementa el dato de los niveles de CEA y la citología del quiste.
- Viscosidad: el concepto del "signo del filamento" es una medida de la viscosidad indirecta, económica pero subjetiva, que consiste en colocar una muestra del líquido aspirado entre los dedos pulgar e índice y midiendo y estirarla al máximo antes de que se interrumpa. Leung y col. notaron una mediana de 0 mm en los signos del filamento en quistes benignos y 3,5 mm en quistes mucinosos, y el riesgo de un quiste mucinoso aumentó en 116% por cada milímetro que aumentaba. Todavía se requiere investigación confirmatoria.

- Amilasa (o lipasa): Una concentración de amilasa menor de 250 U/L ayuda a excluir pseudoquiste, aunque valores mayores no son específicos.

Tabla 7: *análisis del líquido de los quistes*

Prueba	Características	Diagnósticos
Signo del filamento ≥ 1 cm ≥ 1 s	Especificidad 95%, VPP 94%	Mucinoso
Citología	Sensibilidad 63%	Mucinoso versus maligno
Citología de la pared del quiste	Aumento del 29% del rendimiento diagnóstico	Mucinoso versus maligno
CEA > 192 ng/ml	Sensibilidad 75%, especificidad 84%	Mucinoso
CEA < 5 ng/ml	Sensibilidad 50%, especificidad 85%	Cistadenoma seroso, pseudoquiste, TNE
Amilasa < 250 U/l	Sensibilidad 44%, especificidad 98%	Excluye el pseudoquiste

Tabla 8: *composición del fluído según tipo histológico*

Enzima o marcador	Tumor	Sensibilidad	Especificidad
Amilasa < 250 U/L	CS CM CACM	44%	98%
ACE < 5 ng	CS PQ	50%	95%
ACE > 800 ng	CM CACM	48%	98%
Ca 19,9 < 37 U/ mL	PQ CS	19%	98%

ACE: antígeno carcinoma embrionario.CS: cistoadenoma seroso. CM: cistoadenoma mucinoso. CACM: cistoadenocarcinoma mucinoso. PQ: pseudoquiste.

1.5. DIAGNOSTICO DIFERENCIAL

En el diagnóstico diferencial de las lesiones quísticas del páncreas debemos incluir:

1. <u>Neoplasias quísticas del páncreas (Fig.2):</u>
   - Tumor mucinoso quístico.
   - Tumor seroso quístico.
   - Neoplasia mucinosa papilar intraductal (IPMN).
   - Neoplasia sólida y pseudopapilar.

2. <u>Otras neoplasias pancreáticas con posibilidad de degeneración quística o necrosis:</u>
   - Tumor neuroendocrino.
   - Otros: Adenocarcinoma ductal (mucinoso coloide y anaplásico), Linfoma, Metástasis, GIST.

3. <u>Lesiones quísticas pancreáticas no neoplásicas:</u>
   - Pseudoquíste pancreático
   - Necrosis pancreática capsulada.
   - Otros: quiste epitelial, quiste linfoepitelial, quiste de retención, absceso, quíste hidatídico.

El diagnostico diferencial de las diferentes lesiones quísticas se basa en:

★ *Localización de las lesiones* (Fig. 3)

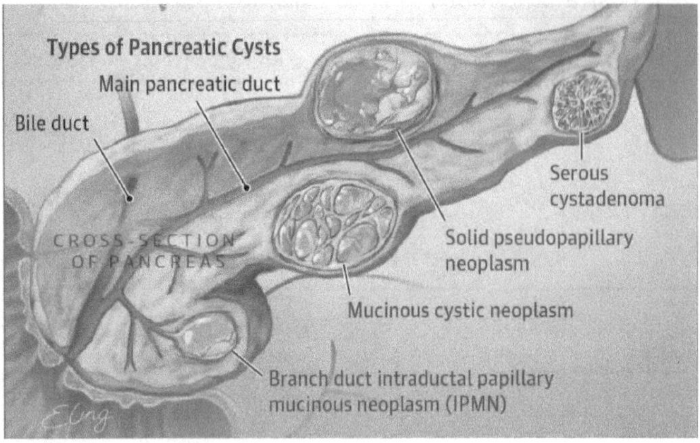

Figura 3: *Localización de los diferentes tipos de tumores quisticos*

★ Con las *técnicas de imagen* descritas vamos a valorar las características morfológicas de las lesiones quísticas pancreáticas correlacionando con otros factores epidemiológicos y clínicos (edad, sexo, sintomatología), así como los hallazgos que sugieren malignidad para una correcta caracterización (Fig. 4 y 5):

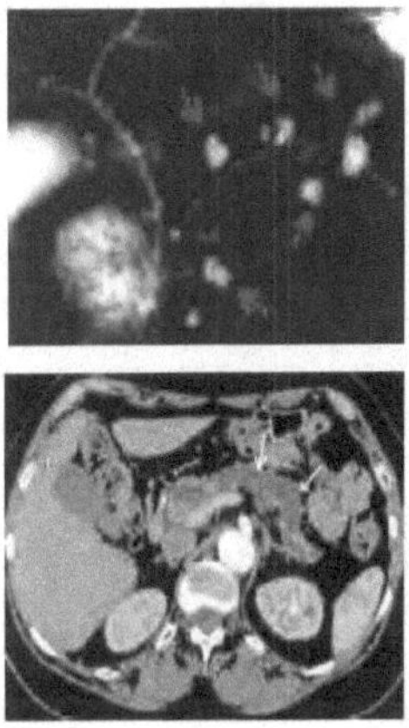

	RMN	TC
Sensibilidad	Mayor (detecta más quistes: prevalencia 24,8%)	Menor (prevalencia 2,7%)
Especificidad	Similar (la RMN no predice mejor el tipo de quiste que el TC)	
Precisión diagnóstica	40 - 90%	40 - 81 %
Ventajas	No radiación	Más accesible y menos duradera
Inconvenientes	Claustrofobia, prótesis metálicas o marcapasos (CI)	Radiación y alergias a contrastes yodados (CI)

Figura 4: *características diferenciales de las lesiones quísticas por RMN/ TC*

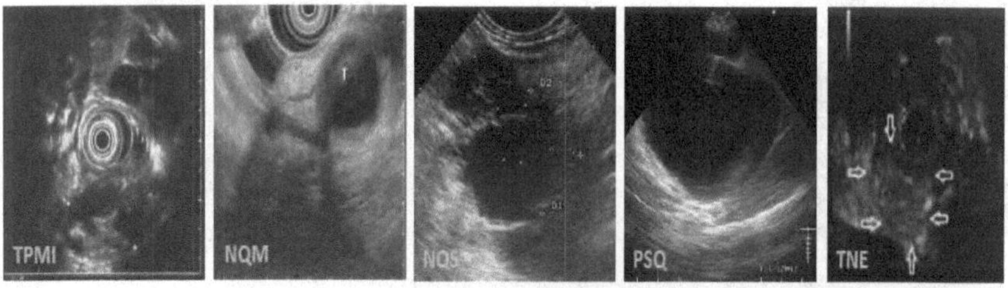

Contraste iv →

	TPMI	NQM	NQS	PSQ	TNE
Ecogenicidad	Hiper	Hiper	Hiper	Hipo	Hiper
Homogeneidad	Homo / Hetero	Homo	Homo	Homo	Homo / Hetero
Lavado	Rápido	Rápido	Lento	Rápido	Lento

Figura 5: *morfología de la imagen ecoendoscópica de las lesiones quisticas: hipo/aneicoicas*

★ *Características morfológicas (tabla 9.1) y (tabla 9.2):* uniloculado/multiloculado, microquístico (quistes menores de 2 cm)/ macroquístico, forma, localización en el páncreas, conexión con el conducto pancreático principal, dilatación del conducto pancreático principal, presencia de calcificaciones y su localización, características del contenido, captación con el contraste.

***Tabla 9-1:** caracterisiticas de las lesiones quisticas*

	Pseudoquiste	T. mucinoso quístico	T. seroso quístico	T. mucinoso papilar intraductal	T. sólido pseudopapilar	T. neuroendocrino con degeneración quística
Sexo	H>M	M	H:M=1:4	60% H	M	H=M
Edad	3ª-7ª década	4ª-5ª década	6ª-7ª década	6ª-7ª década	<35 años	5ª-6ª década
Localización	Cuerpo y cola	Cuerpo y cola	Cabeza, cuerpo o cola	Rama lateral: cabeza Rama principal: cuerpo y cola	cola	cuerpo y cola
Aspecto	Pared de grosor variable según tiempo de evolución con realce Quiste unilocular	Pared generalmente gruesa Macroquístico Calcificación 16% en pared y septos	Pared fina y lobulada Microquístico Calcificación 38% en cicatriz central o septos	Pared fina el de rama lateral Macroquístico Calcificaciones puntiformes Comunicación y dilatación de conducto pancreático	Pared gruesa (pseudocápsula fibrosa) Focos sólidos, quísticos, hemorrágicos y necróticos Captación precoz con relleno progresivo de las área sólidas Calcificación en 5-10%	Anillo de realce hipervascular Áreas necróticas Calcificación en 20%
[illegible]	[illegible]	[illegible] alta [illegible]a [illegible]o [illegible]no	Viscosidad baja Mucina baja CEA bajo Glucógeno alto	Viscosidad alta Mucina alta CEA alto Sin glucógeno	Sanguinolento Sin glucógeno	CEA bajo
[illegible]	[illegible]	[illegible]	Conservador	Quirúrgico	Quirúrgico	Quirúrgico
[illegible]	[illegible]	[illegible]yecciones [illegible]ed gruesa [illegible] >6cm)	Sin potencial maligno	6-46% el de rama 57-92% el de conducto principal (componente sólido, engrosamiento irregular de la pared, captación del conducto pancreático, dilatación del conducto pancreático >6mm en IPMN de rama y >10mm el IPMN de conducto principal	Bajo	Variable

Tabla 9-2: caracterisiticas de las lesiones quisticas

Parámetros	Pseudoquistes	IPMN (BD y MD)	NQM	NQS
Epidemiología	Antecedentes de pancreatitis, abuso de alcohol Hombres de edad media	NQP más frecuente Pacientes >50 años, sin claras diferencias entre ambos sexos	Casi exclusivo de mujeres Edad media: 40-50 años	Generalmente mujeres Edad media: >60 años
Localización	Frecuentes en cola pancreática Tamaño variable	Frecuentes en cabeza pancreática A veces multifocales	En cuerpo y cola pancreáticas Lesiones únicas	Sin predisposición de lugar
Morfología	Generalmente quistes uniloculares, peripancreáticos, con detritos en su interior Cambios inflamatorios en el parénquima circundante	MD: dilatación difusa o segmentaria del CPP sin causa obstructiva BD: espacios quísticos separados por septos internos y comunicados con el CPP, a veces multifocales	Generalmente quistes únicos, a veces con septos y en ocasiones nódulos murales y calcificaciones	Frecuentemente microquístico: menos frecuentes: oligo/ macroquísticos 20 %-30 % cicatriz central estrellada
USE	Lesión unilocular no septada, anecoica, con detritos internos (no nódulos); pared gruesa Cambios de pancreatitis aguda/crónica	MD: dilatación segmentaria o difusa del CPP con posibles nódulos o crecimiento papilar en su interior BD: dilatación de ramas secundarias con *imagen en racimo de uvas*, comunicación con el CPP, posibles nódulos murales	Lesiones macroquísticas, a veces septadas Ocasionalmente calcificación periférica en *cáscara de huevo* (asociada con malignidad) Sin dilatación del CPP	Múltiples quistes de pequeño tamaño en *panal de abeja*, septos internos hipervasculares, contornos en ocasiones mal definidos, dificultad para ver cicatriz central
Citología	Detrito, células inflamatorias, histiocitos *Sin* células epiteliales	Tinción positiva para mucina, células mucinosas epiteliales con atipia variable, escasamente celular	Estroma de tipo ovárico, células productoras de mucina con atipia variable, tinción positiva para mucina	Células cuboidales, tinción positiva para glucógeno Bajo rendimiento diagnóstico
Bioquímica	Baja viscosidad, a veces marronáceo Amilasa elevada (>250 U/L) Glucosa elevada CEA bajo (<5 ng/mL)	Viscoso, *string sign* Amilasa elevada Glucosa baja (<50 mg/dL) CEA elevado (>192 ng/mL)	Viscoso, *string sign* Amilasa generalmente baja Glucosa baja CEA elevado (>192 ng/mL)	Baja viscosidad, a veces hemático Amilasa baja Glucosa elevada CEA bajo (<5 ng/mL)
Marcadores moleculares	Sin presencia de mutaciones	Mutaciones en KRAS, GNAS y RNF43 Orientan a malignidad: TP53, PIK3CA, PTEN, CDKN2A y SMAD4	Mutaciones en KRAS y RNF43	Mutación en VHL

CEA: antígeno carcinoembrionario.

La citología tiene una sensibilidad entre el 27-54% y una especificidad entre 83 -100%. Los factores que limitan el rendimiento de la punción:

- Fluidos muy viscosos (22G ⟶ 19G) y pequeños volúmenes en lesiones microquísticas.
- Vasos interpuestos.
- Contaminación de la muestra con epitelio normal gástrico o duodenal.
- Distribución parcheada de la displasia y células malignas.

		NQM	NQS	PSQ
PAAF	TPMI	Mucinoso	Seroso	Pseudoquiste
Aspecto	Cristalino	Cristalino	Cristalino	Color
Fluidez	Filante	Filante	Liquido	Liquido
Mucina	Si	Si	No	No
Glucosa (50 mg/dl)	Muy bajo	Muy bajo	Alta	-
Amilasa	Alta	Normal - alta	Normal	Alta
CEA (192 ng/ml)	Muy alta	Alta	Muy bajo	Bajo
Riesgo malignidad	Bajo-alto *	Mod-alto	Ninguno	Ninguno
	MUCINOSAS		NO MUCINOSAS	

Las principales características de imagen de las diferentes lesiones quísticas del páncreas se describen en la tabla 10

Tabla 10: *Desempeño de las modalidades de imagen para identificación y caracterización de NQP*

	Identificación de lesión	Características de lesión
TCMD	100% especificidad para diferenciar NQS de NQM.90% especificidad para diferenciar NQS de NMPI70-81% especificidad para NMPI-RS: demuestra comunicación con el conducto pancreático principal86% especificidad para demostrar NMPI	Sensibilidad para detectar septos 74% y comunicación con el conducto principal 86%74-78% de precisión para diferenciar NMPI benigno de maligno86% especificidad para diferenciar NQM benigno de maligno
RM/CPRM	91% especificidad para identificar NMPI	Sensibilidad para detectar septos 91% y comunicación con el conducto principal 100%74-75% de precisión para diferenciar NMPI benigno de maligno
USE	76% de precisión para identificar NQS84-96% de precisión para identificar NQM	68% de precisión para diferenciar NMPI benigno de maligno
PET	-	94% de eficacia para diferenciar lesiones quísticas benignas de malignas97% de sensibilidad y 91% de especificidad para diferenciar NMPI benigno de maligno

NMPI-RS: neoplasia mucinosa papilar intraductal-ramas secundarias; NMPI: neoplasia mucinosa papilar intraductal; NQM: neoplasia quística mucinosa; NQS: neoplasia quística serosa; PET: del inglés *positron emission tomography*; RM/CPRM: resonancia magnética/colangiopancreatografía por resonancia magnética; TCMD: tomografía computarizada multidetector.

1.6 FACTORES DE RIESGO DE MALIGNIZACIÓN

La evaluación de las siguientes características de riesgo ayuda a decidir si observar al paciente o llevarlo a cirugía. Los pacientes con al menos dos de los siguientes factores de riesgo tienen aproximadamente un 15% de probabilidades de desarrollar neoplasia pancreática:

- Tamaño de la lesión superior a 3 cm: se triplica el riesgo de malignidad.
- Presencia de nódulos murales: se multiplica por ocho el riesgo de malignidad.
- La dilatación del conducto pancreático principal parece entrañar un riesgo de malignización, aunque cabe destacar que los datos están respaldados por estudios retrospectivos.

Otros factores también pueden ser predictivos de un mayor riesgo de malignidad:

- Antecedentes familiares de cáncer de páncreas (aumenta el riesgo de NPIM)
- Mutaciones que predisponen al cáncer de páncreas (particularmente BRCA2)
- Niveles anormales de CA-19-9 en sangre
- Pancreatitis aguda sin explicación, especialmente en pacientes > 50 años.
- Diabetes mellitus de inicio reciente
- Obesidad
- Niveles séricos bajos de amilasa y lipasa pancreáticas
- Calcificación grosera

Además, después de una resección pancreática parcial a causa de una lesión neoplásica previa, puede aparecer una lesión maligna en el páncreas remanente, ya que las alteraciones premalignas pueden ser multifocales. Según Lafemina y col., el riesgo de presentar cáncer invasivo en otras partes del páncreas en pacientes con NPIM es 2,8%. Los riesgos de la cirugía pueden ser importantes, con un riesgo de mortalidad del 2% y un riesgo de morbilidad de hasta el 40%; estos riesgos deben contrastarse con los riesgos de malignidad según las características enumeradas anteriormente. Siempre se debe tener en cuenta la edad y las comorbilidades del paciente, ya que estos factores son modificadores críticos del riesgo.

Tabla 10: *diferenciación de los quistes pancreáticos según el grado de riesgo de malignidad*

Riesgo de malignidad: características presentes	Riesgo bajo	Riesgo alto
El paciente es sintomático	No	Si
Tamaño del conducto pancreático principal	< 5 mm	≥ 10 mm; característica preocupante si mide 5–9 mm
Linfadenectomía	No	Si
Cambios del calibre del conducto pancreático principal	Ninguno	Abrupto
Presencia de un nódulo mural	No	Si
Hay refuerzo de un componente sólido	No	Si
Paredes engrosadas	No	Si
Tamaño del quiste	< 3 cm; evidencia más fuerte si es < 2 cm	≥ 3 cm

Hallazgos sospechosos de malignidad: presencia de nódulos sólidos, componente sólido, septos gruesos e irregulares y/o engrosamiento de la pared del quiste (mayor de 1 mm), dilatación del conducto pancreático principal, adenopatías.

Tabla 11: *Estigmas de alto riesgo y caracterisiticas preocuopantes según la Asociacion Internacional de Pancreatología*

Estigmas que denotan alto riesgo de malignidad

- Ictericia obstructiva en un paciente con una lesión quística en la cabeza del páncreas
- Refuerzo del nódulo mural ≥ 5 mm
- Tamaño del conducto pancreático principal ≥ 10 mm

Características clínicas preocupantes

- Pancreatitis

Características de las imágenes preocupantes

- Quiste ≥ 3 cm
- Refuerzo del nódulo mural < 5 mm
- Paredes del quiste engrosadas / reforzadas
- Tamaño del conducto principal 5–9 mm
- Nódulo mural sin refuerzo
- Cambio abrupto del calibre del conducto pancreático con atrofia pancreática distal
- Linfadenopatía
- Aumento del nivel sérico de CA-19-9
- Velocidad de crecimiento del quiste ≥ 5 mm en 2 años

Vigilancia: La periodicidad, técnica de imagen de seguimiento (TAC-T, RMN, USE), necesidad de repetir biopsia o aspirado dependen del tamaño, características clínicas y aspecto de la lesión. La RMN/CPRM se considera la mejor herramienta de vigilancia. En ausencia de cambios en las características morfológicas y clínicas, se mantendrá una conducta conservadora con seguimiento periódico. El manejo y de seguimiento de estas lesiones se presenta en la figura 6

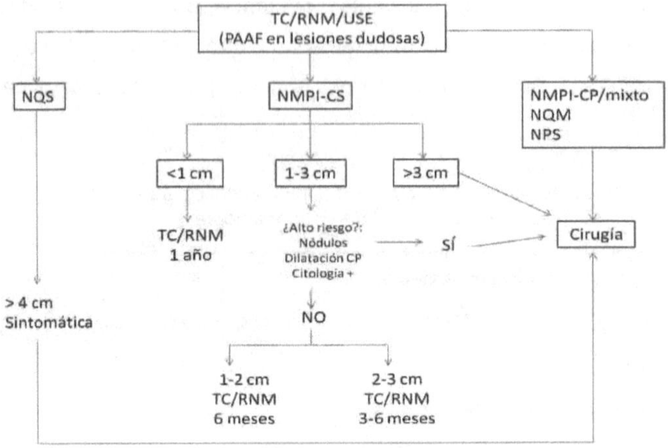

Figura 6: Algoritmo de manejo y seguimiento en las neoplasias quísticas del páncreas. (CP: conducto pancreático). (Adaptado de Tanaka et al. Pancreatology 2006).

BIBLIOGRAFIA

1. Ohno E, Hirooka Y, Kawashima H, Ishikawa T, Kanamori A, Ishikawa H, et al. Natural history of pancreatic cystic lesions: A multicenter prospective observational study for evaluating the risk of pancreatic cancer. J Gastroenterol Hepatol. 2018 Jan; 33(1):320–8.
2. Chang YR, Park JK, Jang J-Y, Kwon W, Yoon JH, Kim S-W. Incidental pancreatic cystic neoplasms in an asymptomatic healthy population of 21,745 individuals: Large-scale, singlecenter cohort study. Medicine (Baltimore). 2016 Dec; 95(51): e5535.
3. Basturk O, Hong S-M, Wood LD, Adsay NV, Albores-Saavedra J, Biankin AV, et al. A revised classification system and recommendations from the Baltimore consensus meeting for neoplastic precursor lesions in the pancreas. Am J Surg Pathol. 2015 Dec; 39(12):1730–41.
4. de Pretis N, Mukewar S, Aryal-Khanal A, Bi Y, Takahashi N, Chari S. Pancreatic cysts: diagnostic accuracy and risk of inappropriate

resections. Pancreatol Off J Int Assoc Pancreatol IAP Al. 2017 Apr; 17(2):267–72.

5. Stark A, Donahue TR, Reber HA, Hines OJ. Pancreatic cyst disease: a review. JAMA. 2016 May 3; 315(17):1882–93.
6. Gaujoux S, Brennan MF, Gonen M, D'Angelica MI, DeMatteo R, Fong Y, et al. Cystic lesions of the pancreas: changes in the presentation and management of 1.424 patients at a single institution over a 15-year time period. J Am Coll Surg. 2011; 212(4):590–600
7. Karoumpalis I, Christodoulou DK. Cystic lesions of the pancreas. Ann Gastroenterol. 2016 Jun; 29(2):155–61.
8. Tanaka M, Fernández-del Castillo C, Adsay V, Chari S, Falconi M, Jang J-Y, et al. International consensus guidelines 2012 for the management of IPMN and MCN of the pancreas. Pancreatology. 2012 Jun; 12(3):183–97.
9. Khalid A, Brugge W. ACG practice guidelines for the diagnosis and management of neoplastic pancreatic cysts. Am J Gastroenterol. 2007; 102(10):2339–49.
10. Aaltonen L, Hamilton S, Lambert R. World Health Organization classification of tumours: pathology and genetics of tumours of the digestive system. In: World Health Organization Classification of Tumours. 2000. p. 217–51.
11. Levy MJ. Pancreatic cysts. Gastrointest Endosc. 2009; 69(2 Suppl): S110-116.
12. Lloyd R, Osamura R, Klöppel G, Rosai J. WHO classification of tumours of endocrine organs [. 4th ed. WHO IARC. 2017; 355 p. (IARC WHO Classification of Tumours (Book 10); vol. 10).
13. Guilmette JM, Nosé V. Neoplasms of the neuroendocrine pancreas: an update in the classification, definition, and molecular genetic advances. Adv Anat Pathol. 2018 Jun 14;
14. Maire F, Couvelard A, Palazzo L, Aubert A, Vullierme M-P, Rebours V, et al. Pancreatic intraepithelial neoplasia in patients with intraductal papillary mucinous neoplasms: the interest of endoscopic ultrasonography. Pancreas. 2013 Nov; 42(8):1262–6.

15. Tsutsumi K, Ohtsuka T, Oda Y, Sadakari Y, Mori Y, Aishima S, et al. A history of acute pancreatitis in intraductal papillary mucinous neoplasms of the pancreas is a potential predictive factor for malignant papillary subtype. Pancreatology. 2010; 10(6):707–12.
16. Traverso LW, Moriya T, Hashimoto Y. Intraductal papillary mucinous neoplasms of the pancreas: making a disposition using the natural history. Curr Gastroenterol Rep. 2012; 14(2):106–11.
17. Nilsson LN, Keane MG, Shamali A, Millastre Bocos J, Marijinissen van Zanten M, Antila A, et al. Nature and management of pancreatic mucinous cystic neoplasm (MCN): A systematic review of the literature. Pancreatology. 2016; 16(6):1028–36.
18. Schmid RM, Siveke JT. Approach to cystic lesions of the pancreas. Wien Med Wochenschr 1946. 2014; 164(3–4):44–50.
19. Lévy P, Rebours V. Differential diagnosis of cystic pancreatic lesions including the usefulness of biomarkers. Viszeralmedizin. 2015; 31(1):7–13.
20. Al-Haddad MA, Kowalski T, Siddiqui A, Mertz HR, Mallat D, Haddad N, et al. Integrated molecular pathology accurately determines the malignant potential of pancreatic cysts. Endoscopy. 2015; 47(2):136–42.
21. Morris-Stiff G, Lentz G, Chalikonda S, Johnson M, Biscotti C, Stevens T, et al. Pancreatic cyst aspiration analysis for cystic neoplasms: mucin or carcinoembryonic antigen—which is better? Surgery. 2010; 148(4):638–44.
22. Rockacy M, Khalid A. Update on pancreatic cyst fluid analysis. Ann Gastroenterol. 2013; 26(2):122–7.
23. Leung KK, Ross WA, Evans D, Fleming J, Lin E, Tamm EP, et al. Pancreatic cystic neoplasm: the role of cyst morphology, cyst fluid analysis, and expectant management. Ann Surg Oncol. 2009; 16(10):2818–24.
24. Brugge WR, Lewandrowski K, Lee-Lewandrowski E, Centeno BA, Szydlo T, Regan S, et al. Diagnosis of pancreatic cystic neoplasms: a report of the cooperative pancreatic cyst study. Gastroenterology. 2004; 126(5):1330–6.

25. Bick BL, Enders FT, Levy MJ, Zhang L, Henry MR, Abu Dayyeh BK, et al. The string sign for diagnosis of mucinous pancreatic cysts. Endoscopy. 2015; 47(7):626–31.
26. Maker AV, Lee LS, Raut CP, Clancy TE, Swanson RS. Cytology from pancreatic cysts has marginal utility in surgical decision-making. Ann Surg Oncol. 2008; 15(11):3187–92.
27. Hong S-KS, Loren DE, Rogart JN, Siddiqui AA, Sendecki JA, Bibbo M, et al. Targeted cyst wall puncture and aspiration during EUS-FNA increases the diagnostic yield of premalignant and malignant pancreatic cysts. Gastrointest Endosc. 2012; 75(4):775–82.
28. Chiang AL, Lee LS. Clinical approach to incidental pancreatic cysts. World J Gastroenterol. 2016; 21; 22(3):1236–45.
29. European Study Group on Cystic Tumours of the Pancreas. European evidence-based guidelines on pancreatic cystic neoplasms. Gut. 2018; 67(5):789–804.
30. Hackert T, Fritz S, Klauss M, Bergmann F, Hinz U, Strobel O, et al. Main-duct intraductal papillary mucinous nNeoplasm: high cancer risk in duct diameter of 5 to 9mm. Ann Surg. 2015; 262(5):875–80.
31. Morales-Oyarvide V, Mino-Kenudson M, Ferrone CR, Gonzalez-Gonzalez LA, Warshaw AL, Lillemoe KD, et al. Acute pancreatitis in intraductal papillary mucinous neoplasms: A common predictor of malignant intestinal subtype. Surgery. 2015; 158(5):1219–25.
32. Konings ICAW, Harinck F, Poley J-W, Aalfs CM, van Rens A, Krak NC, et al. Prevalence and progression of pancreatic cystic precursor lesions differ between groups at high risk of developing pancreatic cancer. Pancreas. 2017; 46(1):28–34.
33. Capurso G, Boccia S, Salvia R, Del Chiaro M, Frulloni L, Arcidiacono PG, et al. Risk factors for intraductal papillary mucinous neoplasm (IPMN) of the pancreas: a multicentre case-control study. Am J Gastroenterol. 2013; 108(6):1003–9.
34. Ohtsuka T, Kono H, Nagayoshi Y, Mori Y, Tsutsumi K, Sadakari Y, et al. An increase in the number of predictive factors augments the likelihood

of malignancy in branch duct intraductal papillary mucinous neoplasm of the pancreas. Surgery. 2012; 151(1):76–83.

35. Perez-Johnston R, Narin O, Mino-Kenudson M, Ingkakul T, Warshaw AL, Fernandez-Del Castillo C, et al. Frequency and significance of calcification in IPMN. Pancreatology. 2013; 13(1):43– 7.

36. Yagi Y, Masuda A, Zen Y, Takenaka M, Toyama H, Sofue K, et al. Predictive value of low serum pancreatic enzymes in invasive intraductal papillary mucinous neoplasms. Pancreatol Off J Int Assoc Pancreatol IAP Al. 2016; 16(5):893–9.

37. Fritz S, Hackert T, Hinz U, Hartwig W, Büchler MW, Werner J. Role of serum carbohydrate antigen 19-9 and carcinoembryonic antigen in distinguishing between benign and invasive intraductal papillary mucinous neoplasm of the pancreas. Br J Surg. 2011; 98(1):104–10.

38. Chang Y-T, Tien Y-W, Jeng Y-M, Yang C-Y, Liang P-C, Wong J-M, et al. Overweight increases the risk of malignancy in patients with pancreatic mucinous cystic neoplasms. Medicine (Baltimore). 2015; 94(20): 797.

39. Lafemina J, Katabi N, Klimstra D, Correa-Gallego C, Gaujoux S, Kingham TP, et al. Malignant progression in IPMN: a cohort analysis of patients initially selected for resection or observation. Ann Surg Oncol. 2013; 20(2):440–7.

40. Tanaka M, Fernández-del Castillo C, Kamisawa T, Jang JY, Levy P, Ohtsuka T, et al. Revisions of international consensus Fukuoka guidelines for the management of IPMN of the pancreas. Pancreatology. 2017; 17(5):738–53.

41. Vege SS, Ziring B, Jain R, Moayyedi P, Clinical Guidelines Committee, American Gastroenterology Association. American Gastroenterological Association institute guideline on the diagnosis and management of asymptomatic neoplastic pancreatic cysts. Gastroenterology. 2015; 148(4):819–22; quize12-13.

42. Sahani DV, Kambadakone A, Macari M, Takahashi N, Chari S, Fernandez-del Castillo C. Diagnosis and management of cystic pancreatic lesions. AJR Am J Roentgenol. 2013; 200(2):343–54.

43. Tanaka M, Chari S, Adsay V, et al. International consensus guidelines for management of intraductal papillary mucinous neoplasms and mucinous cystic neoplasms of the pancreas. Pancreatology 2006; 6(1-2): 17-32.

CAPÍTULO 2

TUMORES QUÍSTICOS BENIGNOS DEL PÁNCREAS EXOCRINO

Los tumores quísticos primarios benignos del páncreas exocrino según la clasificación de la OMS son:

- Cistoadenoma seroso
- Cistoadenoma mucinoso
- Adenoma mucinoso papilar intraductal
- Teratoma quístico mucinoso

2.1. CISTADENOMA SEROSO (CAS)

Es la neoplasia quística del páncreas más frecuente (30%) y afecta predominantemente a mujeres en la séptima década de la vida. El 60% se localiza en cuerpo y cola de páncreas y cursa de forma asintomática (Fig. 1).

El cistoadenoma seroso supone aproximadamente el 25% del total de tumores quísticos del páncreas y se subclasifica en microquístico (normalmente más de 6 quistes de < 2 cm de diámetro cada uno de ellos) y oligoquístico. Este último es una lesión mal delimitada o encapsulada, compuesta por macroquistes (> 2 cm de diámetro) en escaso número (oligolocular) o con un único quiste (unilocular) de cualquier tamaño. Esta última variante fue descrita por primera vez en 1992 y supone el 7-10% de los cistoadenomas serosos.

Origen y evolución: Su origen se considera canalicular. La falta de células columnares de mucina sugiere que los grandes conductos no están relacionados con su origen y podría estar vinculado a células centroacinosas.

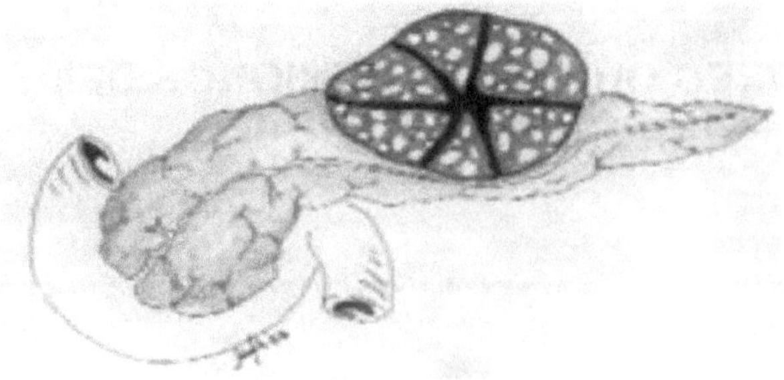

***Figura 1**: Cistoadenoma seroso clasico: lesión con multiples quistes (>6) menores de 2cm cada uno separado por septos fibrosos con una cicatriz central*

Anatomía patológica: Los cistoadenomas serosos pueden ser microquísticos, macroquísticos y mixtos. (Fig. 2)

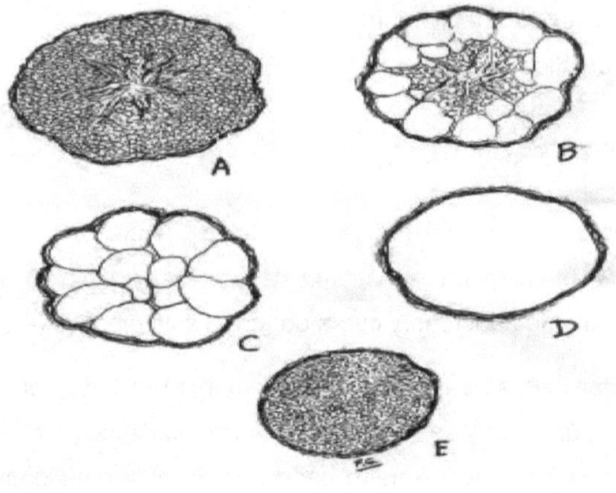

***Figura 2**: Distintas formas de quistes serosos: A) Microquístico, B) Macro y microquístico, C) Macroquístico, D) Unilobular, E) Sólido*

a. ***Los microquísticos*** se asemejan a un panal de abejas con una porción central compacta, a menudo con calcificaciones, sobre todo en los que tienen mas de 5 cm. de diámetro, del que parten septos conectivos en forma radiada (Fig. 3, 4A, 4B) El cistadenoma microquístico del páncreas es una lesión infrecuente que representa el 1-2% de los tumores del páncreas exocrino, de localización preferente en cuerpo y cola; sólo el 18% radica en la cabeza. Es un tumor nodular irregular, que están separados del parénquima pancreático normal por una cápsula fibrosa de espesor variable que rodea los espacios quísticos. Esos espacios presentan un tamaño variable entre 1mm y 2cm de diámetro. Se observa una cicatriz estrellada, central, a veces calcificada, que se extiende en forma radiada; suele presentarse en forma de racimo de uvas, de tamaño variable (alrededor de 10 cms), multiloculado dividido por tabiques radiados a veces calcificados. Microscópicamente estas cavidades van cubiertas de epitelio cúbico o prismático con escasa actividad mitótica. Las formaciones papilares son raras. La coloración por el mucicarmin es escasa e inconstante, todas estas características fueron apreciadas en el tumor de nuestra enferma. Histológicamente hay que tener en cuenta los criterios de Compagno y Oertel que permite distinguir el adenoma microquístico y quiste mucinoso.

Es característico que los quistes contienen un líquido claro y poco espeso. Mozan comparó el aspecto macroscópico del tumor con "una masa de vidrio y mármol dispersa en una substancia densa de consistencia gomosa". Desde el punto de vista microscópico, la naturaleza quística de esas lesiones remeda la estructura alveolar del pulmón. (Fig. 4C)

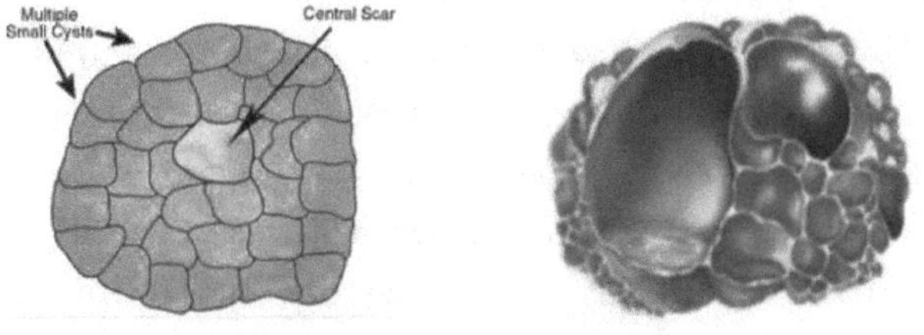

Figura 3: *Dibujo esquemático de un cistoadenoma seroso*

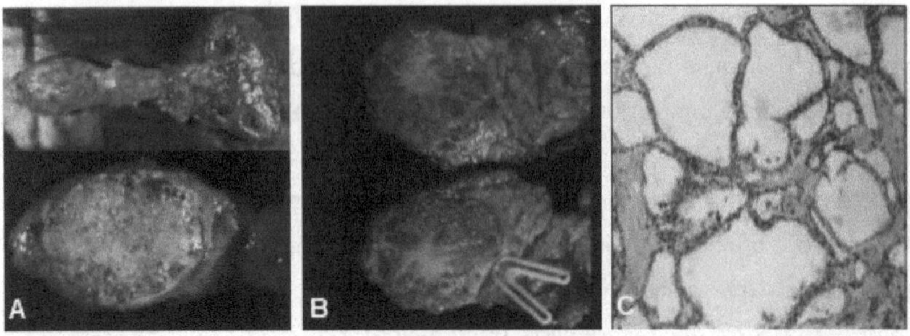

Figura 4: A: *imagen macroscópica de tumor quístico con aspecto microscópico en cuerpo de páncreas.* ***B:*** *imagen macrosdcopica de quiste seroso microquistico. con parte central áas compacta con calcificaciones.* ***C:*** *Aspecto microscópico del CAS microquístico pancreático*

Las calcificaciones producidas en los tabiques fibrosos pueden producir imágenes estrelladas en las placas radiográficas. Los quistes están recubiertos por una capa uniforme de epitelio cuboide. Es característico el depósito intracelular de sustancia glucogénica y por ello estos tumores han merecido el nombre de cistoadenomas ricos en glucógeno. Estas neoplasias carecen de formaciones papilares, a diferencia de lo que se observa en los quistes mucinosos. Por debajo del epitelio se puede observar una rica red vascular. En este tipo de tumor la mucina, cuando aparece, es escasa

b. ***El cistadenoma seroso macroquístico***, también llamado oligoquistico cuya primera descripción se realizó en 1992 por Lewandrowski y supone el 7-10% de los cistoadenomas serosos; el tamaño puede variar entre 1 y 25 cm, a veces presentan microquistes satélites. La edad promedio al diagnóstico de cistadenoma seroso macroquístico es de 60 años (rango: 46 a 79 años), con predominio femenino de 4:1. Se distribuyen en la cabeza del páncreas en el 60% de los casos. La patogénesis de los cistadenomas serosos no se ha descrito debidamente; sin embargo, se han encontrado fuertes asociaciones con mutaciones en el gen vhl (3p25), vinculado con la enfermedad de von Hippel Lindau. En ocasiones el tumor está compuesto de quistes muy pequeños, microscópicos, no detectables por imágenes, dando la apariencia de un tumor sólido. Generalmente son únicos y cuando son múltiples debe pensarse en el poco frecuente síndrome de Hippel Lindau. En el examen macroscópico, los cistadenomas macroquísticos destacan por una sola masa unilocular dominante o menos de seis quistes, que tienen un diámetro de entre 1.5 y 2.5 cm, y a veces hasta 8.0 cm. Estas grandes cavidades son una característica que comparte con las lesiones mucinosas y los pseudoquistes inflamatorios. En el examen microscópico no se observan diferencias respecto a los cistadenomas serosos microquísticos, ambos están cubiertos por epitelio cúbico simple, rico en glucógeno y sin datos de atipia celular, separada por un estroma fibroso y acelular. No es raro encontrar microquistes satélite que sólo son visibles al microscopio, adyacentes al quiste dominante en los cistadenomas serosos macroquísticos (Fig. 5). Pueden tener aspecto abollonado, en racimo de uvas y desarrollo predominantemente extrapancreático. En algunos casos la existencia de un plano de clivaje permite la enucleación quirúrgica. Microscópicamente las cavidades quísticas están recubiertas de un epitelio cuboide o plano, PAS (Perioidic Acid Schiff) positivo sensible a la diastasa, por lo tanto, con contenido de glucógeno. Es positivo con la técnica de inmunohistoquímica de citoqueratina de reconocimiento epitelial. Tienen una capa única, sin estratificación o sobreposición nuclear, de células monomorfas, cuboideas, sin mucina (negativo a tinciones de moco), con núcleo pequeño central sin nucléolo. Prácticamente no se encuentran mitosis. Ultraestructuralmente, semejan células centroacinares pancreáticas pues tienen uniones ocluyentes, pocos organelos (retículo endoplásmico, Golgi), algunos filamentos contráctiles y cilios, y no poseen gránulos de zimógeno o neuroendocrinos. El inmunofenotipo descrito es muy peculiar, con positividad a citoqueratinas de bajo peso molecular, antígeno de membrana epitelial, ferritina y eritropoyetina. La positividad para enolasa neuronoespecífica es variable; y comúnmente es negativo para desmina, vimentina, proteína S-100, HMB-45, antígeno carcinoembrionario, polipéptido espasmolítico humano y diversos antígenos endoteliales.

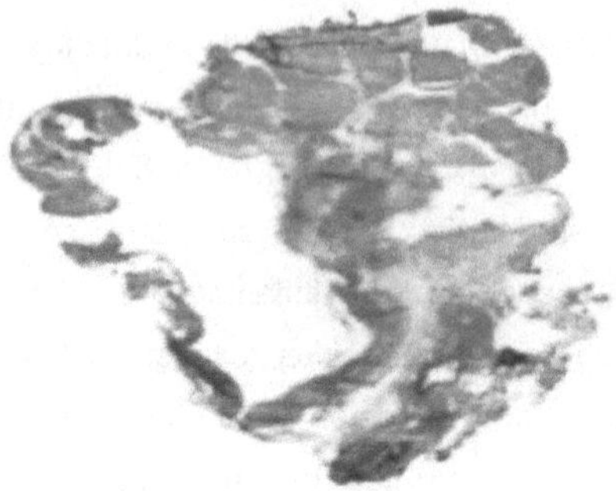

Fig. 5: *lesión pancreática con espacio quístico dominante y multiples microquistes satélites*

Morfológicamente, en los cistoadenomas serosos se han descrito tres variantes:

- La más frecuente (60-70%) se presenta en forma de una lesión polilobulada, formada por múltiples quistes de menos de 2cm (microquistes), que le dan una apariencia típica “en panal de abejas”. Estos microquistes están separados por septos de tejido conectivo fibroso que irradian desde el centro en forma de estrella; pueden calcificarse en alrededor de un 20% de casos, y presentan una imagen radiológica patognomónica “en estrella”.
- La variante oligoquística o macroquística (quistes > 2cm), que representa menos del 10% de casos, puede ser indiferenciable radiológicamente de las lesiones mucinosas, aunque se localiza más frecuentemente en la cabeza del páncreas y afecta por igual a varones y mujeres.

- La tercera variante, más rara, se asocia a la enfermedad de von Hippel-Lindau y afecta de forma difusa a toda la glándula. En ningún caso la lesión comunica con el conducto pancreático.

Histológicamente, los CAS se caracterizan por estar tapizados con una sola capa de células cuboideas, ricas en glucógeno PAS+, con núcleo redondo y citoplasma claro y sin atipias celulares. El estroma fibroso está muy vascularizada y ocasionalmente calcificada. Se sospecha que se originan a partir de células centroacinares pancreáticas, y no a partir del epitelio ductal, lo que explicaría la negatividad en las tinciones específicas para mucina, cromogranina, péptidos neuroendocrinos y CEA.

Presentación clínica: Hay un amplio predominio en el sexo femenino (70 a 80%). Aproximadamente la tercera parte son asintomáticos y son descubiertos en forma incidental. En los sintomáticos el dolor es la manifestación más frecuente, habitualmente es leve e incaracterístico. Los síntomas también dependen del tamaño y ubicación de la lesión, provocando desplazamientos de estructuras vecinas. Los quistes serosos pequeños o medianos (4 a 6 cm.) ubicados en cabeza de páncreas raramente se acompañan de ictericia, los ubicados en cuerpo desplazan al estómago que no provocan problema al tránsito digestivo. Los quistes de mayor tamaño pueden dar síntomas por compresión: obstrucción biliar, compresión venosa esplénica o mesentéricoportal, etc. Raramente un quiste puede presentarse por dolor y hemorragia intraquística y en algún quiste grande venir a la consulta por ruptura traumática.

La degeneración neoplásica de los quistes serosos sería excepcional. La mayoría considera que estos tumores serosos no sufren degeneración maligna y en los casos en que ocurre se debería a zonas con epitelio mucinoso; la posibilidad de degenerracion maligna es inferior al 1%. Esto es muy importante tenerlo en cuenta en pacientes de riesgo aumentado para optar por una conducta expectante.

Los síntomas de los cistoadenomas microquisticos son muy reducidos. La tríada clásica citada por Abeshause, característica de un tumor pancreático es: dolor, masa tumoral y signos de compresión. Se ha señalado la asociación de esta entidad con esterilidad, infertilidad, diabetes, obesidad, disfunción tímica, hipertensión arterial, litiasis biliar, ulcus péptico y síndrome de Zollinger Ellison, aunque estas asociaciones no tienen relación con la patogénesis de los cistoadenomas pancreáticos. Algunos autores señalan que el síntoma más frecuente es el dolor, aunque puede presentarse dispepsia, malestar epigástrico entre otros; a veces se pueden presentar por una de sus complicaciones como pueden ser la ruptura y la supuración, u otras veces por compresión de los órganos vecinos. En la gran mayoría de los enfermos es la presencia de una tumoración abdominal móvil o fija, por lo regular epigástrica o paraumbilical.

Los sintomas de los cistoadenomas macroquísticos: la mayoría de los pacientes son asintoamticos, cuando causan síntomas, refieren fundamentalmente dolor abdominal crónico como síntoma más frecuente, ictericia o pancreatitis recurrente; a veces nauseas y vomitos por compresión gástrica cuando el tamaño del quiste es grande y sensación de plenitud temprana. Ocasionalmente puede presetnar complicaciones como ruptura, hemorragia o necrosis por presión o ulcsracion de un órgano adyacente.

Complicaciones asociadas al crecimiento del tumor, son mas frecuentes en los cistoadenomas serosos microquisticos y en especial lo de localización en la cabeza del páncreas, estas complicaciones se clasifican en:

- Obstruccion biliar
- Obstruccion duodenal
- Insuficiencia pancreática endocrina (diabetes mellitus insulino dependiente) y exocrina (esteatorrea)
- Hemorragia intraquistica

***Diagnóstico por imágenes*:** El objetivo es ver las características del quiste para poder llegar a un diagnóstico. Las pruebas de imagen mas utilizadas para el diagnostico son:

- *La ecografía:* la que permite ver su localización, establecer su tamaño, ver si es macroquístico, microquísticos y en raros casos presentarse como una formación sólida. Es frecuente observar un núcleo fibroso central con calcificaciones con disposición estrellada. Presenta lesiones bien circunscritas y lobuladas. Cuando son microquistes puede dar la impresión de ser una lesión sólida (Fig. 6) Muchos detalles no son bien apreciados por la ecografía por lo que es necesario recurrir a la tomografía computada y o la resonancia magnética que es considerada como el método de elección

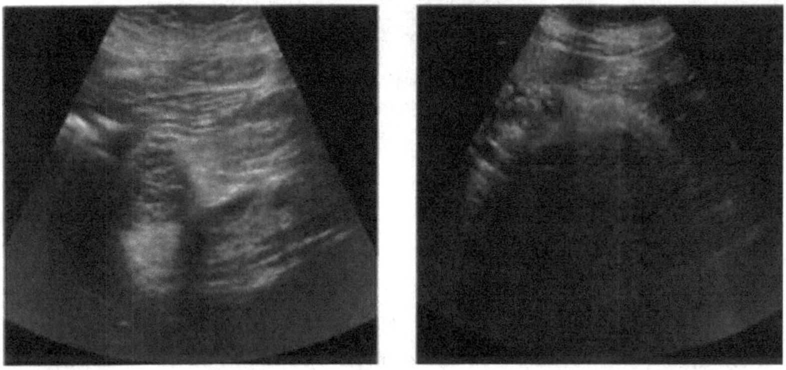

Figura 6: *ecografía que muestra imagen circular localizada en cabeza-cuerpo de páncreas de ecogenicidad heterogenea con multiples pequeñas zonas anecoicas y zonas hiperecogenicas entre ellas*

- TCMC sin CIV: lesión hipodensa de aspecto lobulado. Típicamente imagen en panal de abejas o espongiforme. Si existen alcificaciones, dispuestas con patrón estrellado en el dentro de la lesión (Fig. 7).

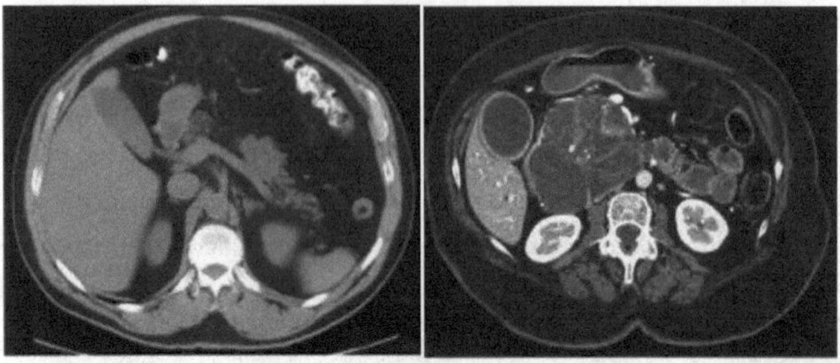

Figura 7: *TC abdominal A la izquierda CAS: lesión lobulada situada en cuerpo de páncreas de densidad menor al parénquima circundante que podría corresponder a densidad líquido. Presencia de calcificaciones puntiformes en su interior. A la derecha CAS en cabeza de páncreas. TCl que muestra una imagen típica "en estrella", microquistes y calcificaciones centrales.*

- TCMC con CIV: La imagen patognomónica en la TC es una masa esponjosa con calcificación central «en puesta de sol», hallazgo que sólo aparece en aproximadamente el 10% de los pacientes. Realce de las porciones fibrosas de la lesión Los adenomas serosos microcísticos son la única lesión quística hipervascular, por lo que es importante conocer su patrón de realce: realce de septos fibrosos con ausencia de realce de la pared Cuando está compuesto por microquistes, es típico que la lesión se presente con apariencia sólida y realce homogéneo tras la administración de CIV. La TC multicorte detecta con mayor precisión las calcificaciones de la cicatriz central y permiten un diagnóstico de certeza, pero estas están presentes solo en el 30% de los casos (Fig.8, 9, 10)

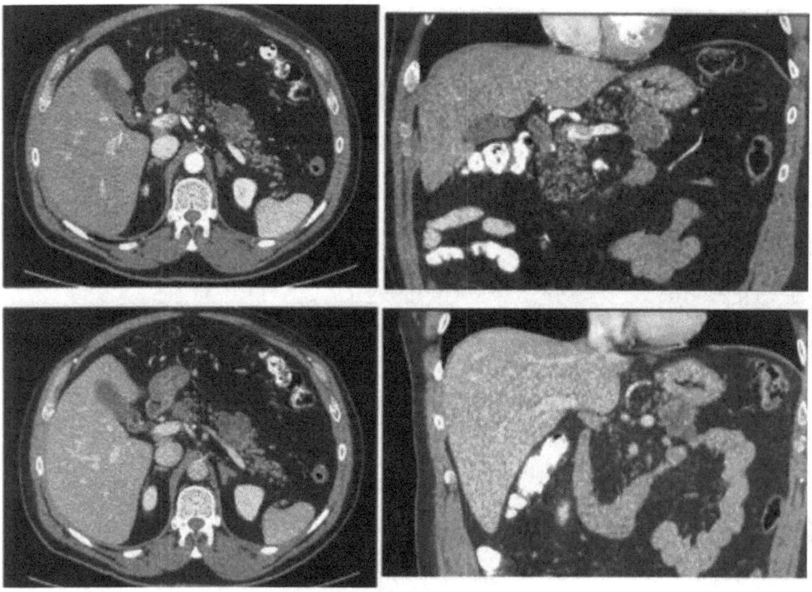

Figura 8: *Cistoadenoma seroso. TC abdominopélvico en fases pancreática (superiores) y portal (inferiores). Lesión lobulada situada en cuerpo pancreático, que experimenta realce contrastado en su interior de forma radial correspondiente a septos fibrosos que separan zonas de densidad líquido que no tienen realce. Presencia de calcificaciones puntiformes en su interior.*

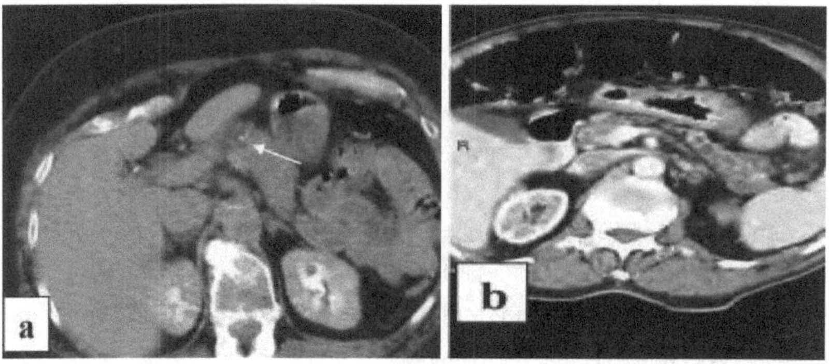

Figura 9: *TAC abdominal: (a) Presencia de lesión microquística multilocular con más de 6 quistes, localizada en istmo de páncreas. Se evidencia la presencia de calcificación septal (flecha) y pared lobulada que no refuerza con contraste i.v. b) Imagen axial con inyección de contraste que demuestra el realce de los espacios interquísticos del parénquima, tras la administración del contraste*

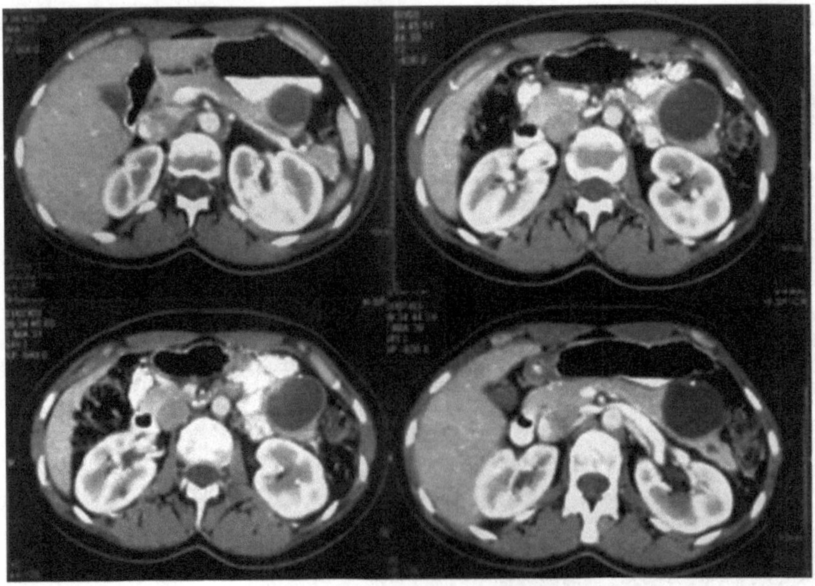

Figura 10: *TAC Se aprecia una lesión macroquística localizada en cuerpo/cola de páncreas, de unos 6 x 6 cm, no tabicada, sin calcificaciones*

- RM: en T1 Los quistes se observan hipointensos, siendo hiperintensos si han presentado hemorragia. Los componentes fibrosos y calcificaciones serán hipointensos. En T2 Los quistes son hiperintensos, al estar llenos de líquido mientras que los componentes fibrosos y calcificaciones son hipointensos. Tras la administración de gadolinio, se produce realce de los septos fibrosos, en fases precoces y tardías, persistiendo realce de la cicatriz central en fases más tardías. En imágenes de difusión estas lesiones no presentan marcada restricción de difusión con brillo en T2 en el mapa ADC. (Fig.11)

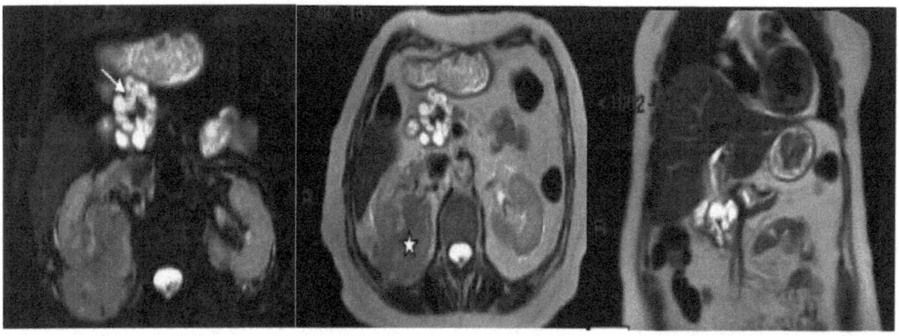

Figura 11: *RM: a la izquierda imagen T2 fat-sat axial que muestra lesión hiperintensa, con cicatriz central (flecha). En el dentro imagen T2 axial con la misma imagen hiperintensa, con cicatriz central. También se observó lesión neoplásica primaria en riñón derecho (asterisco). A la derecha imagen T2 coronal: Lesión quística en otro plano, sin evidencia de dilatación del conducto pancreático.*

Tanto la TC helicoidal y la colangiografía por resonancia magnética (CRM) pueden ayudar a diferenciar estos tumores de las neoplasias mucinosas, aunque todo depende del tamaño de los quistes y la cantidad de estroma. Cuando los quistes son muy pequeños y hay mucha estroma, pueden confundirse con tumores sólidos, por lo que en estos casos la ecoendoscopia, combinada con punción aspirativa con aguja fina (PAAF) para determinación de citología y marcadores tumorales, suele ser diagnóstica. Otros procedimientos son excepcionalmente utilizados son:

- La angiografía que muestra una hipervascularización y que puede ser útil en raros casos de hemorragia.
- La pancreatografía retrograda endoscópica, es un método invasivo
- La colangiopancreatografia por resonancia magnética que permite ver la relación del quiste con los conductos pancreáticos. Suelen tener aspecto abollonado y fino de la pared externa y de los septos del quiste, vesículas como panel de abejas y cuando estas cavidades no son iguales las más grandes se ubican en la parte periférica del quiste, la baja viscosidad acuosa del líquido de los quistes, que puede apreciarse

por resonancia magnética, detalles que permiten hacer el diagnostico presuntivo de seroso.

- La biopsia por punción no es recomendable como método de rutina por no ser representativa de la totalidad del quiste y estaría indicada en caso de duda diagnóstica y paciente considerado no apto para la cirugía. En estos casos el estudio del líquido del quiste puede ser útil.

Tratamiento: puede ser conservador y quirúrgico.

- Tratamiento quirúrgico: La resección del cistoadenoma seroso generalmente se lleva a cabo cuando:
    - En los quistes considerados como indeterminados y los sólidos
    - Presente síntomas
    - Tumores de gran tamaño
    - Imposibilidad de diagnóstico diferencial con otras formas tumorales.
- Tratamiento conservador: en los que se pudo establecer el diagnóstico de quiste seroso asintomático y en tumores de pequeño tamaño (< 4 cm.) que precisan controles por imágenes anualmente.

La expectativa de vida es importante para no someter a tratamiento quirúrgico a personas añosas con morbilidades. En la práctica no se tiene en consideración la posibilidad de degeneración neoplásica para operar a todos los quistes serosos, porque esta complicación es inferior al 1 %.

Algunos autores recomiendan la resección en todos los casos de tumores quísticos del páncreas, sin embargo, otros recomiendan un abordaje más selectivo. No obstante, ante el riesgo que sigan creciendo y produzcan complicaciones, hay quienes opinan, dada la seguridad de la cirugía en centros especializados de recomendar la resección en todos los casos serosos si las condiciones de los pacientes lo permiten. El objetivo de la cirugía es la resección de todo el quiste preservando en todo lo posible el tejido glandular. En algunos casos la enucleación es posible en quistes benignos y capsulados. Siendo la ubicación de los quistes serosos más frecuentemente en cuerpo y cola la operación más realizada es la pancreatectomía izquierda, caudal o corporocaudal por abordaje abierto o por via laparoscópica.

Tseng detecta un crecimiento tumoral durante el seguimiento de los pacientes diagnosticados de CAS: En las lesiones >4cm (alrededor de 2 cm/año); en las lesiones pequeñas (0.12 cm /año); por lo que propone la resección en los pacientes asintomáticos con tumores >4cm, basándose en que el mayor crecimiento de éstos conlleva un mayor riesgo de presentar síntomas a corto plazo y se requiera una cirugía cada vez mas extensa.

En los casos de cistoadenomas serosos gigantes el tratamiento generalmente es la resección quirúrgica, ya en estos casos los tumores suelen comprimir algunas estructuras como el duodeno, vías biliares, o el conducto pancreático produciendo síntomas. En la actualidad el problema con los CAS gigantes de páncreas radica en la dificultad para la resección porque, aunque son tumores benignos pueden infiltrar en algunos casos otras estructuras lo que dificulta muchas veces su resección, además al producir una neovascularizacion importante no solo del área tumoral si no de las estructuras contiguas hacen más laboriosa la cirugía.

BIBLIOGRAFIA

1. Fernández JA. Tumores quísticos del páncreas: revisión de la literatura. Cir Esp. 2003; 73: 297-308
2. Lewandrowsky K, Warshaw A, Compton C. Macrocystic serous cystoadenoma of the pancreas: a morphologic variant differing from microcystic adenoma. Hum Pathol. 1992; 23: 871-5
3. Huh JR, Chi JG, Jung KC. Macrocystic serous cystadenoma of the pancreas. J Korean Med Sci. 1994; 1: 78-85
4. Jin YM, Yim H, Choi IJ. Pancreatic serous cystadenoma mimicking pseudocyst. Yonsei Med J. 1997; 1: 63-65
5. Gouhiri M, Soyer P, Barbagelatta M, Rymer R. Macrocystic serous cystadenoma of the pancreas: T and endosonographic features. Abdom Imaging. 1999; 24: 72-74

6. Fujiwara H, Aiki T, Fukuoka K, Mitsutsuji M, Yamamoto M, Kuroda Y. Macrocystic serous cystadenoma o the pancreas. J Hepatobiliary Pancreat Surg. 2000; 7: 92-96
7. Sperti C, Pasquali C, Perasole A, Liessi G, Pedrazzoli S. Macrocystic serous cystadenoma of the pancreas. Clinicopathological features in seven cases. Int J Pancreatol. 2000; 28: 1-7
8. Chatelain D, Hammel P, O'Toole D, Terris B, Vilgrain V, Palazzo L, et al. Macrocystic form of serous pancreatic cystadenoma. Am J Gastroenterol. 2002; 97: 2566-71
9. Ayadi-Kaddour A, Goutallier-Ben Fadhel C, Rezgui L, Lahmar-Boufaroua A, Khalfallah MT, Mzabi-Ragaya S. Unilocular macrocystic serous cystadenoma of the pancreas: a morphologic variant to be known. Ann Chirug. 2003; 128: 177-179
10. Bassi C, Salvia R, Molinari E, Biasutt.i, Falconi M, Pederzoli P. consecutive cases of pancreatic serous cystadenoma: wait for symptoms and see at imaging or viceversa? World J Surg. 2003; 27: 319-323
11. Hodgkinson D. Pancreatic cystadenoma. Arch Surg 1988; 1113: 512-514.
12. Becker W, Welsh R, Pratt H. Cystadenoma and cystadedenocarcinoma of the pancreas. Ann Surg 1985; 161: 845-863.
13. Rob C, Smith R. Atlas de Cirugía General. España: Salvat Editores. 1996: 381-389.
14. Plauchu M, Guillemin G. Cystadenomes Dy páncreas, mise au point a propos de dev observations. Medicine Lyon 1981; 20:1145-1160.
15. Didolkar M, Malhotra Y. Cystadenoma of the pancreas. Surg Gynecol Obstet 1990; 140: 925- 928.
16. Gutiérrez Calvo A, Fernández Blanco I. Cistoadenoma mucinoso de páncreas. Rev Quir Esp 1992; 15: 203-207.
17. Echerique Elizondo M. Cistoadenoma del páncreas: Aportación de tres nuevos casos. Rev Esp Enf Ap Digest 1994; 75: 593-596.
18. Compagno J, Oertel J. Micinous oystic neoplasm of the pancreas with overt and latent malignancy (cystade-nocarcinoma and cystadennoma):

A clinic pathological study of 41 cases. Amer J Clin Path 1991; 69: 573-575.

19. Pinson C, Munson J, Deveney C. Endoscopic retrograde cholangiopancreatography in the preoperative diagnosis of pancreatic neoplasms associated with cysts. Am J Surg 1990; 159: 510-513.
20. Ohschio G, Suwa H, Kawaguchi Y et al. Differential expression of human spasmolytic polypeptide (trefoll factor family2) in pancreatic carcinomas, ampullary carcinomas, and mucin-producing tumors of the pancreas. Dig Dis Sci 2000; 45: 659-664.
21. Kaneto H, Endo T, Ozeki I, Itoh H, Sasaki S, Mukaiya M, et al. Macrocystic serous cystadenoma of the pancreas: importance of co-existent tiny cysts depicted by EUS. J Gastroenterol 2000; 35: 472-475.
22. Lewandrowski K, Warshaw A, Compton C. Macrocystic serous cystadenoma of the pancreas. Human Pathol 1992; 23:871-875.
23. Khurana B, Mortelé KJ, Glickman J, Silverman SG, Ros PR. Macrocystic serous adenoma of the pancreas: radiologic-pathologic correlation. Am J Radiol 2003; 181: 119-123.
24. Levy MJ. Pancreatic cysts. Gastrointest Endosc 2009; 69: 110-116.
25. Kim SY, Lee JM, Kim SH, Shin KS, Kim YJ, An SK, et al. Macrocystic neoplasms of the pancreas: CT differentiation of serous oligocystic adenoma from mucinous cystadenoma and intraductal papillary mucinous tumor. AJR Am J Roentgenol 2006; 187: 1192-1198.
26. Chatelain D, Hammel P, O'Toole D, Terris B, Vilgrain V, Palazzo L, et al. Macrocystic form of serous pancreatic cystadenoma. Am J Gastroenterol 2002; 97: 2566-2571.
27. O'Toole D, Palazzo L, Hammel P, Yaghlene LB, Couvelard A, FelceDachez M, et al. Macrocystic pancreatic cystadenoma: the role of EUS and cyst fluid analysis in distinguishing mucinous and serous lesions. Gastrointest Endosc 2004; 59: 823-829.
28. Brugge WR. The use of EUS to diagnose cystic neoplasms of the pancreas. Gastrointest Endosc 2009; 69(2 suppl): S203-209.

29. Pitman MB, Lewandrowski K, Shen J, Sahani D, Brugge W, Fernández del Castillo C. Pancreatic cysts: preoperative diagnosis and clinical management. Cancer Cytopathol 2010; 118: 1-13.
30. Lai EC, Lau WY. Diagnosis and management strategy for cystic neoplasm of the pancreas. Int J Surg 2009; 7:7-11.
31. Brugge WR, Lauwers GY, Sahani D, Fernandez-del Castillo C, Warshaw AL. Cystic neoplasms of the pancreas. N Engl J Med 2004; 351:1218-1226.
32. Goh BK, Tan YM, Yap WM, Cheow PC, Chow PK, Chung YF, et al. Pancreatic serous oligocystic adenomas: clinicopathologic features and a comparison with serous microcystic adenomas and mucinous cystic neoplasms. World J Surg 2006; 30: 1553-1559.
33. Warshaw AL, Compton CC, Lewandrowski K, Cardenosa G, Mueller PR. Cystic tumors of the pancreas. New clinical, radiologic and pathologic observations in 67 patients. Ann Surg 1990; 212: 432-443.
34. Kim HJ, Lee DH, Ko YT, Lim JW, Kim HC, Kim KW. CT of serous cystadenoma of the pancreas and mimicking masses. Am J Radiol 2008; 190: 406-412.
35. Bassi C, Salvia R, Molinari E, Biasutti C, Falconi M, and Pederzoli P. Management of 100 consecutive cases of pancreatic serous cystoadenoma: wait for symptoms and see at imaging or viceversa? World J Surg 2003; 27: 319-23.
36. George DH, Murphy F, Michalsky R. Serous cystoadenocarcinomas of the pancreas: a new entity? Am J Surg Pathol 1989; 13: 61-66.
37. Balcom IV JH, Fernández-del Castillo C, Warshaw Al. Cystic lesions in the pancreas: When to watch, when to resect. Curr Gastroenterol Rep 2000; 2: 152-8.
38. Sheehan M, Latona C, Aranha G, Pickleman J. The increasing problem of unusual pancreatic tumors. Arch Surg 2000; 135: 644-50.

39. Box GJ, Douglas HO. Management of cystic neoplasms of the pancreas. Am Surg 2000; 66: 495- 501

2.2. CISTADENOMA MUCINOSO (CAM)

Las neoplasias quísticas mucinosas se caracterizan esencialmente por tener un epitelio productor de mucina, un estroma ovárico y potencialmente ser malignos. Los primeros en diferenciar el epitelio de los serosos fue Compagno y Oertel en 1978 y muchos años después se estableció como requisito el de tener estroma de tipo ovárico (Consenso de Sendai). (Fig. 1)

Son más frecuentes que los serosos. Suponen entre un 10 y un 45% de las neoplasias quísticas del páncreas y afectan mayoritariamente a mujeres alrededor de los 50 años. Constituyen el 75% del total de los TQP. Se han observado factores relacionados con la génesis tumoral, como el consumo de tabaco y las nitrosaminas.

El tamaño puede variar en un rango de 2 a 26 cm. Ubicándose los dos tercios de los casos en cuerpo y cola (72-80%)

Origen: El origen de estos tumores estaría relacionado a los conductos pancreáticos. Compagno observa células argirófilas que sugieren el probable origen en conductos mayores o desde el epitelio intestinal. Genéticamente los mucinosos son diferentes a los serosos. Se ha encontrado alteración en los genes supresores (p16INK4a, p53 y DPC4) en los mucinosos y ninguna en los serosos. Otras hipótesis hablan de tejido ovárico ectópico en páncreas o la acción de hormonas femeninas sobre el mesénquima endodérmico del páncreas.

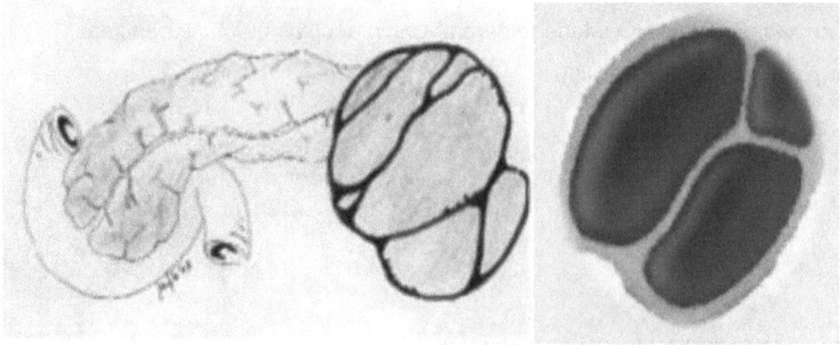

Figura 1: *Tumor mucinoso quístico. Quiste encapsulado dominante redondeado u oval, de entre 6 y 11cm, con bordes bien definidos y superficie lisa. Multiloculares, compuestos por varios quistes (normalmente menos de 6 de más de 2 cm de diámetro cada uno) rellenos de mucina.*

Asociación con otras neoplasias: La asociación de quistes mucinosos con otras neoplasias extrapancreáticas como antecedentes, especialmente de mama, ha sido señalado en cifras que no superan el 10 % y más raramente de neoplasias pancreáticas especialmente neuroendocrinas. No hay una explicación de esta asociación es verdadera o simple coincidencia.

Anatomía Patológica: Los CAM se originan a partir de las células epiteliales de los conductos pancreáticos. Histológicamente son tumores recubiertos por un epitelio. Los cistoadenomas mucinosos se consideran premalignos de ahí la necesidad de resección ante la sospecha diagnóstica de NQMP.

Los tumores quísticos mucinosos pueden ser benignos, bordeline o malignos. Los bordeline tienen displasia moderada. Los malignos (7 al 30 %) pueden ser: no invasivos cuando la degeneración neoplásica o displasia de alto grado es intracapsular o invasivos cuando el tumor invade la cápsula o estructuras vecinas.

<u>Los cistoadenomas mucinosos benignos</u>: presentan cavidades medianas o grandes, uniloculares o multiloculares. El líquido de los quistes es de alta viscosidad, semejante a clara de huevo. No tienen comunicación con los conductos pancreáticos.

La capa de epitelio que lo recubre es cilíndrica con células de tipo caliciforme, PAS positivo diastasa resistente. Puede haber zonas desnudadas de epitelio y podría llegar al 40 %. Detalle importante para no confundirlos con los seudoquistes. Es importante el estudio completo del quiste para detectar zonas de displasia, establecer su grado y si la neoplasia es invasiva o no.

Los cistoadenomas mucinosos malignos: generalmente son de tipo mucinoso, pero pueden ser anaplásicos o tener células gigantes tipo osteoclástico.

El estroma componente de la cápsula del quiste tiene células en forma de huso (spindle) que recuerda a lo observado en cistoadenomas ováricos. Por acción hormonal la luteinización llevaría células de tipo epiteliode. Técnicas especiales de inmunohistoquímica muestran receptores para estrógenos (20 a 60 %), progesterona (40 a 100 %) y gonadotrofina coriónica humana (60 %). En tumores mucinosos de gran tamaño el estroma puede estar reemplazado por fibrosis.

a. ***Macroscópicamente:*** generalmente se presentan con un quiste dominante y varios quistes más pequeños alrededor del llamado "quiste madre", con un rango de tamaño que va desde los 1,5 cm hasta los 36 cm y que la mayoría son multilobulares con paredes gruesas. Este tipo de neoplasia es raro que presente alguna comunicación con el sistema de conductos pancreáticos y, cuando se presenta, sugiere un proceso maligno. (Fig. 2). Están rellenos de mucina, aunque en algunos casos puede verse en su interior componente hemorrágico. Suelen presentar dentro septos y proyecciones papilares, observándose ocasionalmente calcificaciones periféricas a modo de cáscara de huevo. Su superficie está tapizada por una monocapa de células epiteliales columnares productoras de mucina que se disponen sobre un estroma ovárico. Este estroma ovárico posee receptores de progesterona y estrógenos en el 61,8% de los casos. Además, estos tumores también marcan en la inmunohistoquímica para la gonadotropina coriónica humana.

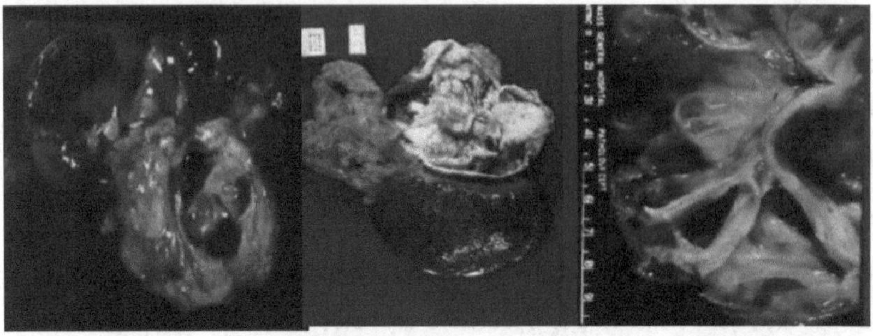

Figura 2: Aspecto macroscópico de un quiste mucinoso macroquístico de cuerpo pancreático.

Contienen un epitelio de una sola capa de células columnares productoras de mucina, la cual puede demostrarse con tinciones especiales para moco como elazul alcián o el PAS-diastasa. Las células columnares también se expresan con tinciones inmunohistoquímicas CEA y serotonina. Este epitelio suele denudarse de forma continua o discontinua, lo que puede interferir en un correcto diagnóstico de la lesión.

b. ***Microscópicamente:*** Es muy importante un examen histológico detallado, con inclusión completa de la lesión, para poder identificar displasia epitelial, graduarla y descartar cualquier foco invasivo que cambiaría completamente el pronóstico y el tipo de seguimiento que debe ofrecerse al paciente. La presencia de estroma ovárica subyacente al epitelio es un requisito para el diagnóstico de la NQM. Raramente comunican con el ducto pancreático (6,8%). (Fig. 3). Microscópicamente, podemos observar quistes revestidos por un epitelio cilíndrico productor de moco. En este epitelio, podemos observar distintos grados de atipia arquitectural y citológica y puede tener una proliferación papilar. Estos quistes están rodeados de un estroma (estroma que nos recordará al estroma ovárico ya que poseen receptores para estrógenos, progesterona, inhibina o vimentina)

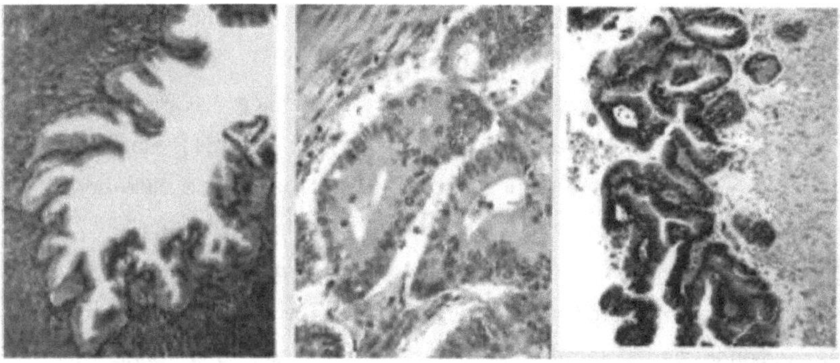

Figura 3: *histológicamente la superficie esta tapizada por una monocapa de células epiteliales columnares productoras de mucina que se dispone sobre un estroma ovárico que posee receptores de progesterona y estrógenos*

Presentación clínica: Alrededor de un 30 % son asintomáticos o incidentales. El síntoma más frecuente es el dolor abdominal pudiendo tener las características de una pancreatitis aguda (10 a 20%) debiéndose hacer el diagnóstico diferencial con los pseudoquistes. También pueden asociarse otros síntomas como distensión abdominal, y derivados del efecto masa (ictericia), junto a pérdida de peso, saciedad precoz y náuseas o vómitos; también pueden diagnosticarse de forma incidental al llevar a cabo el método de imagen por otra enfermedad. Otros síntomas menos frecuentes pueden ser esteatorrea, diabetes, dolor dorsal, etc.

La ictericia, la hemorragia digestiva alta o la oclusión intestinal son manifestaciones poco frecuentes del cistoadenocarcinoma

En pacientes embarazadas portadoras de quistes mucinosos se ha observado un aumento del tamaño atribuido a la influencia hormonal.

El dato más relevante al examen físico suele ser una masa abdominal palpable.

Pruebas Diagnósticas: El diagnóstico preoperatorio de las NQMP se inicia habitualmente con una ecografía, pero el pilar principal es la TC helicoidal si bien también se emplean otros medios para intentar llegar a un diagnóstico de certeza y diferenciarlos de otras posibles afecciones con las que podrían confundirse, principalmente los seudoquistes pancreáticos, aunque en estos pacientes suele existir un antecedente de pancreatitis. Pueden ser de utilidad la ecoendoscopia, la colangiopancreatografía endoscópica (CPRE), la colangioresonancia, la tomografía por emisión de positrones (PET) y la PAAF guiada por TC, aunque hay que tener en cuenta que cada uno de ellos tiene sus ventajas e incovenientes.

- *Ecografía abdominal*: se caracteriza por una masa quística bien circunscrita en el cuerpo y cola de páncreas en el 70% de los casos. Dependiendo de su tamaño y composición pueden tener contornos irregulares en su pared, tabiques, nódulos murales y calcificaciones. (Fig. 4)
  - Masa pancreática quística redondeada/ovalada, bien circunscrita.
  - Quistes más grandes y menor número.
  - Contenido con ecos finos
  - En función de su tamaño y composición, la lesión puede tener contorno irregular de su pared, septos, nodularidad mural y calcificaciones.

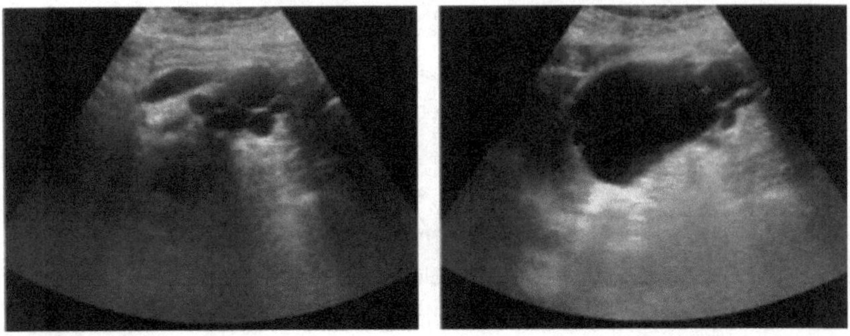

Figura 4: *Tumor mucinoso quístico. Ecografía. Gran masa pancreática situada en cabeza, compuesta por una gran lesión anecoica y otras pequeñas lesiones anecoicas adyacentes, separadas por estructuras hiperecogénicas, sugerentes de gran lesión quística con pequeños quistes periféricos separadas por elementos fibrosos.*

- En la TC los tumores mucinosos se presentan como una lesión macroquística, formada por quistes > 2cm rellenos de mucina y con septos en su interior (Fig. 5, 6, 7) con calcificaciones periquísticas y, en ocasiones, con un componente sólido intraquístico. Habitualmente multilocular, no suele tener más de 6 quistes y no comunica con el conducto pancreático localizadas en el cuerpo o la cola del páncreas. Puede presentarse como un único macroquiste con proyecciones papilares y calcificaciones periféricas en "cáscara de huevo", muy específicas y altamente indicativas de malignidad. Las lesiones malignas suelen ser de mayor tamaño, y se pueden apreciar bordes calcificados. Hay que hacer diferenciación entre tumor benigno y maligno, sólo se obtendrá con seguridad con el examen histológico de la pieza, tras su resección quirúrgica. Actualmente es la prueba de elección junto a la RM ya que valoran estado de la pared externa y de los septos. Generalmente estos tienen igual grosor. Se debe ver si existen irregularidades y o nódulos parietales. La invasión de órganos vecinos o estructuras vasculares vecinas son signos evidentes de malignidad.

Las neoplasias quísticas mucinosas se evidencian como lesiones hipodensas rodeadas de parénquima pancreático. Los quistes, usualmente, tienen una forma redonda. La lesión, generalmente, se aprecia bien circunscrita y con morfología blanda. Pueden observarse, además, calcificaciones curvilíneas en la periferia de la lesión o en su interior. Después de la infusión de contraste, pueden observarse tabiques o quistes murales en la pared quística. La presencia de tabiques y calcificaciones, sugieren proceso maligno.

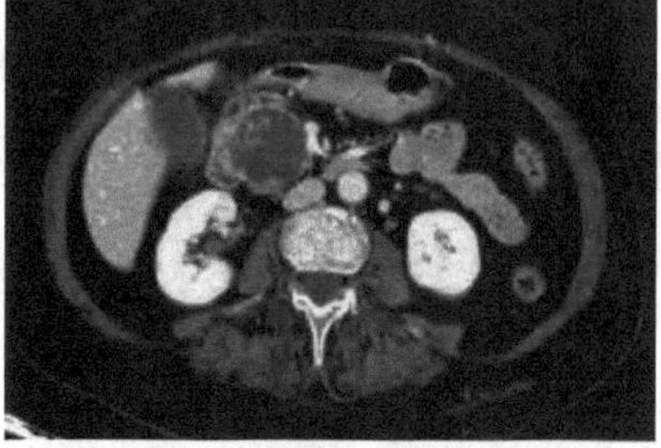

Figura 5: *Tomografía computarizada abdominal que muestra lesión macroquística, con septos en su interior, localizada en cabeza pancreática, correspondiente a un cistadenoma mucinoso.*

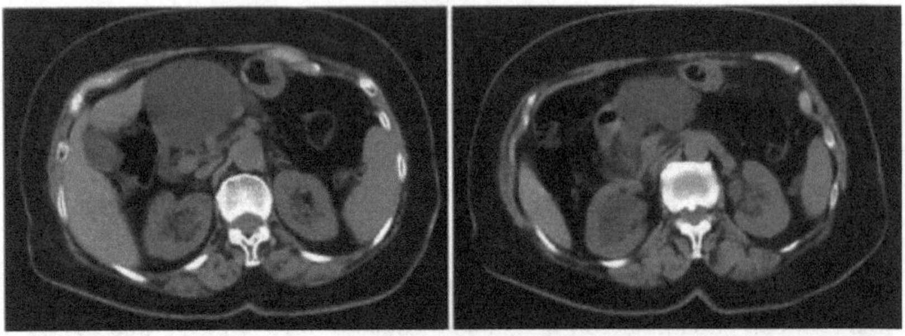

Figura 6: *Tumor mucinoso quístico. TC abdominopélvico sin contraste iv. Gran masa pancreática situada en cabeza, de morfología redondeada, compuesta por una gran lesión densidad líquido y otras pequeñas lesiones adyacentes de similares características, separadas por estructuras hiperecogénicas, sugerentes de gran lesión quística con pequeños quistes periféricos separadas por elementos fibrosos.*

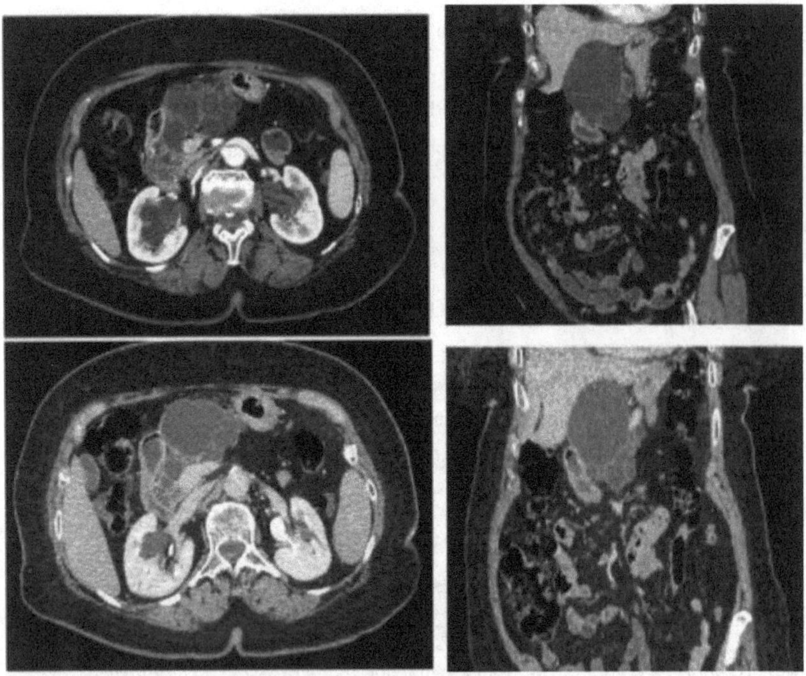

Figura 7: *Tumor mucinoso quístico. TC abdominopélvico en fases portal (superiores) y tardía (inferiores). Con la administración de CIV la lesión descrita en la figura 8 experimenta realce de sus componentes fibrosos internos y de la cápsula periférica. No comunica con conducto de Wirsung*

- *Resonancia magnética RMN:* tiene alta sensibilidad y especificidad. El líquido quístico presenta alta densidad en T2, es decir imagen hiperintensa, con diferentes grados de intensidad en T1 por el contenido proteico que contiene la mucina. Las imágenes con contraste de galodinio, evidencia una pared quística con tabiques y nódulos. Puede haber calcificaciones que si son visibles en T1 y T2 son hipointensas. La presencia de tabiques, clacificaciones, multiples lobulos y proyecciones papilares, se suele asociar frecuentemente con un proceso maligno (Fig.8)

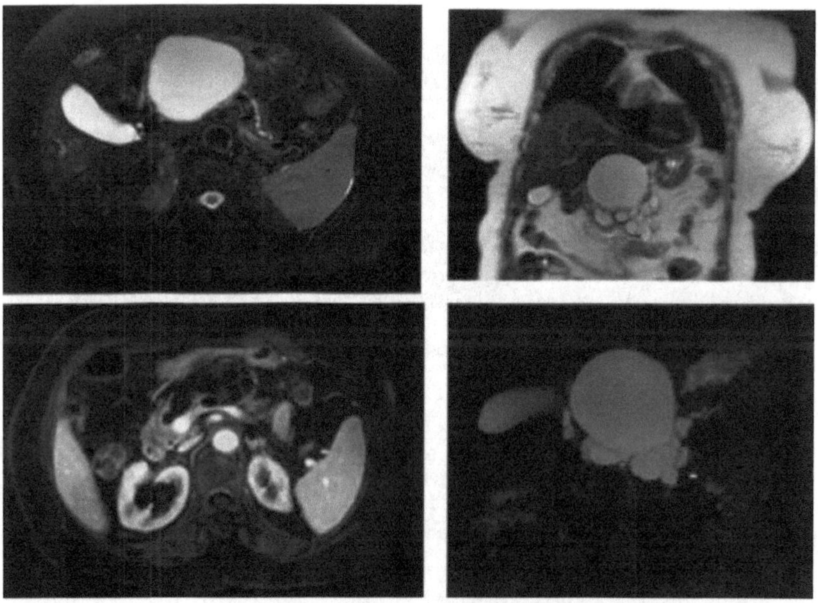

Figura 8: *Tumor mucinoso quístico. Gran lesión quística con pequeños quistes periféricos separados por elementos fibrosos, hiperintensa en secuencias T2 FSE fatsat y T2 SS, separadas por estructuras hipointensas. En secuencia LAVA la cápsula periférica experimenta realce. No comunica con conducto de Wirsung. ColangioRM corrobora hallazgos.*

- *CPRE:* es de gran utilidad para el diagnostico diferencial con los pseudoquistes, observándose la posible comunicación del conducto pancreático con el quiste, que sucede en el 65% de los pseudoquistes y con escasa frecuencia en el cistoadenoma quístico mucinoso.
- *ColengioRM:* supera a la CPRE en la valoración del numero de septos y nódulos del quiste, además de ser menos invasiva.

- *La ecoendoscopia y la ecolaparoscopia* son útiles en el diagnóstico de NQMP, principalmente para detectar tumores pequeños y nódulos sólidos en la pared quística. (Fig. 9)

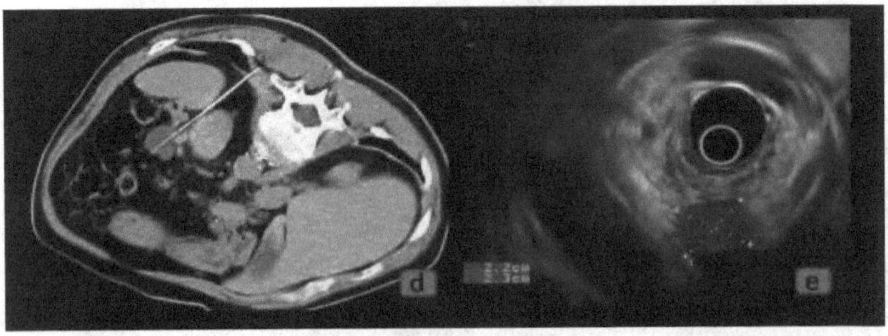

***Figura 9**: Imagen de ultrasonografía endoscópica en la que podemos ver la introducción de la aguja para tomar muestra del fluido del quiste.*

- *PAAF guiada por TC, ecografía o ecoendoscopia:* En un intento de obtener un diagnóstico preoperatorio lo más aproximado posible. Esta prueba presenta un mayor rendimiento cuando se está ante un quiste uniloculado, pero, aunque tiene una alta especificidad, globalmente presenta una baja sensibilidad. Además, existe riesgo de diseminación tumoral a lo largo del trayecto de la punción, por lo que muchos autores lo desaconsejan ante los métodos de diagnóstico por imagen disponibles en la actualidad.

  Comprende la evaluación de la viscosidad, de la citología y la medición de los niveles de amilasa y marcadores tumorales, en concreto antígeno carcinoembrionario (CEA). Los niveles elevados de CEA indican una lesión neoplásica mucinosa, sin determinar si es benigna o maligna; los niveles bajos de CEA sugieren cistoadenomas serosos o pseudoquistes. Los niveles altos de amilasa, se asocian a los pseudoquistes, y los niveles bajos se asocian a neoplasias quísticas mucinosas

- *El líquido intraquístico en las NQMP* presenta valores bajos de enzimas pancreáticas, contenido mucinoso y valores variables de marcadores tumorales (el más usado es el CEA, aunque también se usan otros: Ca 199, Ca 72.4 y Ca 15.3). Otros posibles hallazgos serían: AFP, mucina, antígenos M1 de mucina gástrica, amilasa, citometría de flujo del ADN, actividad de la telomerasa y viscosidad del contenido, una alta viscosidad, así como poliploidía en las células y positividad del K-ras en las neoplasias malignas.

  Recientemente se describió el empleo de la biopsia pancreática endoscópica con los mismos fines.

PAAF	Mucinoso
Aspecto	Cristalino
Fluidez	Filante
Mucina	Si
Glucosa (50 mg/dl)	Muy bajo
Amilasa	Normal - alta
CEA (192 ng/ml)	Alta
Riesgo malignidad	Mod-alto

- Las técnicas radioisotópicas carecen de valor en éste tipo de tumoraciones pancreáticas.

- La angiografía es empleada y demuestra la hipervascularización de estas lesiones, su empleo actualmente no está indicado, pero en situaciones excepcionales en los que la valoración de la estructura vascular puede ser necesaria como táctica previa al tratamiento quirúrgico se utiliza.

- Los análisis de laboratorio no suelen cursar con alteraciones importantes, pues puede aparecer una ligera elevación de las enzimas pancreáticas.

Aunque el diagnóstico preoperatorio de malignidad no puede establecerse con seguridad, algunos autores han demostrado que el tamaño es un predictor de malignidad. Allen propone un seguimiento radiológico de los pacientes asintomáticos con lesiones < 3cm sin componente sólido. Defienden que el riesgo de malignidad de estas lesiones es aproximadamente el mismo que el de mortalidad tras la resección (3%). Este aspecto es importante, ya que en pacientes con elevada comorbilidad o corta expectativa de vida podría aconsejarse una actitud conservadora.

El diagnóstico diferencial: más importante es el pseudoquiste pancreático, debe diferenciarse además del cistoadenoma seroso y de otras tumoraciones pancreáticas más raras que pueden presentar aspecto quístico, como el linfagioma, el tumor epitelial papilar, el linfoma pancreático, la enfermedad hidatídica, la afectación tuberculosa del páncreas y tumores neuroendocrinos pancreáticos con forma de presentación quística.

Tratamiento: El tratamiento de elección es la resección quirúrgica. Si el CAM es una lesión benigna que contiene una sola capa de células columnares mucinosas sin atipias se cura con la resección.

El tratamiento es quirúrgico dado que se trata de una lesión premaligna o maligna. Se incluyen todos los quistes mucinosos cualquiera sea su tamaño y los indeterminados en que no se pudo establecer el diagnóstico. La baja morbilidad y mortalidad de la cirugía ha contribuido a sentar esta conducta.

La técnica quirúrgica utilizada en la resección de CAM varía según la localización del tumor y su naturaleza; así, en los localizados en la cabeza se efectúa una duodenopancreatectomía cefálica, y en los localizados en el cuerpo y la cola, una pancreatectomía corporocaudal. En la mayoría de los pacientes puede preservarse el bazo, incluso aunque precisen sección de los vasos esplénicos. Cuando se efectúan por laparoscopia, los resultados son excelentes.

Algunos grupos de trabajo defienden la realización de una enucleación. La enucleación es la técnica de elección en las neoplasias quísticas benignas pequeñas, localizadas en cabeza o proceso uncinado. La resección del proceso uncinado y la pancreatectomía medial son técnicas alternativas para las localizaciones en uncinado y cuello de páncreas respectivamente; aunque actualmente se desaconseja esta técnica y se suele realizar para evitar una duodenopancreatectomía.

Con la ecografía intraoperatoria puede determinarse la relación entre la lesión y el ducto pancreático.

Neoplasia quística mucinosa proliferativa no invasiva (supone un 30%): está compuesta por varios grados de atipia, displasia, incluso carcinoma in situ, pero sin componente invasivo; puede considerarse una lesión curada tras la resección completa.

Los cistoadenocarcinomas mucinosos alrededor del 5%): tiene características comunes a los otros subgrupos, pero además presenta invasión del estroma subyacente, por lo que se considera un adenocarcinoma invasivo con un comportamiento agresivo similar al del carcinoma ductal de páncreas; deben tratarse de forma radical y agresiva. Los cistoadenocarcinomas mucinosos deben tratarse de forma radical y agresiva, ya que en el 65% de los casos es posible la resección curativa, aunque en ocasiones requiere la extirpación de órganos vecinos o el eje portomesentérico. Un tumor inicialmente irresecable en ocasiones puede resecarse tras combinar un tratamiento radioterápico. En estos tumores, la presencia de adenopatías infiltradas, que disminuyen la superviviencia, son menos frecuentes que en los adenocarcinomas pancreáticos. Por todo ello, el pronóstico tras la resección pancreática es significativamente mejor para los cistoadenocarcinomas mucinosos que para los adenocarcinomas de páncreas.

Evolución: En los quistes mucinosos benignos incluyendo los que tienen carcinoma no invasor, la supervivencia es del 100% a los 5 años. En estos pacientes no es necesario el seguimiento postoperatorio.

El seguimiento postoperatorio debe ser estricto ya que el pronóstico es variable y depende de la localización, tamaño, invasión y posibilidad de resección completa de estos tumores. La diferenciación entre los tres tipos histológicos es de gran importancia pronóstica, pues si la resección es el tratamiento de elección para las tres formas tumorales y en las dos primeras es curativa, pero en la tercera no, el pronóstico es mucho peor, con tasas de supervivencia a los cinco años del 50-72 %. Estas altas tasas de supervivencia se relacionan con el hecho de que la resección "potencialmente curativa" es posible casi en el 65 % de los pacientes, pues se trata de tumores de crecimiento expansivo y no infiltrativo, un 64 % de los pacientes no presentan afectación ganglionar. El pronóstico de las neoplasias mucinosas irresecables es tan pobre como la de los adenocarcinomas pancreáticos irresecables. La supervivencia parece estar relacionada con la citometría del ADN.

El control postoperatorio, como pauta general, es cada 6 meses dentro de los primeros dos años, para detectar recurrencia local o a distancia. En caso negativo los controles serán anuales.

BIBLIOGRAFÍA

1. Le Borgne J, De Calan L, Partensky C. Cystoadenomas and cystoadenocarcinomas of the pancreas. A multiinstitutional retrospective study of 398 cases. Ann Surg 1999; 230:152-61.
2. Horvath KD, Chabot JA. An aggressive resectional approach to cystic neoplasms of the pancreas. Am J Surg 1999; 178:269- 274.
3. Hashimoto L, Walsh RM, Vogt D, Henderson JM, Meyers J, Hermann R. Presentation and management of cystic neoplasms of the pancreas. J Gastroenterol Surg 1998; 2:504-8.
4. Eloubeidi MA, Hawes RH. Mucinous tumors of the exocrine pancreas. Cancer Control 2000; 7:445-51.
5. Rattner DW, Fernandez del Castillo C, Warshaw AI. Cystic pancreatic neoplasms. Ann Oncol 1999; 10:104-6.

6. Talamini MA, Pitt HA, Hroban RH, Boitnott JK, Coleman J,Cameron JL. Spectrum of cystic tumors of the pancreas. Am J Surg 1992; 163:117-24.
7. Borgne JL. Cystic tumours of the pancreas. Br J Surg 1998; 85: 577-9.
8. Sarr MG, Carpente HA, Prabhakar LP, et al. Clinical and pathologic correlation of 84 mucinous cystic neoplasms of the pancreas. Ann Surg 2000; 231:205-12.
9. Martin I, Hammond P, Scott J, Redhead D, Carte DC. Cystic tumours of the pancreas. Br J Surg 1998; 85:1484-6.
10. Box JC, Douglas HO. Management of cystic neoplasms of the pancreas. Am Surg 2000; 66:495- 501.
11. Sperti C, Pasquali Cl, Chierichetti F, Liessi G, Ferlin G Pedrazzoli S. Value of 18-fluorodeoxyglucose positron emission tomography in the management of patients with cystic tumors of the pancreas. Ann Surg 2001; 243:675-80.
12. Lewandrowski KB, Southern JF, Pins MR, Compton CC, Warshaw AL. Cyst fluid analysis in the differential diagnosis of pancreatic cysts. Ann Surg 1993; 217:41-7.
13. Schachter PP, Auni Y, Guirz G, Rosen A, Czerniak A. The impact of laparoscopy and laparoscopic ultrasound on the management of pancreatic cystic lesions. Arch Surg 2000; 153:260-264.
14. Talamini MA, Moesinger R, Yeo Ch J, et al. Cystadenomas of the pancreas. Is enucleation an adequate operation? Ann Surg 1998; 227:896-903.
15. Villavicencio R, Jiménez C, Bonini C, Sánchez N, Staffieri R, Brasca A, et al. Tumores quísticos del páncreas: diagnóstico y tratamiento a propósito de 24 casos. Rev Argent Radiol. 1994; 58:61.
16. Moyano L, Martínez C V, Franco C, Carreño T L, Smok G. Cáncer de páncreas. Rev Argent Radiol. 2004; 42(5):15.

17. Trapero A, Lavín I, Mundi JL, Fernández R, Cervilla E, López MA, et al. Cistoadenoma mucinoso de páncreas. A propósito de un caso. Rev Argent Radiol.2003;15:129.
18. López Alonso G. Seminario Patología Gastrointestinal. Rev Gastro.2004;25:59.
19. Reber HA. Páncreas. En: Schwartz SI. Principios de cirugía. 7ed. Vol. II. Barcelona: Mc GrowHill. Interamericana. 2000; pp: 156395.
20. Echenique Elizondo M, Amondaraín Arratíbel J, Lirón de Robles SC. Tumoraciones quísticas de páncreas: análisis de una serie. Kirurgia. 2004; (1):59.
21. Soria MT, Gutiérrez del Olmo A, García Asenjo JA, Mendoza ML, Carrión I. Papel de la USEPAAF en el diagnóstico de los tumores quísticos primarios de páncreas: presentación de cuatro casos. La Habana: Editorial Ciencias médicas 2004; pp:29-143.
22. Palomeque A, Ramia JM, Villar J, Mansilla A, Garrote D, Ferrón JA. Tumores quísticos mucinosos del páncreas. Cir Esp. 2004; 75(4):1968.
23. Jiménez RE, Fernández del Castillo C, Warshaw AL. Cystic tumors of the pancreas. En: Halzheimer RG, Mannick JA, eds. Surgical Tratment. Germany: W. Zuckschwerdt Verlog GMBH; 2001.

2.3 TERATOMA QUISTICO MUCINOSO DEL PANCREAS

Dentro de las lesiones quísticas pancreáticas, los teratomas quísticos maduros son un hallazgo extremadamente raro. El manejo de estas lesiones es desafiante, debido al inadecuado diagnóstico radiológico e histológico preoperatorio. El primer caso fue descrito en 1918 por Kerr, Judd publicó un caso en 1922 y desde entonces los quistes dermoides fueron incluidos en la clasificación de lesiones quísticas pancreáticas de Primrose

Origen: el teratoma quístico maduro también llamado quiste dermoide del pancreas, es una neoplasia benigna de células germinales extremadamente raro, se han descrito pocos casos en la literatura. Son neoplasias de células germinales benignas de crecimiento lento con aparicencia heterogénea y contine tejidos maduros derivados de las tres capas germi ales (ectodermo, endodermo y mesodermo), comúnmente los tejidos dominantes surgen habitualmente de la capa ectodérmica (por ejemplo, quistes dermoides que continene glándulas sebáceas y/o folículos pilosos).

Esta rara anomalía congénita se cree que se desarrolla a partir de la inclusión epitelial con persistencia de tejido embrionario y células pluripotentes en el parénquima pancreático.

La localización más común de los teratomas son las areas del ovario, testículos, mediastino anterior, retroperitoneo, coccígeo y presacro.

Los teratomas pancreáticos probablemente se originan a partir de células germinales aberrantes detenidas en la migración a las gónadas al principio de la vida embrionaria. Están compuestos de tejido derivado de cualquiera de las tres capas germinales y pueden producir una amplia variedad de estructuras con diferentes grados de diferenciación, incluyendo cabello, dientes, cartílago, hueso y apéndices dérmicos como folículos pilosos, glándulas sudoríparas y material sebáceo.

Aunque el teratoma pancreático es una posible lesión precancerosa, solo se ha informado un caso de transformación maligna en la literatura.

***Patogenia*:** Los teratomas generalmente ocurren a lo largo de la línea media del cuerpo, que es la ruta de migración de las células germinales durante la embriogénesis. Estas células germinales migratorias pueden "extraviarse" en el camino a sus órganos apropiados, lo que lleva al desarrollo de tumores más adelante en la vida. El páncreas es extremadamente raro como sitio primario. Como quistes verdaderos, los quistes dermoides suelen ser lesiones benignas bien diferenciadas. Los teratomas pancreáticos probablemente se originan a partir de células germinales aberrantes detenidas en la migración a las gónadas en etapas tempranas de la vida embrionaria. Están compuestos por tejido derivado de cualquiera de las tres capas germinales y pueden producir una amplia variedad de estructuras con diferentes grados de diferenciación, incluyendo cabello.

Clasificación: Los teratomas son neoplasias de origen de células germinales y se pueden clasificar en función de la presencia de elementos neuroectodérmicos inmaduros dentro del tumor, debido a su preponderancia hacia la diferenciación ectodérmica (piel y estructura anexial de la piel). Los teratomas son tumores que se componen de tejido derivado de las tres capas germinales. Se dividen en tres categorías:

- Maduros: (benignos) generalmente quísticos. El tipo maduro se puede clasificar además como sólido o quístico. Los teratomas quísticos maduros se conocen mejor como quistes dermoides, debido a su preponderancia hacia la diferenciación ectodérmica (piel y estructura anexial de la piel). Son lesiones quísticas congénitas bien diferenciadas, que se cree que surgen de la inclusión de piel en el momento embrionario del cierre del surco neural. Sin embargo, en la mayoría de los casos, se pueden identificar estructuras de otras capas germinales, como cartílago, hueso y tejido tiroideo. Por lo general, se localizan en los ovarios, pero también pueden ocurrir en la vía de migración de células ectodérmicas a lo largo de la línea media del cuerpo, como testículos, cráneo, cerebro, mediastino, epiplón, retroperitoneo, región sacrococcígea, cuello y vísceras abdominales; siendo el sitio más raro de presentación el páncreas.
- Inmaduros. (malignos) generalmente sólidos. Son tumores raros que se diferencian de los teratomas benignos en que el tejido que los compone se asemeja al observado en el feto o el embrión (incluido el neuroepitelio inmaduro) en lugar del observado en el adulto.
- Monodérmicos o altamente especializados. Son un grupo raro de tumores, siendo los más comunes el struma ovarii y el carcinoide de ovario

Epidemiología: Los teratomas quísticos del páncreas se han descrito principalmente en pacientes jóvenes y edad media, sin preferencia por el sexo.

El páncreas es el sitio más raro de presentación de los quistes dermoides. En el páncreas la localización anatómica predominante es en cuerpo, aunque las lesiones pueden surgir en cualquier parte del páncreas. El tamaño medio de los tumores es de 8 cm, con rango entre 2 - 25 cm. La localización es en cuerpo (35%), cabeza (33%), cola (15%), cuerpo/cola (9%) y proceso uncinado (7%).

Anatomía patológica: presentan generalmente como masas grandes (8-12 cm)

- Macroscópicamente se definen como masa quística encapsulada por una pared delgada, puede contener micronodulaciones; su contenido es pastoso de color amarillo pálido, de aspecto caseoso, como en este caso. Rara vez puede ser ligero y seroso y a veces puede contener otros elementos, como dientes, cabello, hueso, cartílago y apéndices de la piel. (Fig. 1 y 2). Presenta una pared de quiste membranosa con una superficie exterior irregular, de color canela rojizo y una superficie interior escamosa de color blanco perlado con restos queratinosos escamosos.

  El contenido quístico corresponde a la gran cantidad de queratina, a veces eliminada en formación laminada, posiblemente conteniendo secreción sebácea y hendiduras de colesterol

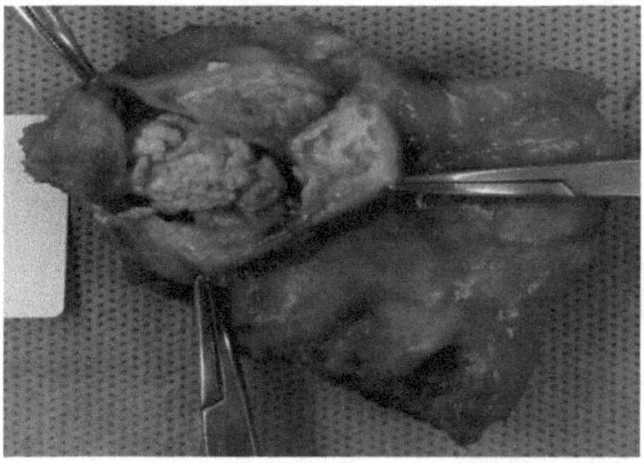

Figura 1: *Vista macroscópica del tumor. La muestra quirúrgica muestra que el quiste está lleno de material queratináceo y sebáceo finamente granular, de color blanco grisáceo.*

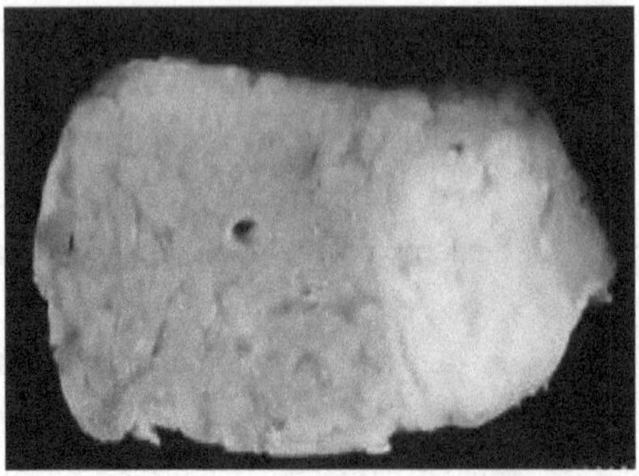

Figura 2: Vista macroscópica de la superficie cortada del tumor en el páncreas. El quiste está encapsulado por una pared delgada y lleno de material finamente granular, blanco

- *Microscópicamente*: contiene elementos diferenciados de una o más capas de células germinales (la pared quística, formada comúnmente por un epitelio escamoso estratificado con presencia de glándulas sebáceas, e inmediatamente adyacente, tejido linfoide que puede contener centros germinales. El quiste está revestido de epitelio escamoso estratificado con glándulas sebáceas en el estroma subyacente, rodeado de abundante infiltrado linfoide con centros germinales (Fig.3, 4, 5 y 6). No se identifica atipia celular, actividad mitótica ni invasión de estructuras circundantes. Las paredes quísticas de los teratomas quísticos maduros están revestidas por epitelio escamoso queratinizante estratificado, a menudo acompañado de epitelio columnar ciliado productor de mucina. Con frecuencia, existe la presencia de epitelio columnar ciliado productor de mucina. La cavidad del quiste contiene una combinación de elementos quísticos y sólidos, que incluyen cabello, dientes, calcio, cartílago y apéndices dérmicos como folículos pilosos, glándulas sudoríparas y material sebáceo.

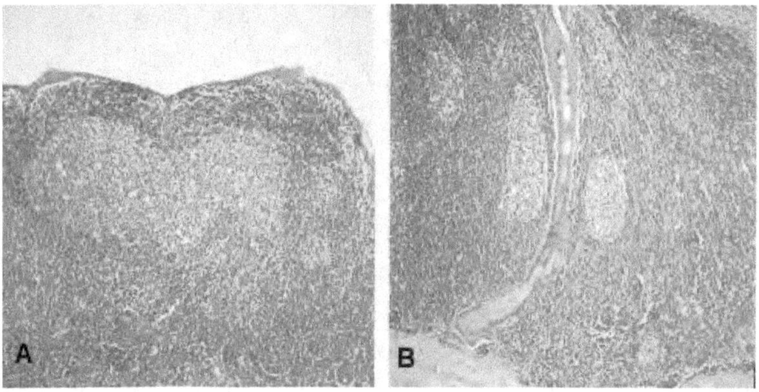

Figura 3: *Histología con tinción de hematoxilina y eosina (40x). El quiste dermoide aparece revestido por epitelio escamoso queratinizado con glándulas sebáceas e inmediatamente adyacente, una densa infiltración difusa de células linfoides que contiene folículos linfoides **(A)** y folículo piloso en la pared quística **(B).***

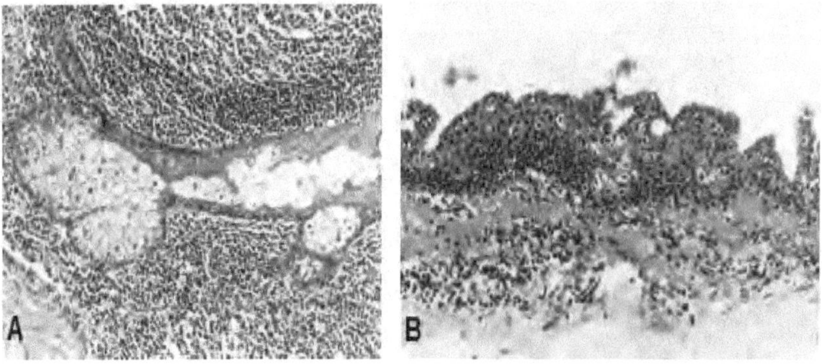

***Figura 4**: Visión microscópica de alta potencia. **A:** pared del quiste revestida por epitelio escamoso estratificado maduro, rodeado de tejido linfoide que contiene unos pocos centros germinales, acompañado de pequeñas glándulas sebáceas (H-E x200).*
B: la pared del quiste muestra varias capas de células escamoides en las que las células sebáceas maduras o lóbulos son evidentes en muchos lugares (H-E x200)

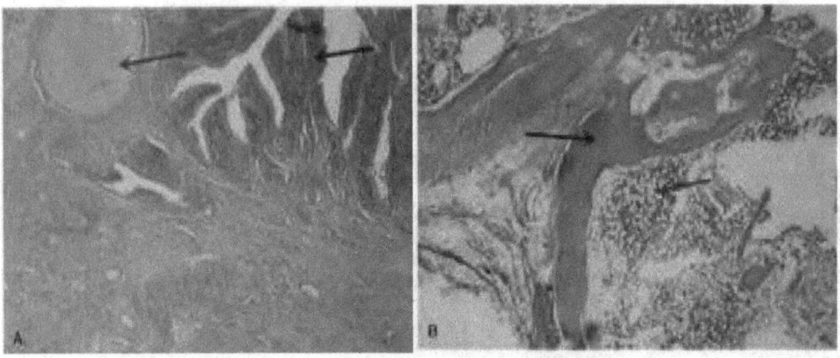

Figura 5: microscópicamente: A Epitelio cilíndrico ciliado pseudoestratificado (flecha negra) y cartílago bronquial (flecha azul). B Hueso (flecha negra) y hematopoyesis de la médula ósea (flecha azul)

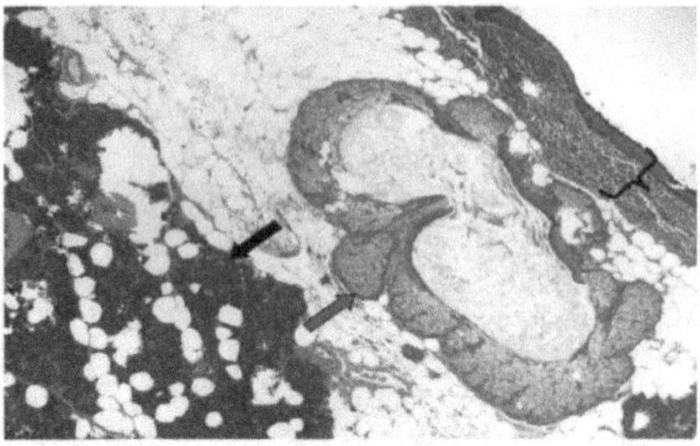

Figura 6: microscopicamente se demuestra epitelio escamoso estratificado con tejido linfoide subyacente (bracket) y glándulas sebáceas (flecha roja) adyacentes al parénquima pancreático (flecha negra).

Sintomatología clínica: pueden ser asintomáticos. Cuando dan síntomas cursa con sintomatología inespecífica como plenitud gástrica, dolor abdominal, dolor de espalda, nauseas, vómitos e indigestión; raramente ictericia. Los hallazgos más comunes del examen físico en todos los grupos de edad fueron una masa abdominal palpable y/o sensibilidad abdominal.

Diagnóstico: Los hallazgos en las exploraciones complementarias varían según los tejidos que lo componen. En las pruebas de imagen, no se conocen datos patognomónicos porque las características radiológicas dependen de las proporciones de sus diversos componentes. La presencia de niveles de grasa/líquido o cabello/líquido se considera patognomónica de quistes dermoides en otras localizaciones, pero su presencia en el páncreas ocurre solo en una minoría de casos. Las modalidades de imagen actuales son muy útiles para el diagnóstico preoperatorio de quistes pancreáticos, los hallazgos a veces no son concluyentes. En otros lugares, la combinación de grasa radiológicamente detectable, niveles de grasa-líquido y calcio se considera altamente sugestiva de teratomas maduros

- ***Los estudios de laboratorio:*** análisis de marcadores tumorales (CEA, CA19-9, alfafetoproteína y cromogranina-A) en el suero suelen ser normales
- ***Ecografía:*** Ecográficamente, el teratoma puede ser una masa heterogenea, predominantemente quística, sólida o compleja, sin septos, con bordes bien definidos e hiperecogenica. Como la ecogenicidad de la grasa se superpone a la de otros tipos de tejidos blandos, no es posible identificar de manera confiable la grasa sobre la base del patrón ecográfico solo. Los ecos focales de alta intensidad con sombreado acústico son característicos de las calcificaciones. (Fig. 7)

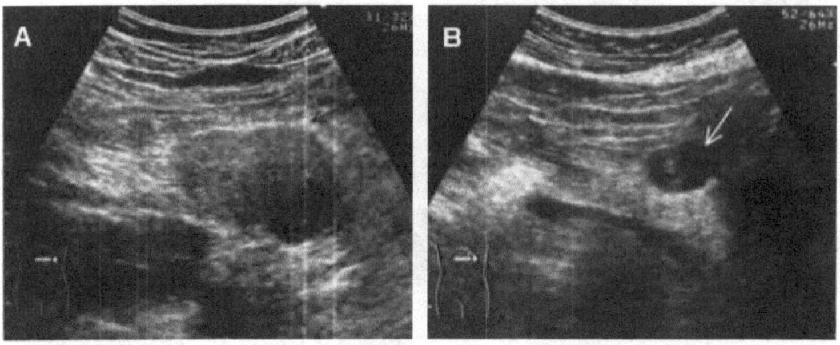

Figura 7: *imagen ecográfica que muestra:* ***A:*** *una masa hipoecogénica bien definida del cuerpo pancreático, que mide 5.9 x 4.1 x4.1 cm (flecha).* ***B:*** *una masa hipoecogénica bien definida (flecha), que mide 22 x 19 x 14 mm, en el cuerpo del páncreas.*

- ***Tomografía computarizada TC:*** muestra una masa de atenuación baja no homogénea y lobulada, hipoecogenica e hiperintensa por la presencia de tejido adiposo y calcificaciones. suelen ser lesiones redondeadas, bien delimitadas y extremadamente hipodensas. El material quístico puede tener una consistencia diferente según la proporción de los diversos elementos dentro de la pared, y todos los contenidos ectodérmicos pueden estar presentes o no en todos los pacientes. (Fig.8, 9 y 13)

  La tomografía computarizada es una técnica sensible para confirmar la presencia de calcificaciones o grasa dentro de una lesión y permite la identificación inequívoca de la grasa como tejido adiposo y la caracterización del líquido como sebo, seroso o complejo. La tomografía computarizada es superior a la ecografía en la caracterización y localización de teratomas. Las características que sugieren el diagnóstico de quiste dermoide son los límites claros de la masa quística uni o multilocular, con componentes sólidos en proporciones variables y áreas de densidad similar a la grasa o calcificaciones macroscópicas dentro de los componentes sólidos.

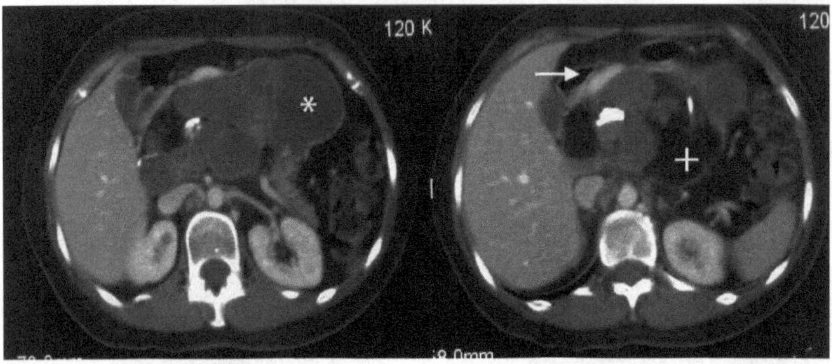

Figura 8: *TC: Lesión quística compleja en región cefálica y cuerpo de páncreas con áreas de densidad grasa (*) e hídrica (+). Desplazamiento anterior del confluente venoso mesentérico portal (flecha).*

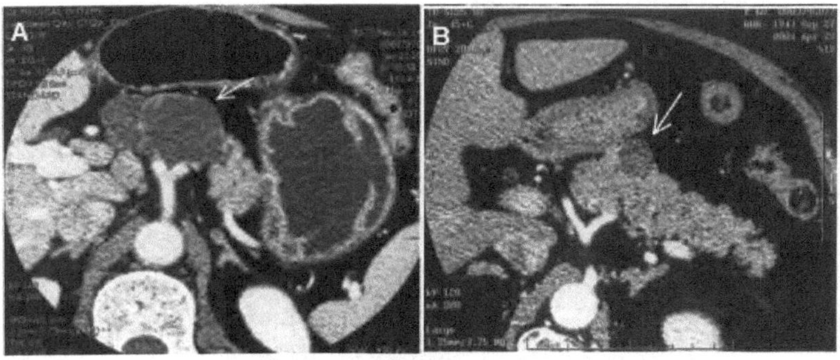

Figura 9: *Tomografía computarizado mejorado.* ***A:*** *Masa quística multilocular de baja atenuación que surge del cuerpo del páncreas y se extiende ventral y superiormente (flecha).* ***B:*** *Masa redonda de baja atenuación en el cuerpo del páncreas (flecha).*

- ***Colangioresonancia magnética CPRM:*** permite objetivar si existe comunicación o no de las lesiones quísticas con el conducto pancreático, en el caso de teratoma las lesiones quísticas no dependen ni se comunican con el conducto pancreático. Revela un contenido de líquido rico en proteínas en el lóculo grande de la masa quística. Las lesiones que contienen grasa suelen tener una alta intensidad de señal en las imágenes ponderadas en T1 y en las imágenes de EET ponderadas en T2 similares a las de la grasa subcutánea. La lesión pancreática presenta márgenes bien definidos, moderadamente hiperintensa en T2 y sin realce tras contraste paramagnético. La resonancia magnética puede proporcionar un diagnóstico histológico específico en la mayoría de los casos. (Fig 10, 11 y 13)

La apariencia de imagen es similar a los teratomas en otras partes del cuerpo dependiendo del tejido predominante. *Los niveles de líquido graso se consideran diagnósticos de teratoma*. La resonancia magnética muestra un contenido graso y permitió una mejor caracterización del contenido quístico, que rara vez es puramente líquido. Un hallazgo hiperdenso en las imágenes ponderadas en T1 y T2 es otro factor sugestivo de un teratoma pancreático. Es similar a la de los tejidos subcutáneos.

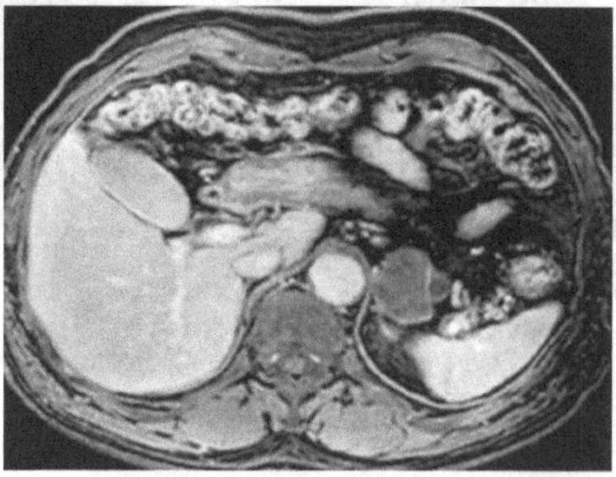

Figura 10: *Hallazgos por resonancia magnética de la masa pancreática. Las imágenes ponderadas en T2 con supresión de grasa muestran una masa quística biloculada en la cola del páncreas.*

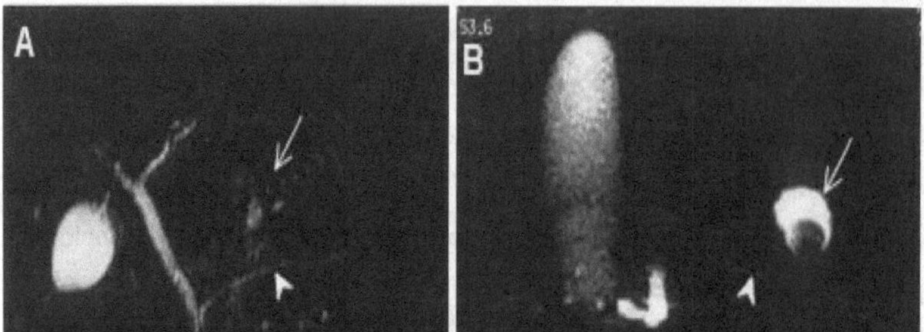

Fig. 11: *Colangiopancreatografía por resonancia magnética (CPRM).* ***A:*** *muestra una pequeña área de intensidad de agua (flecha) craneal al conducto pancreático principal (punta flecha).* ***B:*** *un defecto de llenado en la lesión quística (flecha) cerca del conducto pancreático principal (punta de flecha)*

- ***La ecoendoscopia (USE):*** la lesión es hipoecogénica, sin tabiques ni signos de infiltración vascular; la aspiración con aguja fina (PAAF) de la lesión para examen citológico, puede resultar inespecífica en la mayoría de los casos. La ecoendoscopia permite la obtención del líquido contenido mediante punción, la presencia elevada de marcadores tumorales CEA y CA 19.9 o contenido mucinoso orienta de premalignidad o malignidad tanto en el teratoma como en el resto de lesiones quísticas. Muestra una lesión hipoecoica con algunas áreas de hiperecogenicidad y sin flujo interno. No se suelen observar adenopatías definidas. (Fig 12)
- ***La aspiración con aguja fina (PAAF)*** recoge líquido de quiste que contiene material mucoide blanco con numerosas células escamosas benignas y maduras, restos de queratina y células inflamatorias. La citología de la PAAF demuestra ser un complemento diagnóstico en la evaluación preoperatoria de un paciente con quiste dermoide del páncreas.

  Ha demostrado ser una técnica segura y rentable para detectar masas pancreáticas, incluidos tumores sólidos, neoplasia quística, seudoquiste y cambio reactivo. Sin embargo, la PAAF no es concluyente para definir la naturaleza de las lesiones pancreáticas, especialmente en presencia de lesiones más grandes (>3 cm). Además, todavía existe controversia con respecto al riesgo de que la siembra del cáncer supere los beneficios potenciales de este método. En 1991, Markovsky publica el primer caso de teratoma de páncreas diagnosticado previa cirugía mediante punción aspiración con aguja fina (PAAF).

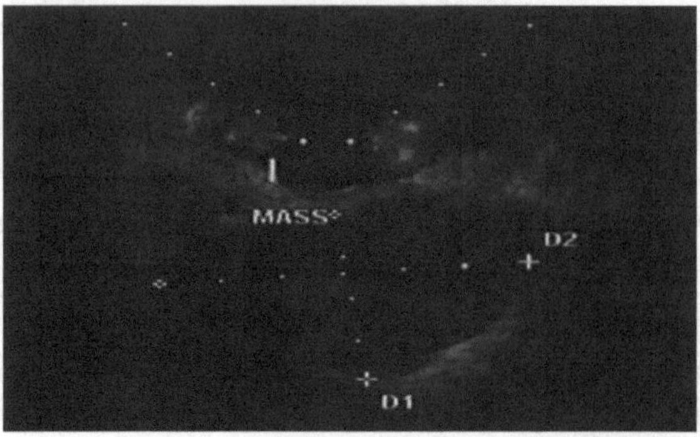

Fig 12: *EUS que muestra una lesión mayormente hipoecoica con algunas áreas de hiperecogenicidad en la parte anteriorde cuerpo de pancreas. No se observó adenopatía definida en el origen del eje celíaco o en cualquier área peripancreática.*

- **El examen citológico del líquido** muestra células columnares positivas para mucina. Los niveles de amilasa que se encuentran en las neoplasias quísticas serosas y mucinosas son bajos (<250 ng/mL)

  Entre los diversos antígenos del cáncer que se pueden evaluar en el líquido del quiste, se ha demostrado que el CEA es el más preciso para distinguir los quistes mucinosos de los no mucinosos. Las altas concentraciones de CEA (>192 ng/mL) dentro del líquido del quiste son típicas de las IPMN y las neoplasias quísticas mucinosas, mientras que el cistoadenoma seroso y los pseudoquistes generalmente se asocian con niveles muy bajos (<5 ng/mL) de este marcador tumoral. Sin embargo, existe una superposición considerable en las concentraciones de CEA en el líquido del quiste entre estas lesiones quísticas pancreáticas y, además, los niveles de CEA no permiten distinguir las neoplasias mucinosas benignas de las malignas.

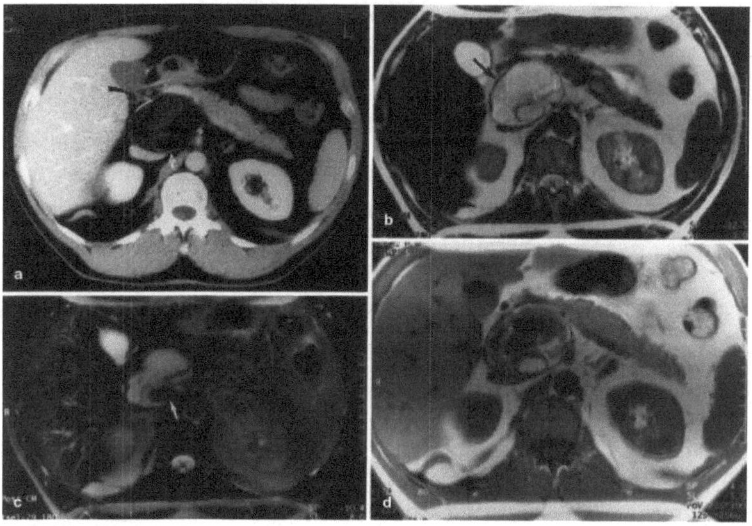

Fig. 13: *TC helicoidal y RM* ***a.*** *Gran masa hipodensa en la cabeza pancreática con grandes áreas de atenuación de grasa (flecha). La cápsula está parcialmente calcificada (flecha curva).* ***b.*** *RM ponderada en T2 demuestra una lesión encapsulada (flecha) muy hiperintensa en la cabeza pancreática.* ***c.*** *RM ponderadas en T2 saturadas de grasa muestran una pérdida de intensidad de señal de la parte dorsal del tumor (flecha) igual a la observada de grasa peripancreática, lo que es indicativo de la presencia de grasa macroscópica en la lesión.* ***d.*** *La imagen ponderada en T1 demuestra la inhomogeneidad de la lesión, que exhibe áreas de intensidad de señal iguales a grasa e iguales a tejidos blandos.*

Diagnostico diferencial: El diagnóstico diferencial y el manejo de las lesiones quísticas del páncreas es un desafío, principalmente debido a la difícil distinción entre las lesiones quísticas benignas más comunes y a las lesiones quísticas malignas. De hecho, los teratomas quísticos maduros pancreáticos deben diferenciarse de muchas lesiones quísticas diferentes:

- Tumores de grasa, como lipomas, liposarcomas y mielolipolos
- Quistes linfoepiteliales (LEC) y lesiones pancreáticas quísticas epidermoides revestidas por epitelio escamoso puede ser difícil, y estos son ligeramente más comunes que los teratomas quísticos. En particular, los LEC también son de forma redonda a ovoide y están llenos de material queratinoso y sebáceo, de modo que la diferenciación preoperatoria es bastante difícil radiológica o citológicamente.

- Neoplasias mucinosas como el cistadenoma mucinoso o el cistoadenocarcinoma mucinoso y el tumor pseudopapilar sólido (tumor de Frantz). las neoplasias mucinosas papilares intraductales (IPMN)
- Cistoadenoma seroso, las neoplasias sólidas quísticas secundarias y los quistes no neoplásicos. (como quistes de retención, pseudoquistes, etc)

El análisis del líquido del quiste no es útil en el diagnóstico diferencial de otras lesiones quisticas. Debido a que el carcinoma puede surgir raramente dentro de un teratoma, se requiere un examen histopatológico completo después de la resección quirúrgica para excluir la presencia de un componente maligno. En ausencia de malignidad, la resección es curativa

Complicaciones: El teratoma maduro puede conllevar complicaciones como compresión y más raramente ruptura quística produciendo una peritonitis granulomatosa. Alrededor de 1% de los quistes sufre transformación maligna de cualquiera de sus elementos integrantes.

Tratamiento: La opción terapéutica puede ser la observación en paciente asintomático e indicación quirúrgica en paciente sintomático y/o incremento de tamaño de quistes. Hasta la fecha, la extirpación quirúrgica sigue siendo el tratamiento estándar de los quistes dermoides del páncreas. Si se hicieran diagnósticos precisos antes de la operación, se podría evitar la resección de los quistes dermoides considerando el bajo riesgo de transformación maligna del teratoma, sin embargo, hasta que se identifiquen más casos de quistes dermoides para dilucidar más su historia natural y mejorar la confiabilidad de los diagnósticos preoperatorios, la resección quirúrgica aún debe considerarse como la terapia estándar para excluir neoplasias malignas o limítrofes.

Los teratomas quísticos maduros son neoplasias estrictamente benignas y teóricamente no requieren cirugía. Sin embargo, la aplicación de las guías actuales para las lesiones quísticas del páncreas no permite evitar la resección quirúrgica radical de estas lesiones, debido a técnicas diagnósticas preoperatorias inadecuadas. Hasta que no se determine un método confiable para asegurar un diagnóstico histológico preoperatorio definitivo de naturaleza benigna, se debe evitar la cirugía limitada como la escisión de la lesión. Por tanto, desde el punto de vista oncológico, el tratamiento quirúrgico recomendado para los teratomas quísticos maduros de páncreas es la resección pancreática radical. A pesar de ser un tumor infrecuente en el páncreas, debemos recordarlo en el diagnóstico diferencial de los tumores quísticos de páncreas.

El tratamiento de los quistes dermoides pancreáticos ha sido variable, pero se han logrado buenos resultados quirúrgicos predominantemente con:

- la escisión simple de la lesión (enucleación o cistectomía) puede ser suficiente, siempre que el diagnóstico se pueda establecer con certeza antes o durante la operación.
- pancreatectomía distal
- pancreaticoduodenectomía

Debe evitarse el drenaje externo porque parece estar asociado a fístulas persistentes que requieren reintervención.

Conclusiones: los quistes dermoides del páncreas son tumores benignos y congénitos raros. El diagnóstico preoperatorio es un desafío y la resección quirúrgica es el tratamiento estándar. El aumento en la detección de quistes pancreáticos en el diagnóstico por imagen permitirá una observación más frecuente de los teratomas quísticos maduros y con mayor frecuencia en pacientes asintomáticos y de mayor edad que en los últimos años. Desde 1990, tras el uso generalizado de las técnicas de TC y RM, la tasa de pacientes asintomáticos con teratoma quístico maduro ha aumentado del 8,3% al 23,8% y la mediana de edad ha pasado de 14,5 a 46 años. Hoy en día, estos quistes ya no parecen presentarse principalmente en la infancia o en edades tempranas y ha llegado el momento de "pensar en" el teratoma quístico maduro al examinar una lesión quística pancreática.

BIBLIOGRAFÍA

1. Kerr AA. Cysts and pseudocysts of the pancreas. Surg Gynecol Obstet. 1918; 27:40–44

2. Judd ES. Quistes del páncreas. Medicina de Minnesota. 1921; 4: 75.
3. Lane J., Vance A., Finelli D., Williams G., Ravichandran P. Quiste dermoide del páncreas: reporte de un caso con revisión de la literatura. Radiol. Caso. 2012; 6 :17–25
4. Seki M., Ninomiya E., Aruga A., Yamada K., Koga R., Saiura A,et al. Imagen: Características diagnósticas de los teratomas quísticos maduros del páncreas: reporte de dos casos de difícil diagnóstico preoperatorio. J Hepatobiliary Pancreatic Surg. 2005; 12: 336–340.
5. Tucci G., Muzi MG, Nigro C., Cadeddu F., Amabile D., Servadei F., Farinon AM. Quiste dermoide del páncreas: presentación y manejo. Mundo J. Surg. oncol. 2007; 5: 85 .
6. Jacobs JE, Dinsmore BJ Teratoma quístico maduro del páncreas: hallazgos ecográficos y de TC. AJR Am. J. Roentgenol. 1993; 160: 523–524.
7. Lyons DA, Coberly EA, Hammoud GM, Nicholl MB Informe de un caso de quiste dermoide pancreático: ¿puede la aspiración con aguja fina hacer el diagnóstico? JOP. 2013; 14: 653–656
8. Ben A., meur H., Boujelbene S., Abdelhedi C., Gheriani O., Beyrouti MI Teratoma quístico maduro del páncreas. Actualizaciones Cirug. 2012; 64:311–314.
9. E. Rivkine, N. Goasguen, E. Chelbi, A. Couvelard, M.P. Vuillerme, V. Vilgrain. Affections rares du pancréas et des voies biliaires: Tératoma kystique du pancreas. Gastroenterol Clin Biol. 2007; 131: 1016-1019
10. R. Jorba, J. Fabregat, G.F. Borobia, J. Busquets, E. Ramos, J. Torras. Neoplasias quísticas del pancreas. Manejo diagnóstico y terapéutico. Cir Esp. 2008; 84: 296-306
11. O. Basturk, I. Coban, N.V. Adsay. Pancreatic cysts: pathologic classification, differential diagnosis, and clinical implications. Arch Pathol Lab Med. 2009; 133: 423-438
12. K. Koomalsingh, R. Fazylov, M.I. Chrost, J. Horovitz. Cystic teratoma of the pancreas: presentation, evaluation and management. JOP: 2006; 7: 643-646

13. K. Spinelli, R.A. Komorowski, T.E. Fromwiller, R.A. Daniel, J.M. Kiely, A. Nakeeb, et al. Cystic Pancreatic Neoplasms: Observe or Operate. Ann Surg, 2004; 239: 651-659
14. G. Garcea, S.L. Ong, A. Rajesh, C.P. Neal, C.A. Pollard, D.P. Berry. Cystic Lesions of the Pancreas: a Diagnostic and Management Dilemma. Pancreatology. 2008; 8: 236-251
15. Shchegolev A.I.: Cystic teratoma of the pancreas. Arkh Pathol 2007; 69: pp. 40-42.
16. Mester M., Trajber H.J., Compton C.C., de Camargo Junior H.S., de Almeida P.C., Hoover H.C.: Cystic teratomas of the pancreas. Arch Surg 1990; 125: 1215-1218.
17. Adsay N.V., Hasteh F., Cheng J.D., Klimstra D.S.: Squamous-lined cysts of the pancreas: lymphoepithelial cysts, dermoid cysts [teratomas] and accessory-splenic epidermoid cysts. Semin Diagn Pathol 2000; 17: 56-66.
18. Gonzalez-Crussi F. Extragonadal teratomas. In: Atlas of tumor pathology, fasc 18, 2nd series. Armed Forces Institute of Pathology, Washington, DC. 1982; 1–50, 142–153
19. Fernandez-Cebrian JM, Carda P, Morales V, Galindo J Dermoid cyst of the pancreas: a rare cystic neoplasm. Hepatogastroenterology. 1998; 45:1874–1876
20. DeCourcy JL. Dermoid cyst of the pancreas. Ann Surg. 1943; 118:394–395
21. Assawamatiyanont S, King AD. Dermoid cyst of the pancreas. Am Surg. 1977; 43:503–504
22. Davidson AJ, Hartman DS, Goldman SM. Mature teratoma of the retroperitoneum: radiologic, pathologic, and clinical correlation. Radiology. 1989; 172:421–425
23. Weinstein BJ, Lenkey JL, Williams S. Ultrasound and CT demonstration of a benign cystic teratoma arising from the retroperitoneum. Am J Roentgenol. 1979; 133:936–938
24. Friedmann AC, Pyatt RS, Hartman DS, Downey EF Jr, Olson WB CT of benign cystic teratoma. Am J Roentgenol. 1987; 138:659–665

25. Togashi K, Nishimura K, Itho K Et al. Ovarian cystic teratomas: MR imaging. Radiology. 1987; 162:669–673
26. Kier R, Smith RC, McCarthy SM. Value of lipid- and water suppression MR images in distinguishing between blood and lipid within ovarian masses. Am J Roentgenol. 1992; 158:321–325
27. Yamashita Y, Torashima M, Hatanaka Y et al. Value of phase-shift gradient-echo MR imaging in the differentiation of pelvic lesions with high signal intensity at T1-weighted images. Radiology. 1994; 191:759–764
28. Mitchell GG, Crovello M, Matteucci T, Petersen RO, Miettinen MM. Benign adrenal cortical masses: diagnosis with chemical shift MR imaging. Radiology. 1992; 185:345–351
29. Dooms GC, Hricak H, Sollitto RA, Higgins CB. Lipomatous tumors and tumors with fatty component: MR imaging potential and comparison of MR and CT results. Radiology. 1985; 157:479–483
30. Dennis WA. Dermoid cyst of the pancreas. Surg Clin N Am. 1923; 3:1319–22.
31. Iovchec II. Suppurative dermoid cyst of the pancreas. Vestn Khir 1972; 108:124.
32. Pomosov DV, Shpit'ko FS, Volianiuk MA. Dermoid cyst of the pancreas in a child. Vestn Khir 1973; 110:92–3.
33. Lazaro Da Silva A, Moreno M Jr. Surgery of pancreatic dermoid cyst with ligature of superior mesenteric vein. Arch Gastroenterol 1984;21:183–6.
34. Bowen B, Ros PR, McCarthy MJ, Olmsted WW, Hjermstad BM. Gastrointestinal teratomas: CT and US appearance with pathologic correlation. Radiology 1987; 162:431–3.
35. Vermeulen BJM, Widgren S, Gur V, Meyer P, Iselin C, Rohner A. Dermoid cyst of the pancreas. Gastroenterol Clin Biol 1990; 14:1023–5.
36. Jentschura D, Bohrer MH, Geiger G. Pankreasnahe Dermoidcyste. Chirurg 1990; 61:548–9.
37. Markovsky V, Russin VL. Fine-needle aspiration of dermoid cyst of the pancreas: a case report. Diagn Cytopathol 1993; 9:66– 9.

38. Iacono C, Zamboni G, Di Marcello R, Zicari M, Maran M, Montresor E et al. Dermoid cyst of the head of the pancreas. Int J Pancreatol 1993; 14:269–73.
39. Tateyama H, Tada T, Murase T, Fujitake S, Eimoto T. Lymphoepithelial cyst and epidermoid cyst of the accessory spleen in the pancreas. Mod Pathol 1998; 11:1171–7.
40. Mandavilli SR, Port J, Ali SZ. Lymphoepithelial cyst (LEC) of the pancreas: cytomorphology and differential diagnosis on fineneedle aspiration (FNA). Diagn Cytopathol 1999; 20:371–4.
41. Liu J, Shin HJC, Rubenchic I, Lang E, Lahoti S, Staerkel GA. Cytologic features of lymphoepithelial cyst of the pancreas: two preoperatively diagnosed cases based on fine-needle aspiration. Diagn Cytopathol 1999; 21:346–50.
42. Furukawa T, Ohhashi K, Toda N, Kurimoto K, Hibino K, Nitta Y, et al. Epidermoid cyst derived from an accessory spleen in the pancreas (in Japanese). Suizo (Pancreas) 1996; 11:304–10.
43. Cubilla AL, Fitzgerald PJ. Tumors of exocrine pancres. In: Atlas of tumor pathology. 2nd series. Fascicle 19. Washington, DC: Armed Forces Institute of Pathology; 1984; 53–9.
44. Murphy GF, Elder DE. Non-melanocytic tumors of the skin. In: Atlas of tumor pathology. 3rd series. Fascicle 1. Washington, DC: Armed Forces Institute of Pathology; 1991. p. 131–2.
45. Kirkham N. Tumors and cysts of the epidermis. In: Elder DE, Elenitsas R, Jaworsky C, Johnson B (eds) Lever's histopathology of the skin. New York: Lippincott-Raven; 1997. p. 697–9.
46. Degrate L, Misani M, Mauri G, et al. Mature cystic teratoma of the pancreas. Presentation of a case and literature review of a rare pancreatic cystic lesion. JOP. 2011; 13 (1):66–72.
47. Badia AC, Serra NP, Prous JF, et al. Teratoma quístico del páncreas. Cir Esp. 2010; 88 (6):419–21.
48. Mateos, E. A. et al Mature cystic teratoma of the pancreas diagnosed by endoscopic ultrasound-guided fine needle aspiration. A case report. Rev Esp Patol. 2010; vol 43 (2): 94-97

CAPÍTULO III

TUMORES QUÍSTICOS BORDERLINE DEL PÁNCREAS EXOCRINO

Los tumores quísticos primarios borderline del páncreas exocrino según la clasificación de la OMS son:

- Tumor mucinoso papilar intraductal
- Tumor solido pseudopapilar

3.1 TUMOR MUCINOSO PAPILAR INTRADUCTAL (TMPI)

Concepto. Es una lesión descrita en 1980 por Ohhashi. En 1996 la OMS el término NIPM lo define como una neoplasia caracterizada por una proliferación de células neoplásicas mucinosas, que ocasionan hipersecreción de moco produciendo una obstrucción sintomática de estos, forman papilas y causan dilatación del ducto principal o sus ramas junto con lesiones quísticas y ilatación del conducto pancreático principal o secundario a la entrada de moco procedente de las ramas secundarias afectas. Este tipo de tumor representa el 1-2% de los tumores pancreáticos exocrinos y el 12% de los tumores quísticos pancreáticos. Estas lesiones displásicas con frecuencia son difusas y se asocian a una copiosa producción de moco que puede incluso extruirse por la papila de Vater, en cuyo caso la endoscopia es diagnóstica.

Epidemiología: Afecta a ambos sexos por igual, aunque con mayor frecuencia a varones entre 60 y 70 años, con síntomas de pancreatitis crónica o pancreatitis aguda recidivante, sin factores predisponentes (alcohol, colelitiasis, hiperlipidemia, etc.) ni etiología filiada. Se trata de un tumor con escasos años de vida, resulta bastante difícil establecer su prevalencia real. Las series quirúrgicas sugieren que ésta se encuentra entre el 8 y el 20% de las resecciones pancreáticas por procesos malignos. Inicialmente fue considerada una enfermedad extraordinariamente rara, pero en la actualidad representa aproximadamente el 5-20% de todas las neoplasias pancreáticas, dado el aumento de incidencia observado en estos últimos años (fig. 1).

Estos síntomas, atribuibles a la obstrucción del conducto pancreático por moco, están ausentes en un 10-20% de los casos incidentales.

a. Las peculiaridades de este tumor son:
b. Ligera prevalencia en hombres, pico de incidencia alrededor de los 60 años
c. Dilatación del conducto pancreático/o de las ramas colaterales sin estenosis y la presencia de defectos de replección que corresponden a acúmulos de mucina o proliferaciones papilares dentro del conducto en la ERCP
d. Dilatación de la papila mayor y/o menor con salida de mucina
e. Sintomatología clínica de pancreatitis aguda o crónica debido a la excesiva producción de mucina.

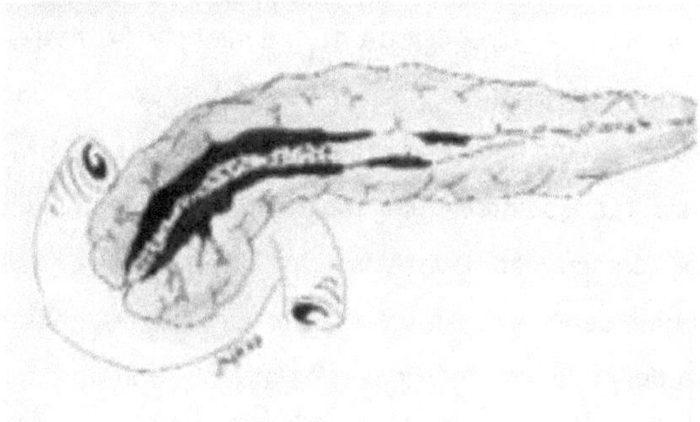

***Figura 1**: IPMN de ducto principal. Imagen de masa quística pleomorfa pancreática que comunica con el ducto pancreático principal y que típicamente causan distensión de los ductos afectos con mucina.*

Etiologia: La etiología del TPMI es incierta. Se asocia a tabáco y el consumo de alcohol como factores de riesgo para el desarrollo de malignidad en el TPMI. Las nitrosaminas un papel importante en el desarrollo de este tumor. Frecuente asociación con otros tumores extrapancreáticos con alta incidencia alrededor del 35%, como carcinoma de colon, estómago y pulmón; lo que indica la necesidad de realizar un cribado de éstas en el momento del diagnóstico del TPMI o durante su seguimiento, ya que podrían ensombrecer el buen pronóstico que caracteriza a este tumor. Asociación a síndromes familiares como el síndrome de Peutz-Jeghers y la poliposis familiar adenomatosa. Presencia de monosomías de los cromosomas 6 y 17, como las alteraciones genéticas más frecuentes del TPMI. También ha sido descrita la pérdida del cromosoma 18, relacionado con la transición del TPMI borderline a un subtipo maligno. La inactivación del gen STK11/LKB1 (causante del síndrome de Peutz-Jeghers) en la patogenia de la enfermedad. Del mismo modo, mutaciones en el gen K-ras presentan una alta prevalencia en pacientes con TPMI, con una frecuencia del 80% (rango 44-100%). Se relaciona el TPMI con otras neoplasias pancreáticas, como cistoadenomas mucinosos, adenocarcinomas y tumores endocrinos, y se ha llega a asociar hasta en el 10% de los TPMI.

La NMPI de conducto principal tiene una prevalencia de malignización del 70%, si se incluyen los carcinomas in situ y del 43% si solo se consideran los carcinomas invasivos. En las neoplasias de rama colateral esta prevalencia es del 25% si se consideran los carcinomas in situ y del 15% si únicamente se tienen en cuenta los carcinomas invasivos. Según la guía de consenso internacional de Sendai, debe sospecharse la posibilidad de degeneración maligna si el diámetro del conducto de Wirsung es mayor de 6mm o las ramas colaterales superan los 30mm. La observación de nódulos mayores de 3mm o de irregularidades en la pared del tumor también debe hacer sospechar malignidad y, por supuesto, la identificación de atipia celular en el materal obtenido mediante punción intraquística.

Clasificación: hay varias clasificaciones para los NIPM:

A. *Clasificación basada en la participación del conducto pancreático:*

- NIPM de conducto principal (NIPM-CP) (main duct type [MDT]) o Tipo I: Fig. 2), constituyen hasta un 75% de los casos, y conllevan un peor pronóstico, con una tasa de malignidad del 67-100%. Compromete sólo el conducto principal sin extensión a los conductos secundarios. La mayoría son sintomáticos, se localizan en la cabeza del páncreas, aunque algunas veces causa ectasia difusa del conducto principal por obstrucción del conducto, por el moco producido por las células neoplásicas. Un tercio de estas lesiones pueden localizarse en cuerpo y cola, produciendo ectasia segmentaria del conducto principal. Ocasionalmente se puede afectar todo el conducto principal dilatándolo en forma difusa y torutuosa.

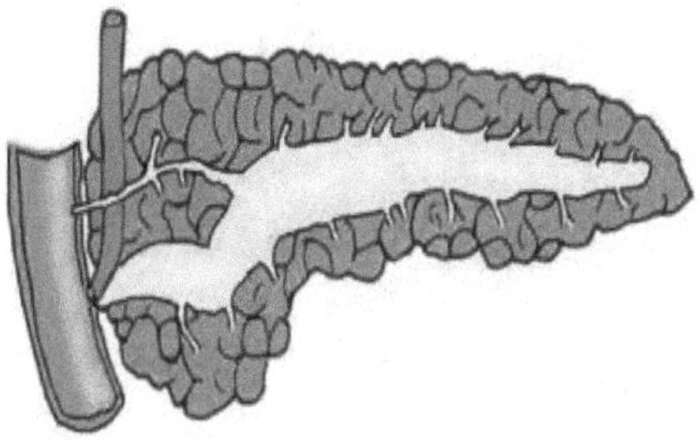

Figura 2: *Neoplasia intraductal papilar mucinosa. Variedad ductal principal. Se observa el conducto principal de páncreas dilatado en toda su extensión*

- NIPM de conductos secundarios (NIPM-CS) (branch duct type [BDT]) o Tipo II (IFig. 3): son más característicos de pacientes jovenes, con un potencial menos agresivo, y una tasa de malignidad inferior al 50% (rango, 0-47). Consiste es la dilatación de los conductos secundarios en comunicación con el ducto principal. La mayoría son asintomáticos y son hallazgos incidentales en estudios de imagen realizados como control de otras enfermedades no relacionadas. Se localizan en la cabeza y el proceso uncinado del páncreas. No produce dilatación del conducto principal y ofrece una imagen en "racimo de uvas" Su comportamiento tiende a ser indolente, en los casos resecados siguiendo los criterios de resección de Sendai, 25% tienen displasia de alto grado y 20% se asocian con carcinoma invasor. El 40 % de esta variedad es multifocal.

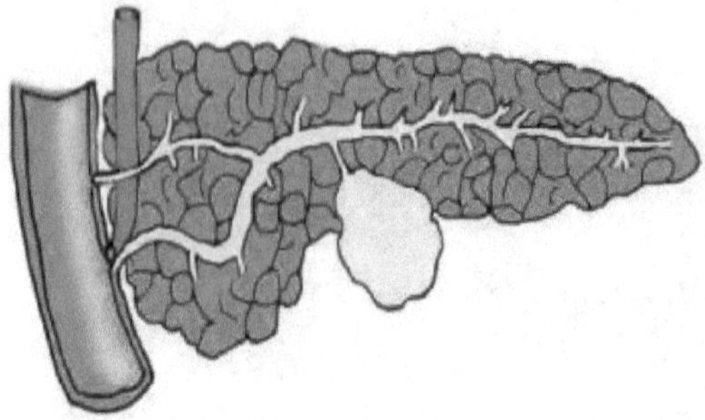

Figura 3: *Variedad ramas secundarias. Se observa dilatación quística de una rama secundaria del conducto principal del páncreas.*

- NIPM mixta (Fig. 4): su inciedencia es de 28%-41%, se parece a una forma avanzada de la NIPM tipo II caracterizándose por la dilatación ducto principal (DP) > 5 mm teniendo una mayor frecuencia de malignidad, similar a la NIPM tipo I. Se encuentra en el conducto principal y los conductos secundarios, la presentación clínica y el comportamiento biológico de estas lesiones es semejante al de NIPM-CP.

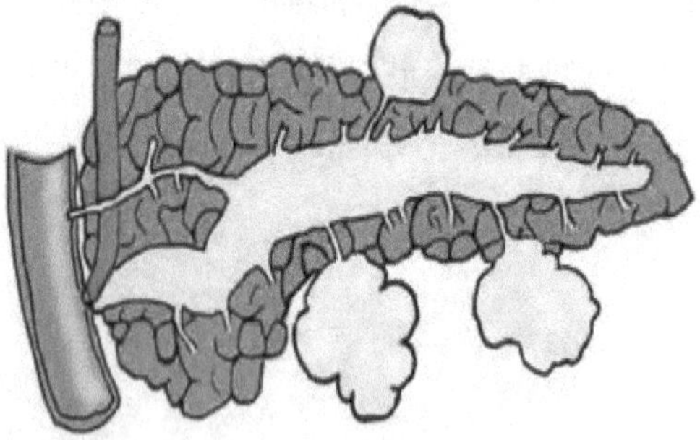

Figura 4. *Variedad mixta. Se observa la dilatación del conducto principal del páncreas y dilataciones quísticas de sus ramas secundarias.*

Estas lesiones pueden presentar diversos grados de transformación celular que van desde la displasia de bajo grado (adenoma) hasta el adenocarcinoma invasivo. Esta última fase puede alcanzarse en un período entre los 3 y 6 años de conocerse el diagnóstico.

B. *Clasificación morfológica*: Morfológicamente se distinguen cuatro variantes:

- ectasia difusa del ducto principal
- ectasia segmentaria del ducto principal
- ectasia ductal de ramas secundarias localizada predominantemente en cabeza de páncreas o uncinado si existen dos o mas lesiones quísticas que afecten al páncreas se denominan NMPI multifocales.
- quistes comunicados con el ducto pancreático de forma unifocal o multifocal.

C. *Clasificación histológica según el grado de displasia (OMS).*

- Adenoma (Fig. 5): Es una neoplasia benigna de crecimiento intraductal con células columnares productoras de mucina. El epitelio normal del conducto es reemplazado por proliferaciones papilares con un epitelio columnar productor de mucina el cual puede contener algunas células semejantes a las caliciformes y, también, algunas células endocrinas. Las proliferaciones papilares son de variado tamaño, están ramificadas y tienen un tallo fibrovascular. Estas proyecciones usualmente son pequeñas y microscópicamente no son visibles. No hay atipia celular importante y las mitosis están ausentes. Este tumor habitualmente se origina en el conducto principal de páncreas, pero puede formarse en los conductos secundarios. Se presenta como un papiloma o como múltiples y pequeñas proliferaciones intraductales que a menudo incluyen extensas áreas del sistema ductal.

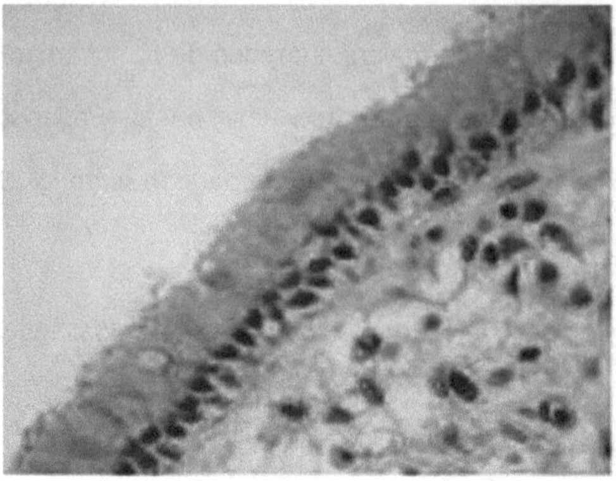

Fig 5: *Neoplasia intraductal papilar mucinosa. Adenoma. Tinción con H-E*

- Displasia borderline (Fig. 6): Esta neoplasia presenta papilas intraductales con células columnares productoras de mucina con focos moderados de displasias. A parte de las estructuras papilares irregulares y la presencia de una displasia epitelial moderada las características de un tumor borderline son similares a la del adenoma intraductal papilar mucinoso. El epitelio papilar que muestra moderada displasia esta caracterizado por un núcleo polarizado hipercromático, con nucleolos ocasionalmente distintos, con apretada estratificación nuclear y variable contenido de mucina. Usualmente se encuentran mitosis, pero los cambios displásicos severos o el carcinoma in situ están ausentes.

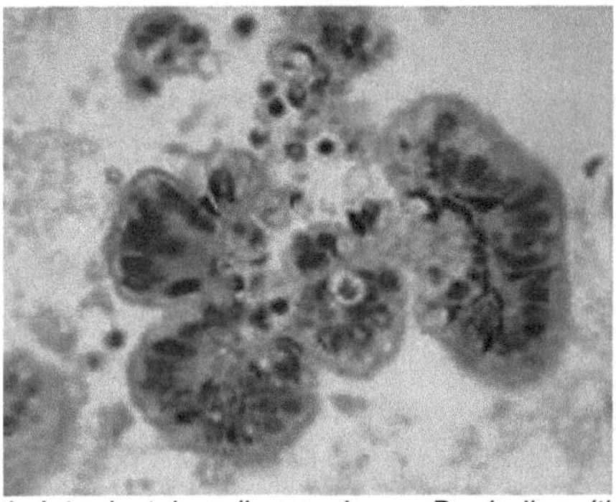

Fig. 6: *Neoplasia intraductal papilar mucinosa. Borderline. (tinción con H-E).*

- Carcinoma (incluye el carcinoma in situ) (Fig. 7): Esta neoplasia presenta atipias graves. El cambio del epitelio ductal esta caracterizado por brotes epiteliales irregulares y severas anormalidades nucleares como son la pérdida de la polaridad, pleomorfismo, una gruesa cromatina, nucleolos densos y mitosis. Esta lesión puede ser considerada como adenocarcinoma ductal no invasivo. Los cambios displásicos severos y el carcinoma in situ habitualmente ocurren en los conductos de mediano calibre. El revestimiento epitelial del conducto involucrado es irregular mostrando pseudo estratificación y proyecciones papilares pequeñas e irregulares con pérdida del tallo fibrovascular. La lesión a menudo esta rodeada por una o dos capas de tejido fibroesclerótico que no puede ser reconocido por el examen microscópico. Estas lesiones frecuentemente se encuentran asociadas a un adenocarcinoma ductal invasivo. Sin embargo, el carcinoma in situ se puede encontrar lejos de él. Algunos autores relacionan estos hallazgos como una evidencia del desarrollo multicéntrico de esta neoplasia, mientras otros la consideran como una prolongación intraductal de la misma.

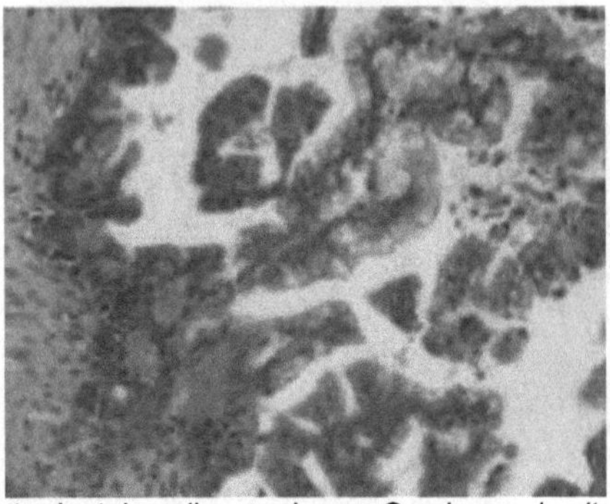

Fig. 7. *Neoplasia intraductal papilar mucinosa. Carcinoma in situ. (tinción con H-E).*

D. *Clasificación clínica:*

- Benigno: Adenoma (displasia de bajo grado)
- Tumor borderline (displasia moderada)
- Maligno:
  - No invasivo (in situ, displasia de alto grado)
  - Invasivo (carcinoma)

E. *Clasificacion del aspecto histológico del epitelio papilar:* es la que adquiere el epitelio columnar mucinoso de los conductos pancreáticos. Se consideran 4 subtipos histológicos:

- El subtipo gástrico, virtualmente indistinguible de las células de la mucosa gástrica, es más frecuente en las NMPI de ramas colaterales, tiene una baja actividad proliferativa y cuando se transforma en carcinoma invasivo adquiere una arquitectura de tipo tubular.
- El subtipo intestinal es morfológicamente similar al adenoma velloso colónico. Es más propio de las NMPI de conducto principal y proclive a desarrollar carcinoma invasivo de tipo coloide. Tras la resección presenta un mejor pronóstico respecto a los otros subtipos.

- El subtipo pancreatobiliar es menos frecuente y se caracteriza por presentar células cuboides. Este grupo muchas veces se observa entremezclado con epitelio de tipo gástrico. Los carcinomas invasivos surgidos del subtipo pancreatobiliar son frecuentemente de tipo tubular, raramente de tipo coloide, y tienden a presentar un comportamiento más agresivo
- El subtipo epitelial oncocítico es descrito como una categoría aparte de NMPI, como neoplasia papilar oncocítica intraductal. Tiene algunas características peculiares. Las papilas son delicadas y arborescentes y en caso de existir invasión esta es limitada, o sea, son más benignos.

F. *<u>Clasificación basada en el fenotipo del adenocarcinoma de la neoplasia intraductal papilar mucinosa.</u>*

- Tipo coloide.
- Tipo tubular
- Tipo mixto
- Tipo anaplásico.

Inmunohistoquímica: Se han descrito tres patrones histopatológicos en las proyecciones papilares las cuales reaccionan desde el punto de vista inmunohistoquímico de forma diferente:

- Tipo intestinal, similar a los adenomas vellosos del colon, reacciona al MUC2, MUC5AC, MUC6 y CDX2.
- Tipo gástrico, con un epitelio apanalado, reacciona al MUC5AC, MUC6.
- Tipo pancreatobiliar, más complejos y están revestidos por células cuboidales con nucléolos prominentes, reacciona al MUC1.
- La neoplasia intraductal papilar oncoquística, algunos autores la consideran un subgrupo y otros una variante distinta, se caracteriza por tener papilas delicadas, exuberantes, complejas, revestidas por células oncoquísticas y brillo intraepitelial, el MUC1 y MUC2 son positivos focalmente.

- Todas las neoplasias intraductal papilar mucinosas se colorean con el CEA, las citiqueratinas 7, 8, 18,19 y beta catenin, y no se colorean con el alfa inhibidor, la enolasa neurona específica y la tripsina.

Genética: En la neoplasia intraductal papilar mucinosa se han observado varias alteraciones genéticas en:

- el kras, p53, STK11/LKB1, PIK3CA, BRAF, además de la pérdida de la heterocigocidad en CDKN2A/p16.
- Baja incidencia de mutaciones k-ras y p53,
- Ausencia total de mutaciones en el p16 y una escasa frecuencia de deleciones del gen DPC4.
- Los marcadores tumorales son de gran ayuda, pero no tienen resultados uniformes en los distintos autores por lo que hay que analizarlos junto con el cuadro clínico y los estudios imgenológicos para llegar a un diagnóstico preoperatorio preciso.

Anatomía patológica. La NIPM se localiza preferentemente en cabeza y proceso uncinado, aunque puede afectar difusamente a toda la glándula. La cantidad de moco y la obstrucción proximal condicionan el grado de ectasia y la localización; sin embargo, la variante difusa está causada por la ocupación completa del ducto pancreático por células epiteliales papilares.

a. Macroscópicamente el dato característico es la dilatación segmentaria o difusa del conducto principal o secundario sin estenosis (Fig. 8). Se pueden distinguir dos tipos:

- Ectasia ductal secretor de moco con el conducto relleno de mucina y la línea epitelial lisa o con unas finas papilas microscópicas
- Velloso papilar con proliferaciones polipoideas papilares y con material mucoide en el conducto pancreático que a su vez está dilatado.

En estadios avanzados hay dilataciones quísticas (frecuentemente en el proceso uncinado) y una protrusión de la papila de Vater en la luz duodenal. Muy raramente pueden presentar fístulas (entre el wirsung-vía biliar y wirsung-duodeno) y diseminación mucinosa peritoneal.

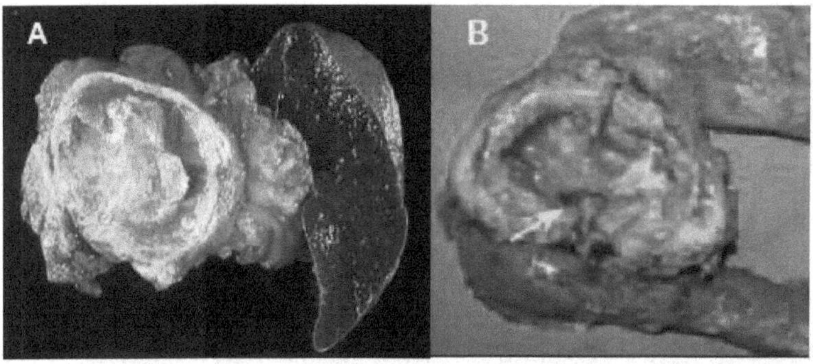

***Figura 8: A**: aspecto macroscópico de tumoración quística en cabeza- cuerpo de páncreas. **B:** Tumoración quística con conducto de wirsung dilatado (flecha amarilla)*

b. Microscópicamente: el componente epitelial está representado por células columnares productoras de mucina, muestra proliferaciones papilares de células productoras de mucina originadas en el epitelio ductal. Las células tumorales muestran un amplio espectro de cambios displásicos, desde la apariencia benigna hasta la maligna. La NIPM puede exhibir todo un espectro de displasias, incluso dentro de un mismo tumor.

Los conductos dilatados están revestidos por células epiteliales columnares con mucoproducción, que forman papilas con tallo fibrovascular o se disponen en un revestimiento plano (Fig. 9). Pueden presentar atipia citológica y arquitectural variable que va desde displasia leve hasta carcinoma in situ. Tiene patrones arquitecturales diversos que se van haciendo más complejos, a medida que aumenta el grado de displasia.

- adenoma (displasia leve)
- borderline (displasia moderada)
- maligno (carcinoma invasivo o no).

Este hecho respalda la hipótesis de la posible progresión de la NIPM desde adenoma a carcinoma invasivo. La asociación de NIPM con el precursor del adenocarcinoma ductal de páncreas conocido como neoplasia intraepitelial pancreática (PanINs) puede proporcionar en el futuro respuestas en cuanto a la progresión de ambas neoplasias.

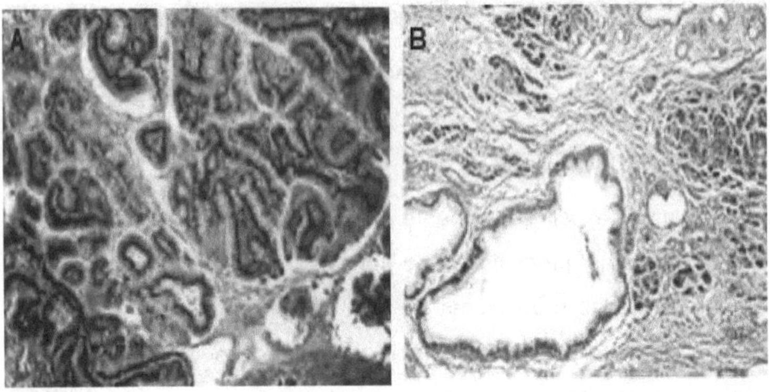

Fig. 9**: **A:** conducto pancreático ocupado por estructuras papilares tapizadas por epitelio cilíndrico alto mucoide (H-E x100)* ***B: *Neoplasia intraductal papilar mucinosa. Conductos dilatados revestidos por epitelio cilíndrico mucosecretor.*

Existen diferentes tipos histológicos que presentan diversidad celular en componentes preinvasores de IPMN: Los componentes quísticos, pero no papilares de los IPMN a menudo exhiben un epitelio mucinoso columnar alto con características morfológicas muy similares a las del epitelio foveolar gástrico. Algunos autores se refieren a esto como tipo de celda "nulo". A medida que avanza la transformación neoplásica y comienzan a formarse las papilas, emergen distintos tipos de células:

a. NIPM tipo foveolar o gástrico: Las células en este subtipo tienen mucina apical con núcleo basal semejando al epitelio foveolar gástrico. Usualmente son lesiones planas, de bajo grado y no se asocian a carcinoma invasor. Las células neoplásicas se extienden por el sistema de conductos hacia el parénquima adyacente, sustituyendo las células acinares por células mucoproductoras (Fig. 10). El tipo gástrico, similar a las células "nulas" en los componentes quísticos de los IPMN, es prácticamente indistinguible de la mucosa gástrica. Tiene baja actividad proliferativa y rara vez presenta transformación maligna. La gran mayoría de BD-IPMN son de este tipo. La invasión es infrecuente, pero cuando ocurre, suele ser de tipo tubular.

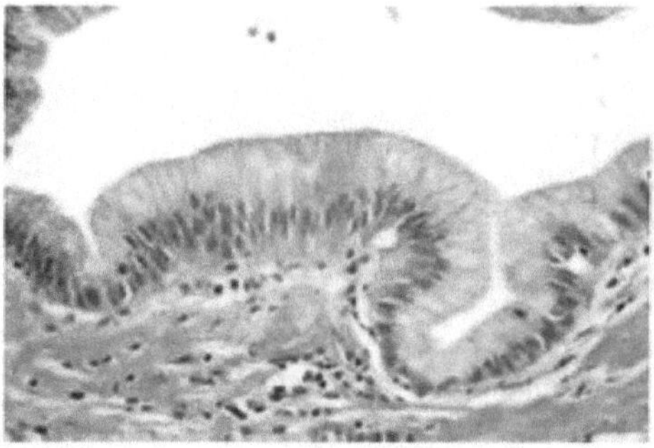

Figura 10: *Neoplasia intraductal papilar mucinosa tipo foveolar.*

b. NIPM tipo intestinal: es semejante al adenoma velloso del colon. Está compuesto por proyecciones digitiformes revestidas por células columnares, con producción de moco y núcleos ovales. Este subtipo tiene displasia moderada o de alto grado. En los casos de alto grado se observa patrones arquitecturales complejos (Fig. 11). Cuando se asocia a carcinoma invasor, este es del tipo coloide. Este tipo expresa los marcadores de linaje intestinal CDX2 y MUC2. La mayoría de las NMPI de tipo conducto principal son de este tipo, lo que hace sospechar que esta "vía intestinal metaplásica" puede ser el resultado de la exposición de la mucosa del conducto principal a un reflujo del duodeno. Los IPMN de tipo intestinal tienden a ser grandes, complejos y propensos a tener carcinoma invasivo; sin embargo, los carcinomas invasivos que surgen de este tipo son más comúnmente del tipo coloide y tienen un curso clínico más prolongado si se extirpan quirúrgicamente sin contaminación intraoperatoria.

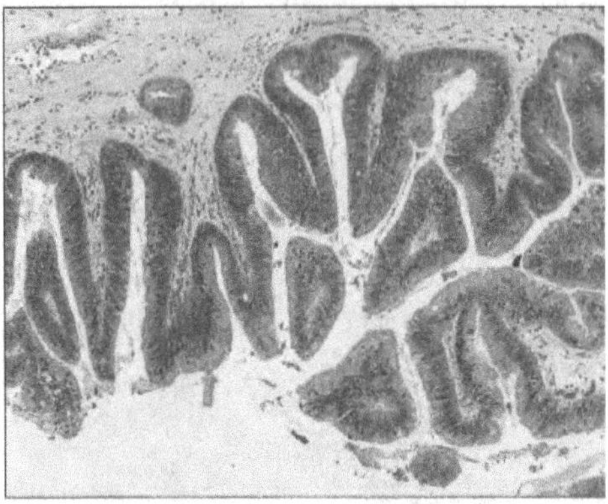

Figura 11: *Neoplasia intraductal papilar mucinosa tipo intestinal*

c. NIPM tipo pancreatobiliar: Se compone de células cúbicas con núcleo atípico y nucléolo prominente, forma papilas complejas con puentes entre ellas y patrón cribiforme (Fig. 12). Generalmente, son lesiones con displasia de alto grado y el carcinoma que se asocia con esta lesión es adenocarcinoma ductal con patrón tubular clásico del páncreas. El tipo pancreatobiliar es menos común, se caracteriza por una configuración papilar compleja. Muchos casos notificados anteriormente como "adenocarcinoma papilar" en el páncreas ahora se clasificarían como este. Las células son cuboideas y muestran una atipia significativa que típicamente califica para al menos carcinoma in situ (CIS). Este grupo se ve a menudo en una mezcla íntima con epitelio de tipo gástrico menos atípico, y por esta razón, algunos observadores creen que esto representa la versión displásica de alto grado del tipo gástrico en lugar de un tipo específico propio. Esta variante se caracteriza por la expresión de MUC1 (marcador de fenotipo agresivo en el páncreas) y la falta de marcadores de diferenciación intestinal (MUC2 / CDX2). Los carcinomas invasores que surgen de este grupo son a menudo del tipo tubular, rara vez del tipo coloide.

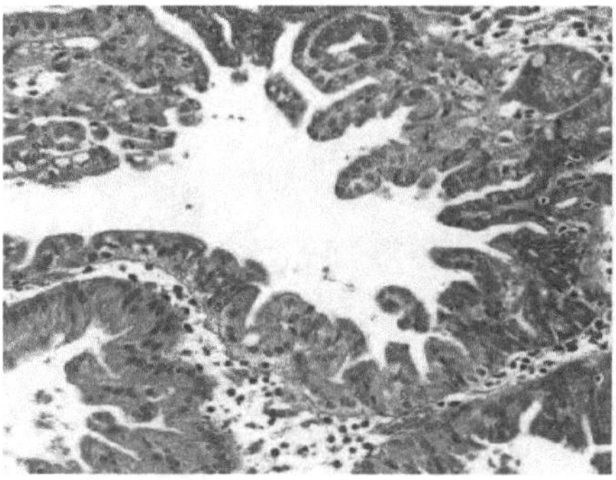

***Figura 12:** Neoplasia intraductal papilar mucinosa tipo biliar con displasia leve-moderada (H-E x400)*

d. NIPM tipo oncocítica: Las células neoplásicas de esta lesión tienen abundante citoplasma eosinófilo granular con abundantes mitocondrias en su citoplasma. Su arquitectura es compleja con formación de papilas, nidos sólidos y áreas cribiformes. Por su arquitectura atípica se clasifican como lesiones de alto grado. El carcinoma invasor asociado a esta neoplasia mantiene las características citológicas oncocíticas. El tipo oncocítico se describió originalmente como una categoría separada dentro de la categoría de neoplasia papilar oncocítica intraductal. Este grupo se considera ahora como un subconjunto distinto de IPMN, aunque muestra algunas características peculiares. Las papilas son a menudo muy delicadas y arborizantes, y las células contienen abundantes mitocondrias, que dan lugar a la apariencia oncocítica distintiva con citoplasma granular acidófilo voluminoso y nucléolos únicos prominentes (Fig. 13). A pesar de su naturaleza altamente proliferativa y la citología atípica que los califica como CIS, la mayoría de los ejemplos carecen de carcinoma invasivo y, si está presente, la invasión suele ser limitada en cantidad. Muchos de los marcadores moleculares característicos de la neoplasia ductal del páncreas, incluidos otros subconjuntos de IPMN, como la mutación del oncogén K- ras, rara vez ocurren en los IPMN oncocíticos.

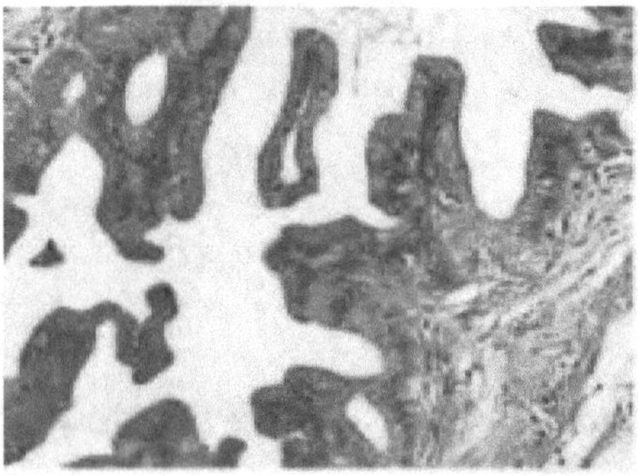

Figura 13: *Neoplasia intraductal papilar mucinosa tipo oncocítico con nucléolos prominentes, nucleos poliestratificados y desorganización, en relación con atipia moderada*

e. NIPM tipo túbulo-papilar: Puede formar un nódulo sésil o pediculado dentro de los conductos que se dilatan por obstrucción. Está compuesta por glándulas con diferenciación foveolar, intestinal o pancreatobiliar con atipia leve a severa.

Invasión en IPMN: Los carcinomas invasores que surgen en las IPMN suelen ser de 2 tipos (Fig 14):

- "Tipo tubular", caracterizado por la infiltración de pequeños elementos tubulares que están ampliamente separados por un estroma desmoplásico y que es morfológicamente indistinguible del cáncer de páncreas común (adenocarcinoma ductal).
- Tipo coloide ("muconodular" o "mucinoso no quístico"), que es morfológicamente muy similar, si no idéntico, a los de otros órganos exocrinos, a saber, la mama y la piel. Los carcinomas coloides se caracterizan por depósitos paucicelulares de mucina que contienen escasas células de carcinoma. (Fig. 15)

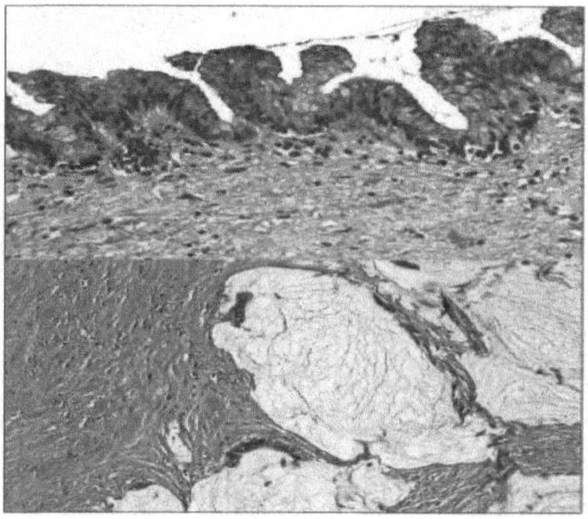

Figura 15: *conducto cubierto por epitelio con marcada pseudoestratificacion nuclear que corresponde a displasia de alto grado. En zona de la cola desarrolla carcinoma coloide invasor en forma de lagos de moco extracelular con escasos grupos de células neoplásicas en la periferia de los lagos con marcada reacción fibrosa estromal.*

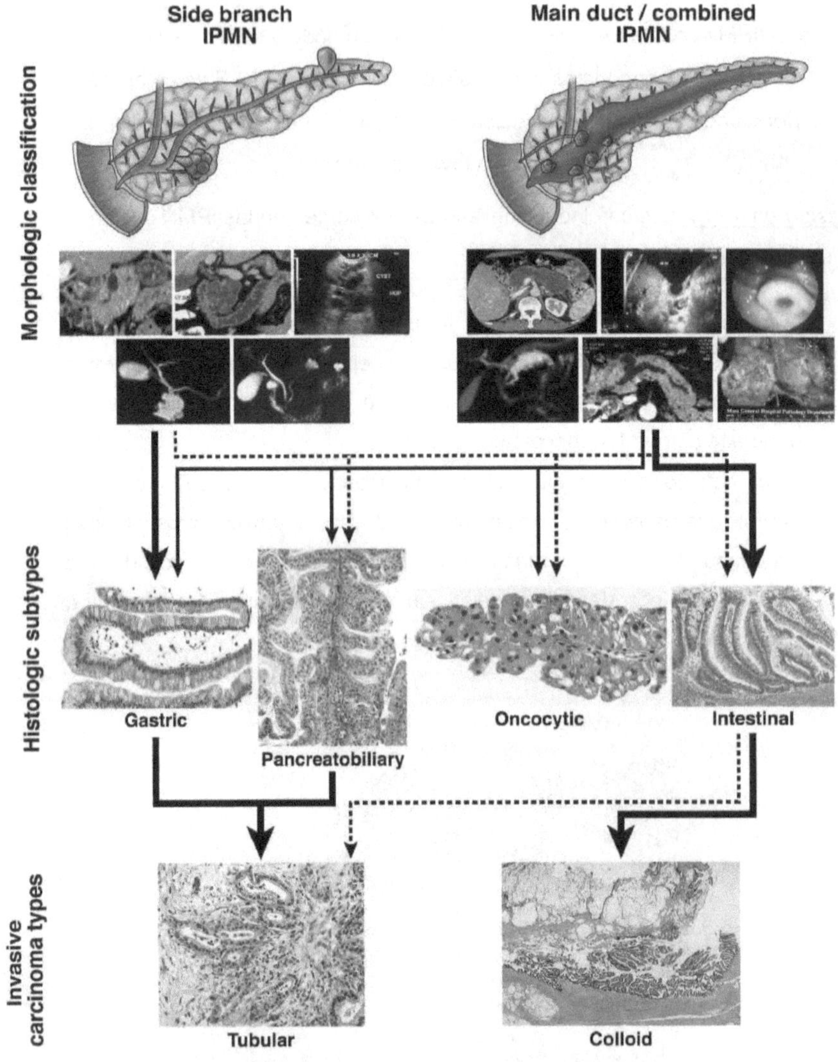

Figura 14: *Subtipos morfológicos e histológicos de IPMN, así como los tipos de cáncer invasivo. Las flechas gruesas indican las asociaciones más prevalentes, mientras que las flechas delgadas y punteadas indican asociaciones menos comunes y raras, respectivamente. Con mucho, los BD-IPMN son los más comunes y, en su mayoría, son de fenotipo gástrico. Aunque la mayoría no progresa a cáncer invasivo, cuando lo hace, los carcinomas son de tipo tubular. Por el contrario, los IPMN de los conductos principales y combinados son en su mayoría de tipo intestinal, y la mayoría progresa hacia un cáncer invasivo, que es del tipo coloide.*

Síntomas clínicos: la mayoría de los pacientes diagnosticados de NMPI son asintomáticos. Los síntomas comunes asociados son dolor abdominal, dolor lumbar, náuseas, vómitos y pérdida de peso. Se pueden presentar cuadros recurrentes de pancreatitis, debido a la obstrucción de los conductos pancreáticos producida por la secreción de moco. Con el tiempo, algunos pacientes desarrollan insuficiencia pancreática con esteatorrea y diabetes mellitus. La ictericia es más común en aquellos pacientes con carcinoma invasor asociado.

- Entre el 50-70 % de los pacientes padece de dolores recurrentes en epigastrio que pueden coincidir con la ingestión de alimentos; por lo general, se irradia a la espalda y se acompaña de náuseas y vómitos, en ocasiones está asociado a pancreatitis crónica o aguda
- El 2 % de los pacientes con pancreatitis aguda se encuentra en estado grave, fundamentado por la obstrucción del conducto de Wirsung debido a la hipersecreción de mucina.
- La pérdida de peso se observa, aproximadamente, en el 42 % de los enfermos; en los estadios temprano de la enfermedad se debe a la no ingestión de alimentos para evitar el dolor y en la fase tardía es debido a la presencia de carcinoma.
- La caquexia, anorexia y astenia, que en ocasiones exhiben los pacientes, también, se explican por un tumor quístico maligno.
- Alrededor del 11 % de los pacientes padece diabetes mellitus y cuando su inicio es temprano es sugestivo de una transformación maligna de la neoplasia intraductal papilar mucinosa.
- La ictericia obstructiva aparece cuando se presenta, igualmente, es sugestivo de un estadio avanzado de la enfermedad. Entre el 30 y el 35 % de estos pacientes puede cursar de forma asintomática y ser descubierto de manera incidental.

Se ha descrito la triada de Ohashi: se caracteriza por: Dilatación quística del conducto de Wirsung; mucina intraductal o intraquística y protrusión de la papila en la luz del duodeno por donde sale abundante mucosidad.

Diagnóstico: las características radiológicas varían según el tipo morfológico. Con base en los estudios de imagen y la histología, se pueden clasificar en tres subtipos según la afección:

- del ducto principal, difusa o segmentaria (main ducttype);
- de ramas secundarias, macroquística o microquística (branch duct-type),
- de tipo mixto, tanto de ducto principal como de ramas secundarias (figs. 4-6).

Actualmente, existen criterios diagnóstico anatómicos para predecir la malignidad de estas neoplasias y son:

- Neoplasia intraductal papilar mucuinosa localizada en el conducto principal del páncreas y que mida más de 10 mm de diámetro.
- Neoplasia intraductal papilar mucuinosa localizada en conductos secundarios que mida más de 4 cm de diámetro con septos irregulares.
- La presencia de nódulos en la pared mayores de 1cm de diámetro.

Analítica: Los niveles séricos de Ca 19.9 y CEA se encuentran elevados en un 20 y un 15% de los casos, respectivamente

La diferenciación entre los tres tipos de afección es crucial en cuanto al pronóstico. El subtipo ducto principal tiene una prevalencia de cáncer entre un 57 y un 92%36,37, mientras que en el subtipo ramas secundarias la prevalencia va del 6 al 46%. No está claro si el subtipo mixto es una categoría o puede considerarse como una afección de ramas secundarias avanzada, ni tampoco si los sujetos clasificados como ramas secundarias en los que se descubre afección microscópica de ducto principal tienen peor pronóstico.

Se deben definirse unos parámetros radiológicos característicos de cada tipo:

- El tipo ducto principal se define como la dilatación del ducto principal > 5mm.
- El tipo rama secundaria, como una o varias lesiones características de NIPM y conexión radiológica identificable con el ducto principal.
- El tipo mixto se define cuando se presentan características radiológicas de ambos tipos, principal y secundaria.

Las pruebas diagnosticas son:

1. Ecografía abdominal:

a. NMIP tipo I o conducto principal: las imágenes ecográficas se caracterizan por: (Fig. 16)

- Lesión quística pleomórfica bien circunscrita.
- Dilatación del ducto pancreático.
- En función del tamaño y de la composición de la lesión otros hallazgos característicos pueden ser nódulos murales o presencia de septos

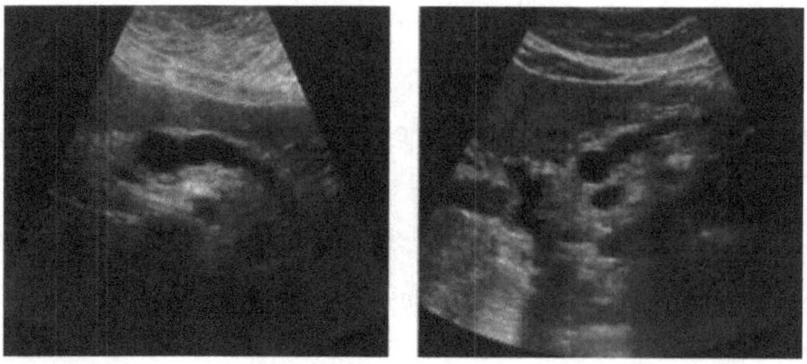

Figura 16: *IPMN ducto principal. Ecografía. Imagen anecoica en cabeza de páncreas, en interior de Wirsung, sin que se observen cambios en la ecogenicidad de la glándula ni claro stop. Retrógradamente existe dilatación arrosariada de ducto pancreático.*

b. ***NMIP tipo II o de rama colateral:*** (Fig. 17)

- Lesión quística pleomórfica bien circunscrita.
- Es difícil mostrar la comunicación con el ducto principal.
- En función del tamaño y de la composición de la lesión otros hallazgos característicos pueden ser nódulos murales o presencia de septos

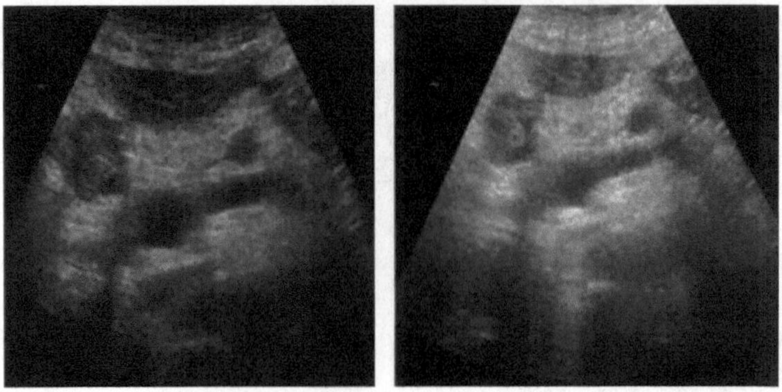

Figura 17: *IPMN de rama. Ecografía. Imagen redondeada en cuerpo pancreático, anecoica, que parece conectar con ducto pancreático, sin observarse dilatación del conducto de Wirsung*

2. TC abdominal:

a. ***NMIP tipo I o conducto principal:*** Suele poner de manifiesto la presencia de una masa quística unilocular o multilocular, con o sin dilatación del conducto de Wirsung. (Fig. 18). La presencia de nódulos murales, septos, gran tamaño del tumor, rápido crecimiento, adenopatías o extensión extrapancreática sugieren una degeneración maligna.

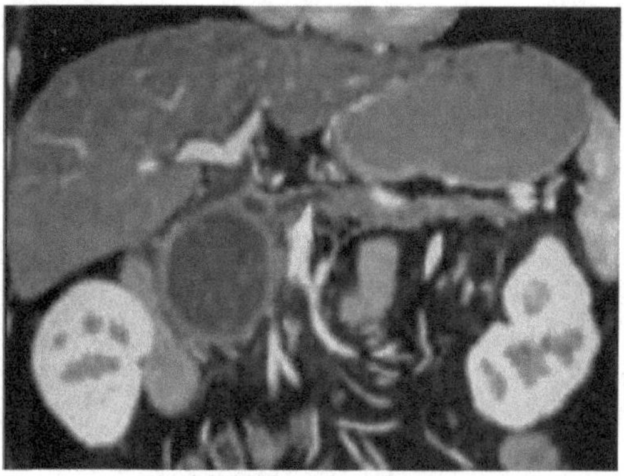

Figura 18: *TC con lesión quística de cabeza de páncreas con un conducto de Wirsung dilatado (flecha amarilla)*

- TCMC sin CIV (Fig. 19)
  - Dilatación segmentaria o difusa del conducto de Wirsung.
  - Las lesiones pequeñas pueden o no ser visualizadas.

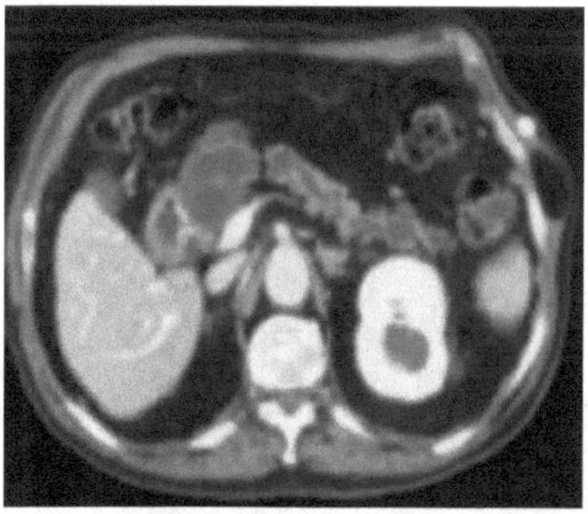

Figura 19: *TC abdominal que muestra dilatación difusa del ducto pancreático e indica NIPM de rama principal.*

- TCMC con CIV (Fig. 20): La existencia de realce generalmente sólo se aprecia en las lesiones que contienen focos nodulares, lo que sugiere malignidad. (Fig. 21)

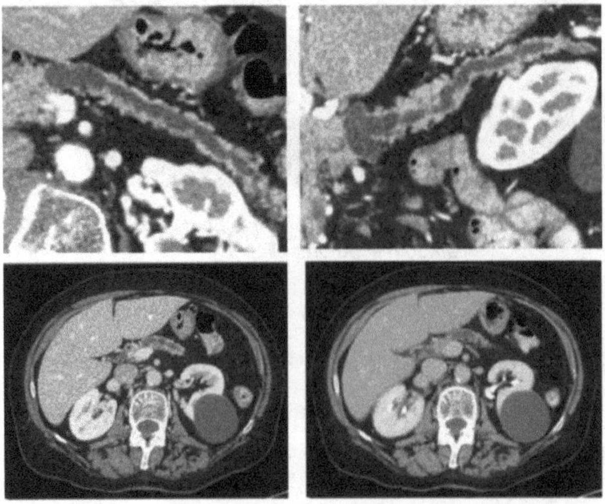

Figura 20: *IPMN ducto principal. TC abdominopélvico en fases pancreática (superiores), portal y tardía (inferiores). Imagen hipodensa en cabeza de páncreas, en interior de Wirsung, sin que se observen cambios en la densidad de la glándula ni claro stop. Retrógradamente existe dilatación arrosariada de ducto pancreático*

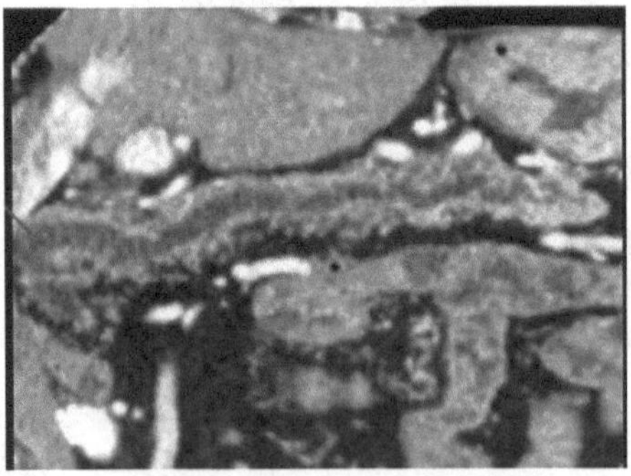

Figura 21: *IPMN ducto principal. TC abdominopélvico en fase portal. Se observa un foco de realce en la pared del conducto de Wirsung (flecha), lo que sugiere malignida*

b. ***NMIP tipo II o de rama colateral:*** sigue dos tipos de patrones:

- Macroquístico: unilocular o multiloculado con pocos septos que da aspecto de “racimo de uvas” (Fig. 22).
- Microquístico: múltiples espacios quísticos separados por septos. Lesión heterogénea hipoatenuante, clásicamente localizada en el uncinado y comunicada con el ducto principal de calibre normal. Estas características de forma aislada pueden no ser suficientes para diferenciarlo de un tumor quístico mucinoso o un cistoadenoma seroso, por lo que la ecoendoscopia con punción-aspiración es útil. El fluido obtenido es viscoso, acelular y con CEA>192 y amilasa normal. (Fig. 23 y 24)

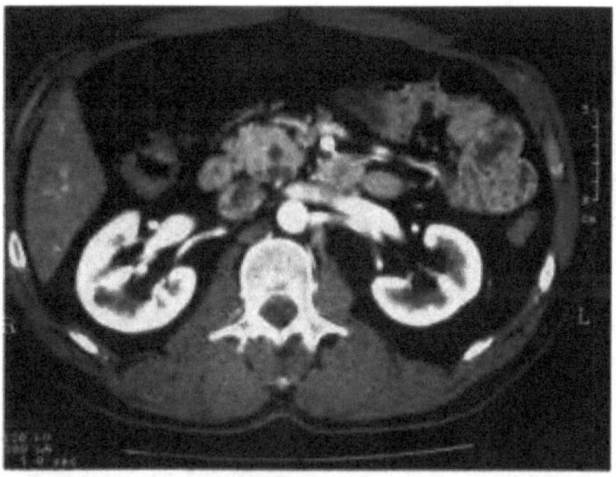

Figura 22: *TC abdominal que muestra NIPM de rama secundaria. Típica imagen “en racimo de uva” a nivel de proceso uncinado.*

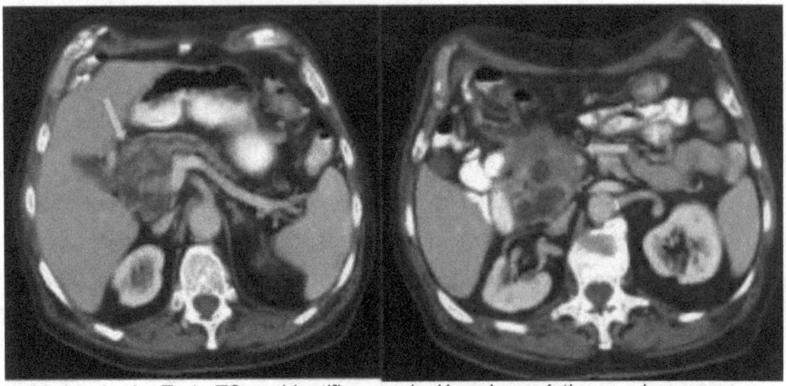

Figura 23: *Izquierda: En la TC, se identifica una lesión microquística en el proceso uncinado comunicada con el conducto de Wirsung dilatado en relación con NMPI de rama lateral. Derecha: Tras 4 años de seguimiento, degeneración maligna con crecimiento de la lesión, invasión vascular y del meso del colon trasnverso.*

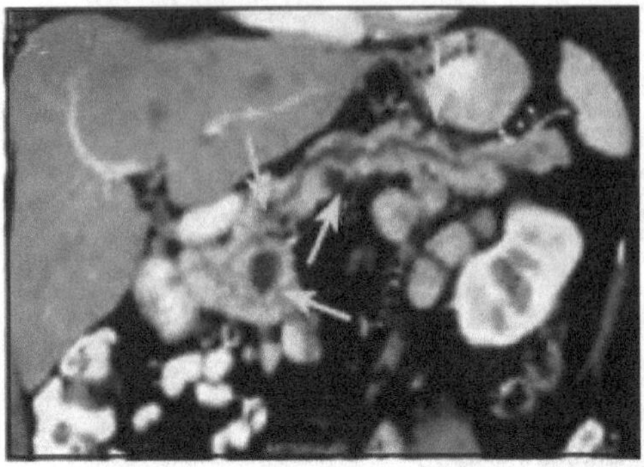

Figura 24: *TC que muestra un páncreas con varias lesiones quísticas o multifocal, la más grande en la cabeza del páncreas*

- TCMC de rama 2ª sin CIV (Fig. 25): Lesión hipodensa, pleomórfica en estrecha proximidad con el ducto principal. Localización clásica es en el proceso uncinado. El conducto principal por lo general no se dilata.
- TCMC de rama 2ª con CIV (Fig. 26): La existencia de realce generalmente sólo se aprecia en las lesiones que contienen focos nodulares.

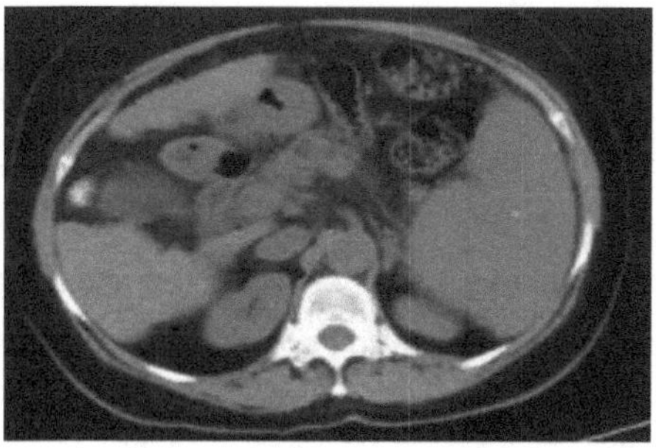

Figura 25: *IPMN de rama. TC abdominal sin contraste. Imagen redondeada en cuerpo pancreático, hipodensa, que parece conectar con ducto pancreático, sin observarse dilatación del conducto de Wirsung*

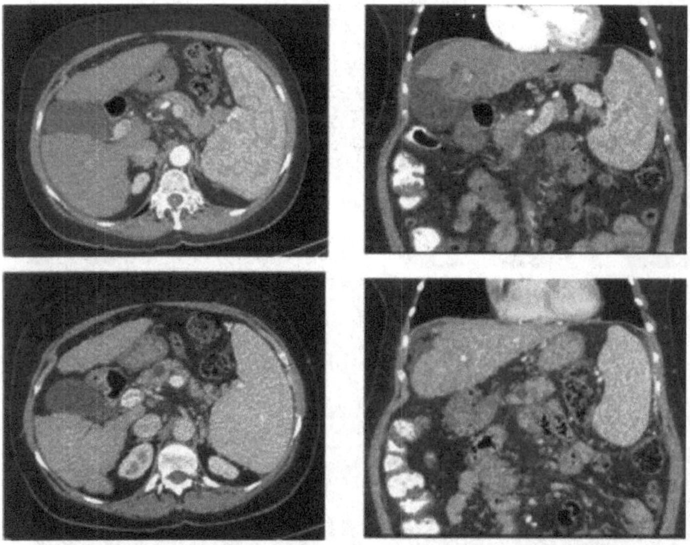

Figura 26: *IPMN de rama. TC abdominopélvico en fase pancreática (superior) y portal (inferior). Imagen redondeada en cuerpo pancreático, hipodensa, que parece conectar con ducto pancreático, sin observarse dilatación del conducto de Wirsung. Se aprecian otras imágenes quísticas en cola pancreática donde no se observa clara comunicación con ducto principal. Con la administración de CIV no existen zonas que experimenten realce contrastado.*

3. La RM y colangio-pancreato-resonancia magnética-(CPRM):

Puede demostrar la comunicación entre el tumor y el conducto principal y permite una evaluación más segura de la morfología de las lesiones quísticas pequeñas. La resonancia CPRM es superior en demostrar la comunicación con el conducto principal, estimar el compromiso del conducto pancreático principal y la identificación de quistes pequeños tipo rama, por estas razones, un consenso reciente de radiólogos sugiere que la resonancia magnética es el procedimiento de elección para evaluar los quistes pancreáticos.

a. NMIP tipo I o conducto principal (Fig. 27)

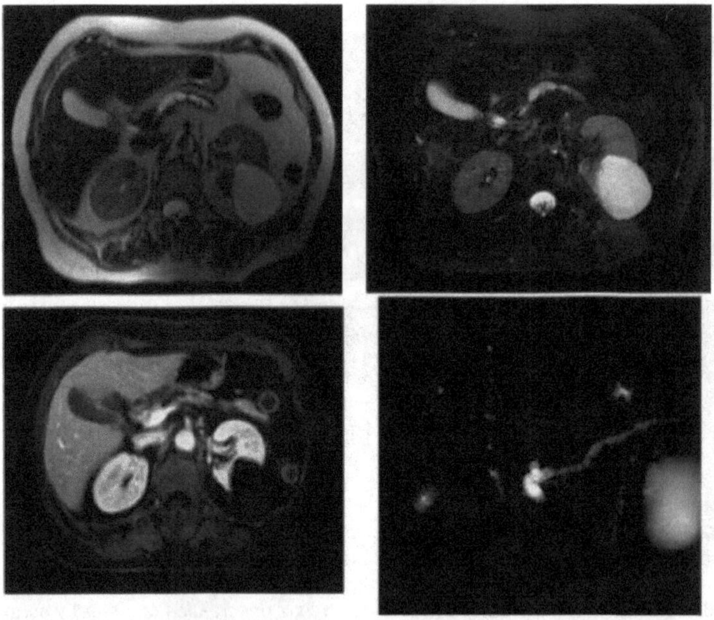

Figura 27: *IPMN en secuencias T2: se observa imagen hiperintensa con respecto al parénquima en cabeza de páncreas, en interior de Wirsung, sin que se aprecie claro stop. Retrógradamente existe dilatación arrosariada de ducto pancreático. En secuencia LAVA se manifiesta hipointenso con respecto al parénquima y no existen zonas de realce contrastado. ColangioRM corrobora hallazgos*

b. ***NMIP tipo II o de rama colateral:***

- Muestra dilatación de todo el conducto, aunque las lesiones pequeñas pueden ser o no visualizadas, siendo en secuencias potenciadas en T1 hipointensas y en potenciadas en T2 hiperintensas con respecto al parénquima pancreático. (Fig. 28)
- Se aprecia realce de los componentes nodulares o las áreas de engrosamiento de la pared (si está presente) tras la infusión de gadolinio. (Fig. 29 y 30)

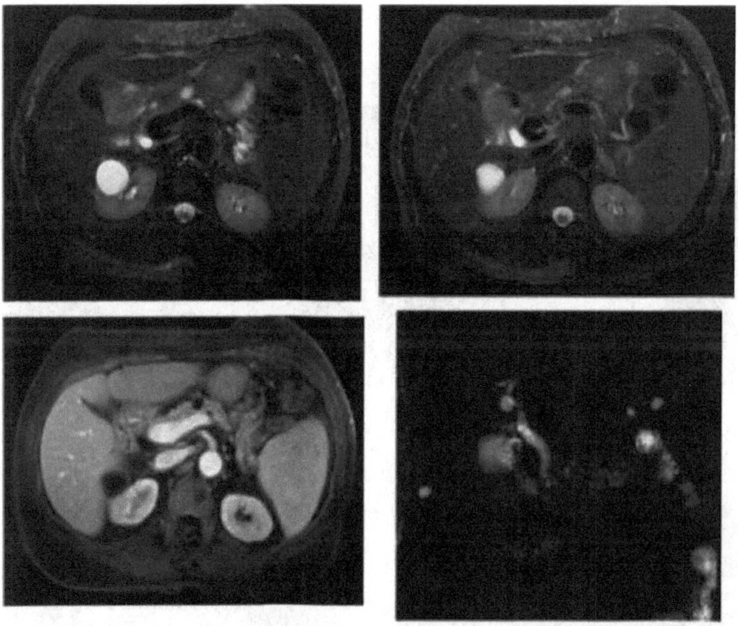

Figura 28: *IPMN de rama. Imagen en cuerpo pancreático, hiperintensa al parénquima adyacente en secuencias T2, que parece conectar con ducto pancreático, sin observarse dilatación del conducto de Wirsung. Se aprecian otras imágenes quísticas en cola pancreática donde no se observa clara comunicación con ducto principal. En secuencias LAVA no se aprecian zonas de captación de contraste. En colangioRM se aprecia conducto pancreático de tamaño normal y pequeñas zonas quísticas adyacentes que comunican con él.*

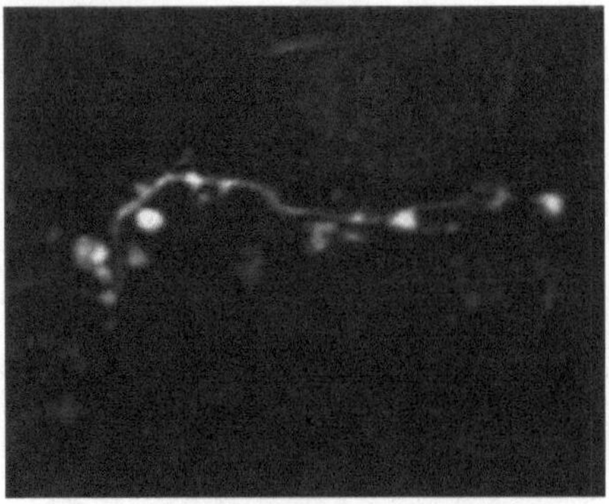

***Figura 29**: ColangioRM que muestra una NIPM de ramas secundarias, con afección difusa de toda la glándula*

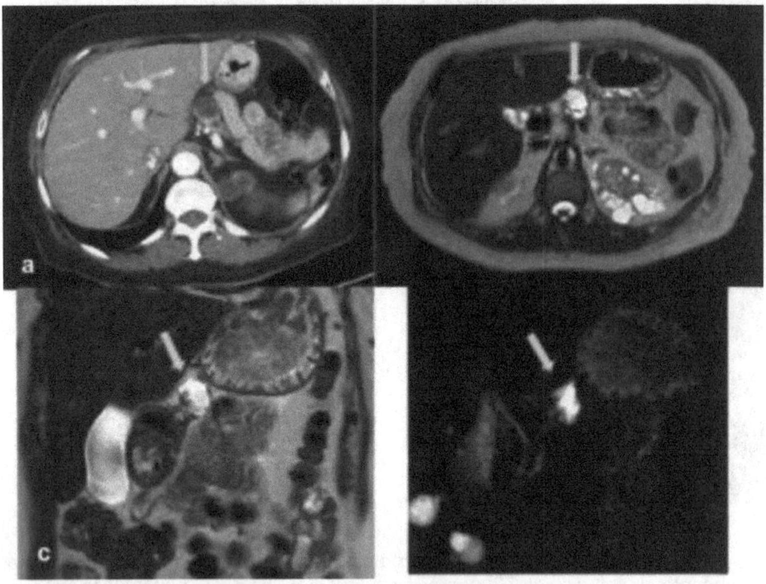

***Figura 30: a:** En la TC, se identifica una lesión quística unilocular de 3 cm que parece mostrar una comunicación con el ducto principal. **b y c**: En RM, la lesión es hiperintensa y **d:** en secuencias potenciadas en T2 se observa comunicación con el conducto pancreático principal en las secuencias CPRM*

c. **NMIP tipo III o mixto:** Muestran la dilatación de tanto el conducto principal como de las ramas laterales. (Fig. 31 y 32)

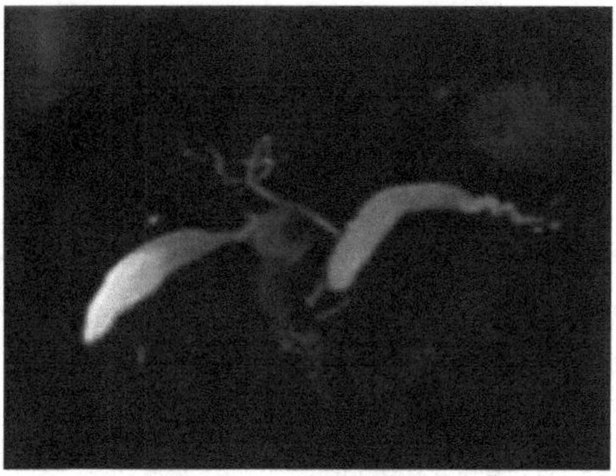

Figura 31: *ColangioRM que muestra conducto pancreático dilatado de forma arrosariada que acaba en zona de cabeza de páncreas en una estructura quística (componente de ducto principal), junto con pequeñas zonas quísticas adyacentes que comunican con el Wirsung (componente de rama). IPMN mixto*

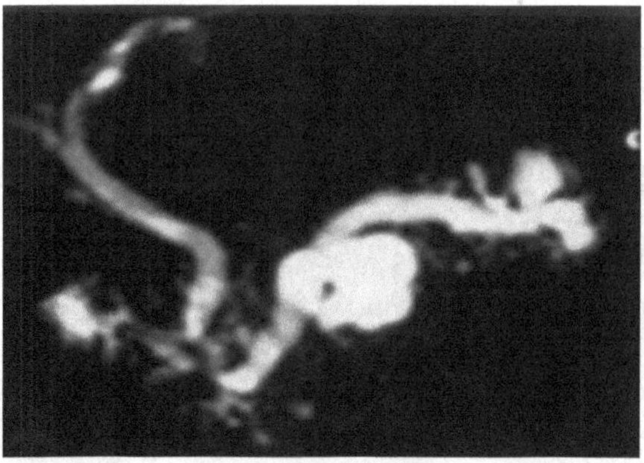

Figura 32: *ColangioRM que muestra dilatación difusa del ducto pancreático y de ramas secundarias e indica NIPM de tipo mixto.*

4. <u>ERCP</u>

Se aprecia una papila dilatada con protrusión en la luz duodenal y salida de mucina, dilatación del wirsung/ramas colaterales y múltiples defectos de llenado en la pancreatografía (proliferaciones papilares o bolas mucinosas). La CPRE se ha considerado la técnica de elección en el diagnóstico de los TMPI, ya que identifica la salida de material mucoide a través de la papila y permite visualizar la dilatación del conducto pancreático principal, así como la presencia de ramas colaterales ectásicas. Los hallazgos característicos incluyen:

- la dilatación del conducto de Wirsung y/o colaterales en ausencia de estenosis previa
- un exceso de mucina (con la posibilidad de observarla saliendo a través de la papila, hecho casi patognomónico)
- y/o defectos de repleción ductal.

La CPRE también nos permite la obtención de muestras para el estudio citológico y/o la biopsia, que son de gran utilidad en la evaluación de la lesión.

En los CP-TPMI: el signo de "la boca de pez", que consiste en la visualización de mucina a través de la papila duodenal, es un signo patognomónico que se puede observar en un 22-55% de dichas lesiones, Además, también se ha descrito que la salida de mucina a través de una fístula pancreatoduodenal es sugestiva de malignidad y puede ser observada hasta en un 2% de los casos. (Fig.33).

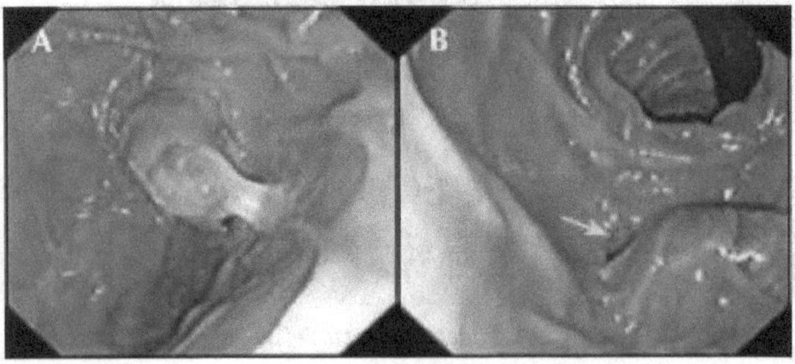

***Figura 33: A:** duodenoscopia con deformidad de la papila en "boca de pez" hallazgo patognomónico de la NMPI. **B:** fistula pancreatoduodenal (flecha amarilla)*

5. *Ultrasonografía endoscópica*

Es una de las herramientas más útiles, especialmente para determinar malignidad y la presencia de multicentricidad, con una sensibilidad de 86% cuando los ductos principales miden más de 10 mm y los secundarios más de 40 mm. Diversos autores consideran la USE como la técnica más eficaz para detectar el grado de malignidad. (Fig. 34). Nos ayuda a determinar la extensión de la dilatación del conducto de Wirsung y la presencia de nódulos murales en su interior, número de ganglios murales, atrofia del parénquima pancreático, múltiples quistes con apariencia de «racimos de uva» en el subtipo que afecta a las colaterales y la presencia de comunicación entre el quiste y el conducto. Estos hallazgos se relacionan con un mal pronóstico, especialmente la presencia de dilatación del conducto pancreático principal mayor de 10 mm y la presencia de ganglios murales.

La USE se usa en el seguimiento de hallazgos ambiguos o para diferenciar mejor entre las NMPI benignas y malignas. Las variables morfológicas indicativas de malignidad son:

- presencia de tumores con un tamaño mayor de 30 mm
- notable dilatación del conducto pancreático principal (> 10 mm)
- nódulos murales o irregularidades del conducto pancreático principal.

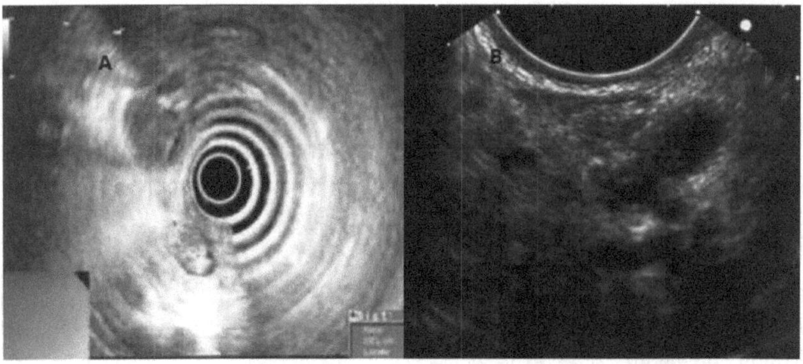

Figura 34: A: *ecoendoscopia que muestra contenido sólido intraductal en el conducto de wirsung.* ***B:*** *ultrasonografía endoscópica, en la que se aprecian múltiples quistes con apariencia de «racimos de uva», localizados en la cabeza del páncreas.*

La punción guiada por USE ha permitido obtener muestras de lesiones para el estudio citológico y de diversos marcadores tumorales, que aumentar la eficacia diagnóstica preoperatoria del tumor.

6. *Estudio citológico*

La citología del líquido pancreático (PFC) es más preciso en el diagnóstico de IPMN que el adenocarcinoma pancreático; también es predictor importante de malignidad en IPMN. El examen macroscópico del líquido es útil para el diagnóstico. La mucina se caracteriza como un "líquido espeso, blanco, viscoso y pegajoso" que es difícil de introducir en la aguja y extraer de la aguja.

Citomorfologicamente, el fondo mucinoso en IPMN es espeso, viscoso y "similar a un coloide", o delgado y acuoso. La calidad y cantidad de mucina en el material citológico no se correlaciona con el grado de IPMN. La citología permite observar células epiteliales «flotando» en abundante material mucoso, que diferencia las lesiones benignas y malignas, aunque no puede precisar su grado de invasividad. El epitelio mucinoso puede manifestarse como panal y fragmentos papilares de células epiteliales en frotis citológicos. Puede verse como una monocapa, láminas de células epiteliales, grupos epiteliales pequeños y cohesivos similares a brotes o células epiteliales mucinosas únicas. Los fragmentos papilares pueden ser arquitectónicamente complejos. En general, la presencia de papilas verdaderas revestidas por células mucinosas en un fondo mucinoso espeso sugiere IPMN.

El estudio citológico ayuda en el diagnóstico, especialmente, cuando se realizan pruebas de marcadores tumorales y pruebas bioquímicas: amilasa alta y el CEA alto son consistentes con una neoplasia quística mucinosa

El análisis del líquido intraquístico permanece en investigación, pero se recomienda para evaluar las NMPI tipo rama pequeñas sin "características preocupantes" en centros con experiencia en ultrasonografía endoscópica y aspiración con aguja fina.

7. **Nuevos métodos diagnósticos**:

- *la endomicroscopia láser confocal basada en aguja (nCLE)* es una modalidad endoscópica que proporciona imágenes microscópicas guiadas por láser que crea una histopatología de las estructuras tisulares a través del contraste de fluorescencia y mejora la precisión del diagnóstico preoperatorio.
- *La inteligencia artificial (IA),* pueden ayudar en el reconocimiento de pacientes con el mayor riesgo de malignidad.
- *La tomografía por emisión de positrones (PET)* utilizando el inhibidor de la proteína de activación de fibroblastos marcado con galio 68 (68Ga-FAPI)-PET tiene una especificidad, sensibilidad y precisión del 93 %, 100 % y 96 %, respectivamente, en el diagnóstico de IPMN.
- *La pancreatoscopia SpyGlass* proporciona una visión directa del conducto pancreático y muestras para biopsia con microfórceps, lo que mejora el diagnóstico. La Sociedad Española de Endoscopia Digestiva ha desarrollado este documento de consenso sobre la utilización del colangioscopio Spyglass-DS. La ecografía intraductal tiene una sensibilidad del 100% para detectar IPMN mayores de 3 mm en el conducto pancreático, especialmente cuando no es factible realizar una biopsia.
- Se ha propuesto un uso novedoso del software de procesamiento del lenguaje natural para revelar lesiones preocupantes del páncreas por malignidad potente en la TC realizada por otras razones no relacionadas.
- Un modelo del marco GaWRDenMap se basa en los conceptos de regresión ponderada geográficamente y un modelo de clasificación basado en funciones de densidad. Se aplicó a imágenes de inmunofluorescencia multiplex de enfermedades pancreáticas. Esta aplicación puede discriminar entre el cáncer de páncreas y la IPMN.

Diagnostico Diferencial: El diagnóstico diferencial debe plantearse con el carcinoma ductal que se presenta como un tumor sólido que compromete al conducto, la pancreatitis crónica que muestra una ectasia ductal distorsionada e histológicamente la proliferación papilar nunca es la lesión dominante, cistoadenocarcinoma y pseudoquiste pancreático (Tablas 2 y 3)

Tabla 2: Diagnóstico diferencial de las neoplasias quísticas pancreáticas

	Cistoadenoma seroso	Cistoadenoma mucinoso	Neoplasia papilar mucinosa intraductal	Neoplasia sólida pseudopapilar
Edad (años)	50-70	40-60	50-70	20-30
Sexo	M>V	M>>V	M=V	M>V
Clínica de presentación	Incidental Dolor abdominal Efecto masa	Incidental Dolor abdominal Malignidad	Incidental Dolor abdominal Pancreatitis Malignidad	Incidental Dolor abdominal Efecto masa Rara malignidad
Imagen característica	Microquística/ imagen en panal de abeja	Unilocular con septos finos visibles post contraste y calcificaciones laminares y periféricas. No conexión con conducto pancreático	Dilatación del conducto pancreático.	Masa sólida y quística que puede contener calcificaciones

***Tabla 3:** Diagnóstico Diferencial de TMPI y cistoadenoma mucinoso*

	TMPI	Cistoadenoma mucinoso
Edad media	Sexta-séptima décadas de la vida	Más jóvenes
Sexo	Similar entre	Principalmente mujeres
Localización	Cabeza	Cuerpo/cola
Cápsula fibrosa	Raro	Presente
Estroma ovárico	Ausente	Presente
Dilatación del CPP	Presente	Ausente
Comunicación con el CPP	Presente	Ausente

CPP: conducto pancreático principal; TPMI: tumor papilar mucinoso intraductal.

Algunos autores han evaluado la significación de determinados marcadores en el líquido aspirado del interior de la formación quística (CEA, CA19.9, CA15-3, CA72-4, amilasa, lipasa, viscosidad, etc.) con resultados divergentes. Unos concluyen que el valor del CEA asociado a otros factores, como grosor de la pared, presencia de nódulos o grado de viscosidad permite diferenciar las neoplasias quísticas benignas de las malignas. Otros consideran que los valores de CEA solo son útiles para diferenciar las neoplasias quísticas mucinosas de las no mucinosas, pero no permiten identificar con claridad la existencia de malignidad. (Tabla 4)

Tabla 4: *Análisis del líquido por PAAF con alta especificidad para diferenciar lesiones quísticas mucinosas de las no mucinosas*

		NQM	NQS	PSQ
PAAF	TPMI	Mucinoso	Seroso	Pseudoquiste
Aspecto	Cristalino	Cristalino	Cristalino	Color
Fluidez	Filante	Filante	Liquido	Liquido
Mucina	Si	Si	No	No
Glucosa (50 mg/dl)	Muy bajo	Muy bajo	Alta	-
Amilasa	Alta	Normal - alta	Normal	Alta
CEA (192 ng/ml)	Muy alta	Alta	Muy bajo	Bajo
Riesgo malignidad	Bajo-alto *	Mod-alto	Ninguno	Ninguno
	MUCINOSAS		NO MUCINOSAS	

FACTORES PREDICTIVOS DE MALIGNIDAD DE NMPI

El TPMI presenta un pronóstico excelente en comparación con otras neoplasias pancreáticas. Es un tumor de crecimiento lento, que puede presentar zonas de malignidad hasta en el 50% de los casos en el momento del diagnóstico, con una tasa de transformación maligna del 30-60%, de los cuales el 17-43% son cánceres invasivos en el momento del diagnóstico. Sus cifras de supervivencia a los 5 años, aunque están influenciadas por el momento del diagnóstico y la resecabilidad quirúrgica, se sitúan en torno al 88%. Existen criterios diagnóstico anatómicos para predecir la malignidad de estas neoplasias y son: Neoplasia intraductal papilar mucinosa localizada en el conducto principal del páncreas y que mida más de 10 mm de diámetro; neoplasia intraductal npapilar mucinosa localizada en conductos secundarios que mida más de 4 cm de diámetro con septos irregulares y la presencia de nódulos en la pared mayores de 1cm de diámetro. La diferenciación entre los tres tipos de afección es crucial en cuanto al pronóstico. El subtipo ducto principal tiene una prevalencia de cáncer entre un 57 y un 92%, mientras que en el subtipo ramas secundarias la prevalencia va del 6 al 46% en el subtipo mixto no está claro. Las características que sugieren malignización se describen en la Tabla 5

Tabla 5: *Características que sugieren malignización en las TPMI*

	NMPI ductal	**NMPI de rama lateral**
Características que sugieren malignidad	Nódulo mural	Nódulos murales
	Componentes sólidos	Componentes sólidos
	Componente quístico unilocular grande	Tamaño >30mm
	Realce del conducto pancreático principal	
	Diámetro del Wirsung >18mm	

Como factores predictivos independientes de malignidad en las NMPI tipo MD se han identificado la presencia de síntomas, conducto pancreático principal igual o mayor a 10 mm de diámetro, pared engrosada, nódulo mural y atrofia del parénquima distal. En el caso de un conducto pancreático principal de 5 a 9 mm de diámetro acompañado de la presencia de al menos otro factor predictivo, el riesgo de malignidad es del 35% y es necesaria una intervención quirúrgica inmediata. Existen diversas guías que orientan hacia la predicción de malignidad:

- Las guías de Sendai (2006) propuestos por Asociación Internacional de Pancreatología y Fukuoka (2012) que dividen las características de degeneración maligna entre estigmas de alto riesgo y características preocupantes de malignidad (tabla 6)

- *La Asociación Internacional de Pancreatología establece que* si la neoplasia asienta sobre el conducto principal tiene un mayor riesgo que si está implantada en una rama colateral, si el calibre de aquel es superior a 6mm tiene más riesgo y en las NMPI de rama un diámetro mayor de 30mm, la existencia de componente sólido en su interior o si el paciente ha presentado síntomas atribuibles al tumor (dolor abdominal, pérdida de peso o pancreatitis) también deben hacer sospechar un mayor riesgo de degeneración maligna.
- *Según Ingkakul*, los factores predictivos de aparición de carcinoma ductal concomitante en un área no afectada por NMPI, se identifican el empeoramiento del control de la diabetes y el aumento sérico del marcador tumoral CA19.9 como parámetros independientes de predicción de malignidad.

Tabla 6: *Factores pronósticos de degeneración maligna: características preocupantes y factores de riesgo (Sendai y Fukuoka)*

FACTORES PRONOSTICOS DE DEGENERACION MALIGNA		
	GUIAS DE SENDAI	GUIAS FUKUOKA
CARACTERISTICAS PREOCUPANTES	-quiste ≥3cm -paredes quísticas engrosadas -nódulos murales no intensificados -conducto pancreático principal 5-9 mm -cambios abruptos calibre del wirsung con atrofia pancreática distal. -linfadenopatias	-quiste > 3cm -engrosamiento wirsung -nódulo mural no captante -cambio abrupto en wirsung con atrofia pancreática distal -linfadenopatías -pancreatitis
FACTORES RIESGO	-componente solido que realza con contraste -conducto Wirsung ≥ 10mm	-ictericia -wirsung >10mm -componente solido hipercaptante -citologia (+) para DAG o adenocarcinoma

El riesgo de malignidad aumenta con la edad avanzada, presencia de síntomas, la afección del ducto principal, la dilatación de éste > 10mm, la presencia de nódulos murales, para las ramas secundarias el tamaño > 3 cm.

Otro factor predictivo a tener en cuenta es la proporción de neutrófilos a linfocitos fue significativamente más baja en los casos de IPMN de bajo grado que en los de alto grado e Invasivo. La relación neutrófilos- linfocitos (NLR) es un biomarcador útil para distinguir entre IPMN de bajo y alto grado y, por lo tanto, debe monitorearse durante la vigilancia.

En los últimos años se han tratado de determinar diversos parámetros clinicorradiológicos que indiquen la presencia de una degeneración maligna o un peor pronóstico del TPMI, entre los que destacan (tabla 7).

Tabla 7: *Parámetros clinicorradiológicos que sugieren la presencia de una degeneración maligna o un peor pronóstico del TMPI*

• Tamaño del tumor : > 30 mm
• Diámetro del conducto pancreático principal - > 10 mm (BDT) - > 15 mm (MDT)
• Contenido quístico heterogéneo
• Nódulos murales: > 5 mm
• Septos y paredes engrosadas
• Visualización del conducto de comunicación con el conducto pancreático principal (BDT)
• CEA del jugo pancreático: > 110 ng/ dl
• Crecimiento rápido
• Presencia de diabetes mellitus
• Linfadenopatías
• Extensión peripancreática
• Extensión extrapancreática (duodenal, peritoneal, hepática)

BDT: *branch duct type,* dependiente de colaterales del conducto pancreático principal; MDT: *main duct type,* dependiente de conducto pancreático principal.

Actualmente, se acepta que la NMPI es un precursor macroscópico de carcinoma, evolucionando desde un adenoma benigno a carcinoma, en una secuencia similar a la de adenoma-carcinoma del cáncer de colon.

Estrategia Terapéutica: La estrategia que debe aplicarse para decidir la actitud a seguir frente a una NMPI viene condicionada por su elevado riesgo de degeneración maligna, ya que pueden desarrollar ACDP de forma sincrónica, sobre la misma NMPI, o metacrónica, en una zona libre de NMP.

La cirugía continúa siendo el pilar fundamental del tratamiento de las neoplasias NMPI, estando la tasa de resecabilidad de estos tumores en torno 87%, pero debido a la posible afectación multifocal y difusa del Wirsung, es difícil la obtención de un margen quirúrgico libre de tumor. Los TPMI subtipo MDT presenta una tasa de malignidad >80% y el subtipo BDT del 20%, por lo cual la estrategia terapéutica es diferente y se han propuesto distintas opciones de tratamiento:

- Subtipo BDT el tratamiento es quirúrgico si:
  - Pacientes sintomáticos con tumor >30mm
  - Pacientes sintomáticos con tumor <30mm, pero con crecimiento rápido.
  - Presencia de nódulos murales
  - Dilatación del conducto pancreático principal
  - Invasión extraductal que indica la presencia de egeneracion maligna del propio tumor
  - Antecedente de pancreatitis aguda
  - Observación de atipias en la citología del material intraquístico obtenido mediante punción.
- Subtipo MDT siempre deben ser intervenidos quirúrgicamente.
  - Subtipos que no presentan datos de degeneración maligna, pueden realizarse cirugías menos agresivas como pancreatectomia cefálica con preservación duodenal, preservación pilórica, resección parcial del proceso uncinado, pancreatectomia dorsal o ventral y pancreatectomia distal con preservación esplénica
  - Subtipos invasivos con infiltración del tejido peri pancreático, con riesgo de metástasis ganglionares regionales y afectación de tejidos circundantes, debe adoptarse medidas quirúrgicas agresivas como pancreatectomia total o DPC con resección linfática regional.

Inicialmente se seguína las guías de Sendai y Fukuoka según pauta señalada en la tabla 8

***Tabla 8:** Guías de Sendai (2006) y Fokuoka (2012) para el tratamiento de NIPMII*

	Guías de Fukuoka 2012	
Sendai 2006	**Estigmas de alto riesgo**	**Estigmas Preocupantes**
• Quiste sintomático < 3cm • Quiste asintomático > 3cm • Ducto principal > 6mm • Nódulo mural	• Ictericia obstructiva • Componente sólido con realce • Ducto principal mayor 10mm	• Quiste > 3cm • Pared engrosada con realce • Ducto 5-9mm • Nódulo mural sin realce • Cambio abrupto del calibre del ducto principal con atrofia pancreática

Sendai 2006 y estigmas de alto riesgo

- La resección pancreática debe ser considerada si la condición clínica lo amerita.

Estigmas preocupantes

- Una eco endoscopia debería considerarse para mayor investigación. Si existe nódulo mural, afectación del ducto principal, citología sospechosa o positiva de malignidad la resección debe ser considerada

Para decidir la estrategia terapéutica se puede seguir el algoritmo propuesto por el grupo de Boston (Fig. 35):

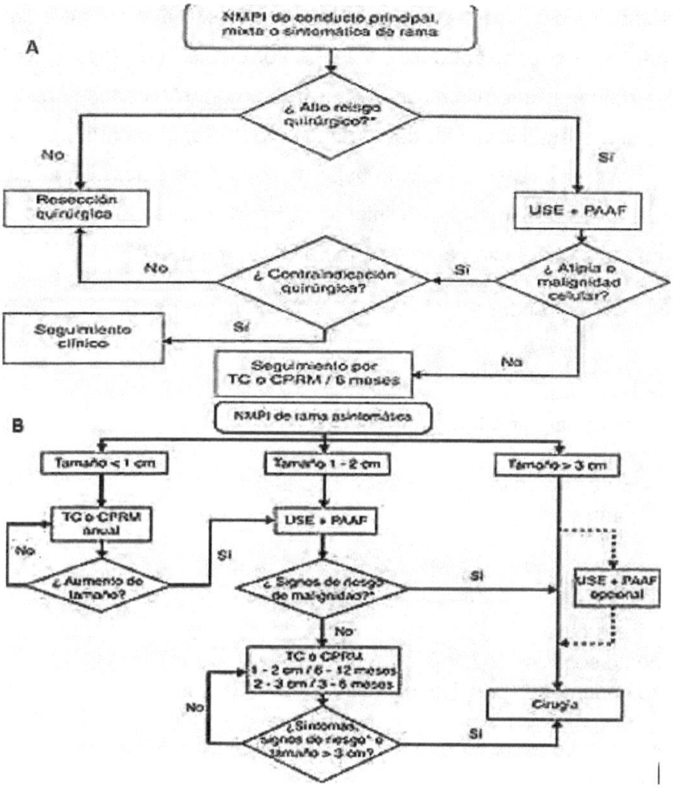

Figura 35: A: *Algoritmo aconsejado para el manejo de las neoplasias mucinosas papilares intraductales de conducto principal, mixtas y sintomáticas de rama. *Factores de alto riesgo quirúrgico: edad avanzada y comorbilidad.* ***B:*** *Algoritmo de seguimiento de las neoplasias mucinosas papilares intraductales de rama asintomáticas. *Signos de riesgo de malignidad: nódulos murales y atipia celular neoplásica.*

CONSENSO INTERNACIONAL DE GUÍAS PARA EL MANEJO DE IPMN Y NEOPLASIAS QUÍSTICAS MUCINOSAS DE PÁNCREAS, FUKUOKA 2012

En este consenso se definió la característica de los IPMN como una dilatación segmentaria o difusa del conducto pancreático principal > 5 mm sin otras causas de obstrucción. Se debe tener presente que el grado de dilatación del conducto pancreático principal determina una correlación con invasividad. Los autores determinaron una dilatación de 5 a 9 mm como "característica de preocupación" y una dilatación mayor de 10 mm como "estigma de alto riesgo". Por otro lado, en este consenso se sugirió dejar de llamar "carcinoma in situ" y referirse a la degeneración maligna incipiente como displasia de alto grado (OMS), existiendo una correlación entre imagen e histología de 70%.

Las "características de preocupación" referidas en este consenso:

- Lesiones quísticas > 3 cm.
- Pared gruesa.
- Conducto principal entre 5-9 mm.
- Nódulo mural.
- Cambio abrupto de calibre con atrofia pancreática distal.
- Linfadenopatía.

Los "estigmas de alto riesgo" son:

- Ictericia obstructiva.
- Componente sólido.
- Conducto pancreático principal con dilatación > 10 mm.

En este consenso se empezó a determinar la utilidad de la punción de las lesiones quísticas del páncreas guiada por ultrasonografía transesofágica endoscópica. Con esta punción se logra tener material líquido para obtener niveles de algunos biomarcadores como el antígeno carcinoembrionario (CEA), CA 19-9, niveles de amilasa, algunas mutaciones y, por otro lado, se puede determinar si existen células malignas. Algunos puntos importantes a resaltar sobre la punción guiada por USTE:

- Puede distinguir entre mucinoso y no mucinoso.
- No puede diferenciar entre IPMN y quiste de tipo mucinoso.
- No puede distinguir entre quiste benigno de quiste maligno.
- Bajo nivel de CEA no descarta quiste de tipo mucinoso.
- El nivel de corte de CEA es de 192 ng/mL, logrando 80% de certeza que es quiste de tipo mucinoso.
- La mutación KRAS apoya ser quiste tipo mucinoso

Indicación quirúrgica en los IPMN de conducto principal: En este consenso se determinó que la malignidad promedio de los IPMN es de 61% (36-100%) con sobrevida a cinco años de 31-54% y que por tal motivo todos los IPMN de conducto principal deberían ser resecados quirúrgicamente si el paciente es apto para tal procedimiento y valorar la resección "no inmediata" de los IPMN con dilatación de conducto pancreático con dilataciones entre 5 a 9 mm.

Indicación quirúrgica en los IPMN de rama secundaria: Este tipo de IPMN no es tan agresivo como se ha visto en las series de casos observacionales (vide supra) y, por tal motivo, los quistes incluso > 3 cm sin signos "características de preocupación" se pueden vigilar de acuerdo con este consenso. Esto son principalmente aplicable a pacientes ancianos en quienes una cirugía para resecar estos quistes tiene mayor riesgo que beneficio.

GUÍA EUROPEA "BASADA EN EVIDENCIA" DE MANEJO DE LAS NEOPLASIAS QUÍSTICAS DEL PÁNCREAS. MARZO DE 2018

La guía europea se basa en nueve puntos: Biomarcadores, radiología, endoscopia, IPMN, neoplasias mucinosas quísticas, neoplasias quísticas serosas, quistes raros, neoadyuvancia y patología.

Biomarcadores

- CEA en predicción de malignidad en IPMN tiene una sensibilidad de 18% (14 - 22%) con una especificidad de 93% (90 - 95%).
- CEA en predicción de invasividad en IPMN tiene una sensibilidad de 18% (13 - 23%) y una especificidad de 95% (93 - 96%).
- CA 19-9 elevado en predicción de malignidad en IPMN tiene una sensibilidad de 40% (36 - 44%) y una especificidad de 89% (87 - 91%)
- CA 19-9 en predicción de invasividad en IPMN tiene una sensibilidad de 52% (46 - 58%) y una especificidad de 88% (85 - 96%).

Líquido del quiste

- Marcadores de DNA, en particular mutaciones KRAS y GNAS, son estudios prometedores en identificar quistes productores de mucina.
- Otro marcador es la amilasa.
    - < 250 U/L puede excluir el pseudoquiste pancreático sensibilidad 44%, especificidad 98%.
    - No distingue entre estirpe mucinosa o no mucinosa

Radiología: El rendimiento diagnóstico de la resonancia magnética (RM) / colangiopancreatografía y tomografía computarizada (TC) para identificar el tipo específico de neoplasia quística pancreática es:

a) RM / colangiopancreatografía: 40-95%.

b) Tomografía: 40 - 81%

El método de imagen de elección de vigilancia es la RM

Endoscopia

- Indicaciones para realizar USTE: Es útil para identificar características que deben ser consideradas para resección quirúrgica.
- Indicaciones y contraindicaciones de aspiración guiado por USTE de las neoplasias quísticas del páncreas: La punción del quiste mejora la certeza diagnóstica para diferencias entre quistes mucinosos vs. no mucinosos y malignos vs. benignos en casos donde la TC y RM no sean claros
- La punción guiada por USTE sólo debe realizarse cuando el resultado esperado cambiaría el manejo. No se debe realizar si el diagnóstico ya se estableció por imagen.
- Contraindicación relativa para realizar USTE: Distancia > 10 mm entre el quiste y el transductor, alteraciones de coagulación con riesgo alto de sangrado o el uso de doble antiagregantes

Actualmente se siguen las indicaciones de la Guía Europea que divide sus recomendaciones de resección quirúrgica en indicaciones absolutas y relativas (Tabla 8) en comparación con la guía de Fukuoka.

Tabla 8: *Comparación de las indicaciones absolutas y relativas de cirugía entre Guía Fukuoka y la europea*

Guía de Fukuoka 2012	Guía Europea 2018	
Indicación absoluta	Indicación absoluta	Indicación relativa
Todas las IPMN de conducto principal tienen indicación quirúrgica.	Citología positiva de malignidad.	Crecimiento anual de 5 mm o más
Todas las neoplasias quísticas mucinosas tienen indicación quirúrgica.	Masa sólida.	Elevación de niveles de Ca 19-9 > 37 U/mL
*IPMN de rama incluso > 3 sin "estigmas de alto riesgo" se puede observar sin resección inmediata.	Ictericia (asociada a lesión).	Dilatación del conducto pancreático principal entre 5 - 9.9 mm
* Estigmas de alto riesgo: ictericia obstructiva con lesión quística en cabeza de páncreas, componente sólido que realza, conducto pancreático principal > 10 mm.	Nódulo mural > 5 mm.	Diámetro del quiste ≥ 40 mm
	Dilatación del conducto pancreático principal > 10 mm.	Desarrollo de diabetes. Pancreatitis aguda (causada por IPMN). Nódulo mural que realza < 5 mm.

Técnicas quirúrgicas: Una vez decidida la necesidad de resección quirúrgica de la lesión deberá plantearse el tipo de cirugía más adecuado para cada situación. El tipo de resección pancreática dependerá de la localización y extensión de la lesión, de la edad del paciente y de sus expectativas de vida y de la necesidad de preservar el máximo de función exocrina y endocrina.

A. ***<u>Neoplasia mucinosa papilar intraductal de conducto principal tipo I</u>***

Puede afectar todo el Wirsung o solo a un segmento y, en este caso, asentarse en la parte proximal o distal del conducto. Las técnicas quirúrgicas son:

- Duodenopancreatectomía cefálica en las neoplasias de cabeza pancreática
- Pancreatectomía corporocaudal en las de páncreas izquierdo
- Pancreatectomía segmentaria en las de cuerpo y pancreatectomía total en los tumores difusos. En esta última técnica deberá valorarse

previamente, además de la edad del paciente, la comorbilidad y la existencia de diabetes preoperatoria, aunque hoy en día tanto esta como la malabsorción son controlables farmacológicamente. La pancreatectomía segmentaria ofrece la ventaja de preservar mejor la función exocrina y endocrina, pero tiene un mayor número de complicaciones, en particular la fístula pancreática (22%).

Todas estas técnicas se asocian a una baja mortalidad y a una aceptable morbilidad en los centros con un elevado volumen de intervenciones. Hoy en día las resecciones pancreáticas por laparoscopia se llevan a cabo con gran éxito, especialmente en las lesiones corporocaudales. Mediante esta técnica se consigue una estancia hospitalaria más corta y una más rápida recuperación.

B. ***Neoplasia mucinosa papilar intraductal de rama colateral o tipo II***

Estas lesiones tienen indicación quirúrgica si presentan riesgo o sospecha de malignidad o si son sintomáticas. Las técnicas aplicadas dependerán de la localización del tumor.

- La pancreatectomía segmentaria puede ser de elección en tumores sintomáticos de cuello de páncreas, aunque el tamaño sea inferior a 30mm y no existan datos que hagan sospechar malignidad.
- Enucleación si se dan las siguientes condiciones:
    - Ausencia de cirugía pancreática previa.
    - De ramas periféricas localizadas en la cabeza del páncreas o proceso uncinado.
    - Ausencia de dilatación del conducto pancreático principal
    - Ausencia de nódulos murales o engrosamiento de la pared del quiste
    - Capacidad de preservar el conducto pancreático principal.

Con el fin de evitar la fistula pancreática, la identificación y ligadura del conducto comunicante es esencial. La ecografía intraoperatoria es necesaria para este propósito, ayudando a identificar y preservar la integridad del conducto pancreático principal.

- Lavado intraquístico con etanol, que se ha publicado recientemente. Estas investigaciones, aunque han mostrado un cierto éxito, fueron realizadas en escaso número de pacientes y no existe un seguimiento lo suficientemente prolongado que permita demostrar su eficacia a largo plazo

Con los avances en tecnología y técnicas, la cirugía mínimamente invasiva ahora se ha convertido en el estándar de atención en casi todos los campos de la cirugía general, incluida la cirugía pancreática. Las desventajas de la cirugía laparoscópica en la cirugía pancreática, incluida la visualización de imágenes bidimensionales, la mala coordinación mano-ojo, el grado limitado de libertad de movimiento de los instrumentos laparoscópicos y los efectos de fulcro, impiden que los cirujanos pancreáticos la adopten ampliamente. El advenimiento del sistema quirúrgico robótico, ha ayudado a que la cirugía pancreática mínimamente invasiva sea mucho más accesible para los cirujanos. La cirugía robótica presenta notables ventajas y revoluciona los abordajes quirúrgicos mínimamente invasivos. La tecnología robótica mejora muchos aspectos de la laparoscopia, incluso mejorando la destreza y la precisión, brindando visibilidad tridimensional, eliminando el temblor físico de los cirujanos y simulando la muñeca. la pancreatectomía central robótica es segura y factible para tumores benignos y borderline en el cuello y el cuerpo proximal del páncreas, y la enucleación pancreática robótica también se puede aplicar en tumores benignos superficiales.

Vigilancia de los márgenes de resección: Deberá tenerse especial cuidado en el examen de los bordes de resección, puesto que al tratarse de una neoplasia multifocal existe el riesgo de que quede una lesión residual (alrededor del 28% de ocasiones). Es pues de suma importancia el estudio intraoperatorio del estado de los márgenes de resección. Estos pueden clasificarse como negativos (epitelio normal o neoplasia mucinosa sin displasia) o positivos (adenoma, displasia moderada o de alto grado o adenocarcinoma).

Recientemente, Partelli demostró que la presencia de desepitelización de las estructuras del margen de resección estaba asociada a un peor pronóstico, probablemente por una mayor dificultad en la interpretación de los daros anatomopatologicos, por lo que se aconseja también en estos casos ampliar la resección. Un dato a tener en cuenta es que un borde de resección negativo no permite asegurar la ausencia de células neoplásicas en el páncreas residual dado el carácter multifocal de la NMPI. Ello hace aconsejable, a pesar de haber realizado una resección presuntamente curativa, el posterior control periódico de estos pacientes.

Pronóstico: El pronóstico es muy bueno en las NMPI benignas, a los 5 años la supervivencia de los pacientes oscila entre el 77 y el 100%. Cuando desarrollan un carcinoma invasivo la supervivencia de los enfermos se ve reducida a un 28-62% a los 5 años.

Existen algunos biomarcadores que predicen el carcinoma invasivo y la transformación maligna, como el antígeno carbohidrato sérico 19-9. Los casos de IPMN con niveles elevados de CEA manifiestan un mayor riesgo de transformación maligna. La presencia de características citomorfológicas indicativas de displasia de alto grado (más común en las IPMN del conducto principal) o adenocarcinoma en las muestras de citología se asocia con un mayor riesgo de malignidad. Existen factores asociados al pronóstico como son:

- Enfermedad maligna: los TIPM benignos tienen mejor pronóstico que lo malignos y es el principal factor asociado a la superviviencia
- Metástasis linfáticas: Se asocian a un peor pronóstico, afecta el 29-46% de los casos, disminuyendo la superviviencia a los 5 años de 83 % al 30 %
- Invasión neural y vascular: Está asociado a un peor pronóstico, pacientes sin invasión la superviviencia a los 5 años es de 83 % y disminuye hasta un 57% en los pacientes con invasión.
- Tipo histológico: El tipo coloideo tiene mejor pronóstico que el tubular. que se asocia a mayor compromiso ganglionar y vascular.
- Bordes quirúrgicos: según Sohn y cols la sobrevida a 1, 2 y 5 años de los enfermos con bordes negativos fue de 78 %, 62 % y 46 % y con bordes positivos fue de 40 %, 0 % y 0 %.
- La IPMN del conducto pancreático principal se asocia con un mayor riesgo de progresión a adenocarcinoma invasivo que la IPMN que ocurre en una rama del conducto. La mayoría de los casos de IPMN de las ramificaciones son benignos; sin embargo, aún existe riesgo de transformación maligna hasta en un 15% de los casos.

- Las NMPI con carcinoma in situ (supervivencia alrededor del 80%) pero superior a la del adenocarcinoma ductal pancreático que tiene una supervivencia que oscila entre el 5 y el 20% a los 5 años.
- El pronóstico del subtipo histológico pancreato-biliar es más agresivo y el intestinal el de mejor pronóstico.
- Otros factores son: una edad mayor de 70 años, rama del conducto IPMN con un diámetro mayor a 3 cm, dilatación del conducto pancreático principal, presencia de nódulos sólidos murales y/o engrosamiento de una rama del conducto IPMN o de la pared del conducto pancreático principal, adenopatías linfáticas y extensión peripancreática. También depende de la presencia de infiltración (No infiltración supervivencia del 90% a 5 años, con infiltración superviviencia del 40%)

Las IPMN pancreáticas recurren en el 10,7% de los pacientes después de la resección quirúrgica. La recurrencia de las IPMN se correlaciona con el grado de displasia. La tasa de supervivencia posterior a la resección a los 5 años en pacientes con IPMN fue del 60 %, y la tasa de supervivencia posterior a la resección a los 10 años el 40 %. Sin embargo, no hay diferencia en las tasas de supervivencia a 5 y 10 años entre los casos de IPMN del conducto principal versus los de las ramificaciones. Se requiere vigilancia posoperatoria para las IPMN resecadas. Los pacientes con IPMN con displasia de alto grado o con antecedentes familiares positivos tienen un mayor riesgo de desarrollar neoplasias subsiguientes de alto riesgo en el páncreas remanente.

Estrategia de seguimiento: Dependerá de las características clínicas y morfológicas de la lesión y de si el paciente ha requerido o no intervención quirúrgica.

- **Pacientes asintomáticos con neoplasia mucinosa papilar intraductal de rama:** requieren controles periódicos mediante técnicas de imagen (TC o, mejor, CPRM) y de valoración clínica para estimar el crecimiento de la lesión (30mm es un tamaño que se considera determinante). El desarrollo de nódulos murales y/o la aparición de sintomatología. hará modificar la inicial actitud conservadora a intervencionista.

- **Pacientes con neoplasia mucinosa papilar intraductal resecada:** La estrategia está condicionada al carácter multifocal de estas lesiones que se observa hasta en un 30% de casos. Esto determina la necesidad de vigilancia de los pacientes, puesto que una vez resecada la zona afectada no excluye que pueda desarrollarse otra lesión en una nueva localización. En los pacientes en que se ha resecado la lesión dominante conociendo que existían otras formaciones quísticas sincrónicas, pero de escaso desarrollo, también deberá mantenerse un control estricto sobre estas lesiones y valorar su evolución.

El seguimiento de estos pacientes depende del grado histopatológico de la lesión extirpada. Se describió un algoritmo de vigilancia adaptado del planteado por Ohtsuka (Fig. 36) en estos pacientes el seguimiento se debe valorar en función de la edad, la presencia de comorbilidades y el tipo de TPMI.

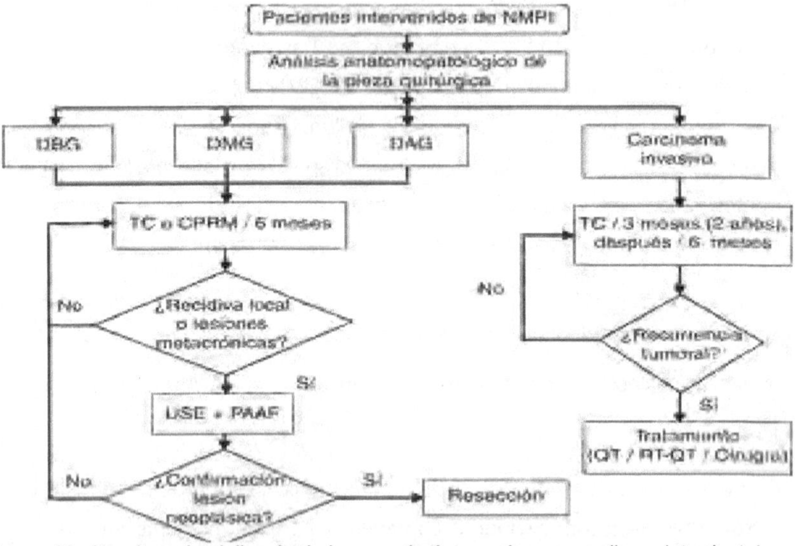

Figura 36: Algoritmo de vigilancia de las neoplasias mucinosas papilares intraductales Adaptada de Ohtsuka et al. después de la resección quirúrgica, según su grado histopatológico.

El Internacional Consensus Guidelines for Manangement of IPMN, sugiere un protocolo de seguimiento de estos tumores (Tabla 9). El seguimiento radiológico estaría indicado en caso de:

- NMPI asintomáticas de rama secundaria<30mm y de rama principal menores de 10mm, e incluiría la realización de CT/RMN/C-RMN cada 2 años
- Entre 10-20mm de forma anual durante 2 años y entre 20-30mm EUS a los 6 meses.
- Otros documentos recomiendan la realización de RM al año, y después cada 2 años hasta un total de 5 si no existen cambios. En caso de cambios en el quiste se recomienda la realización de EUS

Tabla 9: *Protocolo de seguimiento propuesto en el Consenso Internacional para el manejo del tumor papilar mucinoso intraductal (TMIP)*

	Riesgo de malignización/recurrencia	Intervalo de seguimiento	Método diagnóstico
BDT no resecado	A los 12-36 meses de seguimiento: bajo riesgo	Anual	USE
		Si < 10 mm	
		6-12 meses	
		Si 10-20 mm	
		3-6 meses	
		Si > 20 mm	
TPMI benigno resecado	En relación con bordes quirúrgicos: libres/infiltrados	No hay consenso	TC
			RM
TPMI invasivo resecado	Alto riesgo	6 meses	TC
			RM

BDT: *branch duct type,* dependiente de colaterales del conducto pancreático principal; MDT: *main duct type,* dependiente de conducto pancreático principal; RM: resonancia magnética; TC: tomografía computarizada; TPMI: tumor papilar mucinoso intraductal;

Conclusiones: Los TPMI se diagnostican cada vez más en la práctica diaria. La mayoría de estas lesiones se visualizan durante un estudio de imagen realizado por causas no pancreáticas y, en muchos de los casos, el estudio no es capaz de aportar la información necesaria para decidir la estrategia de manejo. Mediante la combinación de una técnica de imagen con una USE-PAAF y biomarcadores se aumenta la eficacia diagnóstica para la caracterización de estas lesiones. El tratamiento actualmente suele ser quirúrgico en la mayoría de los casos.

BIBLIOGRAFIA

1. K. Ohashi, Y. Murakami, T. Takekosshi.Four cases of mucin-producing cancer of the pancreas on specific findings of papilla of Vater. Prog Dig Endosc 1982; 20: 348-351
2. Kloppel G, Solcia E, Longnecker DS, Capella C, Sobin LH. Histological typing of tumours of the exocrine pancreas. In: World Health Organization International Classification of Tumours. 2nd ed. Berlin: Springer 1996; pp: 11-20.
3. Bülow R, Tjaden C, Ittermann T, Hinz U, Klaiber U, Weiss FU, Aghdassi A, Heckler M, Kromrey ML, Völzke H, Hosten N, Büchler MW, Lerch MM, Hackert T. Faktor epidemiologis yang terkait dengan neoplasia musinosa papilla intraductal pankreas: studi kontrol kasus pusat ganda. Pankreas. 2022; 51 (3):250–255.
4. Jabłońska B, Szmigiel P, Mrowiec S. Pancreatic intraductal papillary mucinous neoplasms: current diagnosis and management. Mundo J Gastrointest Oncol. 2021; 13 (12): 1880–1895.
5. Assarzadegan N, Babaniamansour S, Shi J. Updates in the diagnosis of intraductal neoplasms of the pancreas. Front Physiol. 2022; 13 :923917–923917
6. Rye BA, Stockwell JW, Lewandrowski KB. Cytology of cyst fluid and chemical characteristics in a case of lymphoepithelial cyst of the pancreas: a rare and difficult preoperative diagnosis. Cytopathological diagnosis. 1999; 21: 328 – 330

7. Furukawa T, Kloppel G, Volkan Adsay N, et al. Classification of types of intraductal papillary mucinous neoplasia of the pancreas: a consensus study. Arch of Virchows. 2005; 447: 794 – 799

8. Bournet B, Vignolle-Vidoni A, Grand D, et al. Aspiración con aguja fina guiada por ultrasonido endoscópico más mutación KRAS y GNAS en neoplasia mucinosa papilar intraductal maligna de páncreas. Endosc Int Abierto. 2016; 4: E1228 - E1235

9. Visani M, Acquaviva G, De Leo, Sanza V, Merlo L, Maloberti T, Brandes AA, Franceschi E, Di Battista, Masetti M, Jovine E, Fiorino S, Pession A, Tallini G, de Biase. Alteraciones moleculares en tumores pancreáticos. Mundial J Gastroenterol. 2021; 27 (21):2710–2726

10. Geramizadeh B, Marzban M, Shojazadeh A, Kadivar A, Maleki Z Intraductal papillary mucinous neoplasm of the pancreas: Cytomorphology, imaging, molecular profile, and prognosis. Cytopathology. 2021;32(4):397-406

11. Castellano-Megias, VM, Andres CI, Lopez-Alonso G, Colina-Ruizdelgado F. Pathological and diagnostic features of intraductal papillary mucinous neoplasia of the pancreas Mundo J Gastrointest Oncol. 2014; 6: 311 - 324

12. Ren B, Liu X, Suriawinata AA. Pancreatic ductal adenocarcinoma and its precursor lesions: histopathology, cytopathology and molecular pathology. I'm J Patol. 2019; 189: 9- 21

13. Aronsson L, Andersson R, Ansari D. Neoplasia musinosa intraductal papiler pankreas: epidemiologi, faktor risiko, diagnosis dan pengobatan. Scand J Gastroenterol. 2017; 52: 803 – 815.

14. Elta GH, enestvedt BK, Sauer BG, Lennon AM. ACG. Clinical Guideline: Diagnosis and management of pancreatic cysts. American journal of Gastroenterology 2018; 113 (4): 464-479.

15. Hecht EM, Khatri G, Morgan D, Kang S, et al. Intraductal papillary mucinous neoplasm (IPMN) of the pancreas: recommendations for

Standardized Imaging and Reporting from the Society of Abdominal Radiology IPMN disease focused panel. Abdom Radiol (NY). 2021; 46(4):1586-1606.

16. Hsiao CY, Yang CY, Wu JM, Kuo TC, Tien YW. Usefulness of the Sendai 2006 and Fukuoka 2012 guidelines for the treatment of intraductal papillary mucinous neoplasia of the pancreas: a single-center experience with 138 surgically treated patients. Medicine (Baltimore)2016; 95(38): e4922.
17. Longnecker DS. Observations on the etiology and pathogenesis of intraductal papillary-mucinous neoplasms of the pancreas. Hepatogastroenterol.1998; 45: 1973-80
18. Hoshi H, Zaheer A, El Abiad RG, et al. Management of intraductal papillary mucinous neoplasia of the pancreas. Curr Probl Cirug. 2018; 55: 126 – 152.
19. Susana Seijo Ríos, José Lariño Noia, Julio Iglesias García, Antonio Lozano León, Juan Enrique Domínguez Muñoz. Intraductal papillary mucinous tumor: Diagnostic and therapeutic approach. 2008; Vol. 31. Núm. 2.: 92-97
20. Scialpi M, Reginelli A, D'Andrea A, Gravante S, Falcone G, Baccari P, et al. Pancreatic tumors imagings: an update. Int J Surg. 2016; 28:142-55.
21. Sahani DV, Kambadakone A, Macari M, Takahashi N, Chari S, Fernandez-del Castillo C. Diagnosis and management of cystic pancreatic lesions. American Journal of Roentgenology. 2013; 200: 343-354.
22. Kitagawa Y, Unger TA, Taylor S, et al. Mucus is a predictor of better prognosis and survival in patients with intraductal papillary mucinous tumor of the pancreas. J Gastrointest Surg 2003; 7:12-8.
23. Telford JJ, Carr-Locke DL. The role of ERCP and pancreatoscopy in cystic and intraductal tumors. Gastrointest Endosc Clin N Am 2002; 12:747-57.
24. Yamashita Y, Kawaji Y, Shimokawa T, Yamazaki H, Tamura T, Hatamaru K, Itonaga M, Ashida R, Kawai M, Kitano M Usefulness of Contrast-Enhanced Harmonic Endoscopic Ultrasonography for Diagnosis

of Malignancy in Intraductal Papillary Mucinous Neoplasm. .Diagnostics (Basel). 2022;12(9):2141

25. Tag-Adeen M, Ozawa E, Ogihara K, et al. The role of pancreatic juice cytology in the diagnosis of pancreatic intraductal papillary mucinous neoplasia. Rev Esp Enferm Dig. 2018; 110: 775 – 781
26. Geramizadeh B, Marzban M, Shojazadeh A, Kadivar A, Maleki Z Intraductal papillary mucinous neoplasm of the pancreas: Cytomorphology, imaging, molecular profile, and prognosis. .Cytopathology. 2021 Jul;32(4):397-406
27. Puşcaşu CI, Rimbaş M, Mateescu RB, Larghi A, Cauni V. Advances in the diagnosis of pancreatic cystic lesions. Diagnostics (Basel) 2022; 12 (8): 1779–1779
28. Shipley LC, Ahmed AM. New and emerging technology in the diagnosis and treatment of pancreatic cysts. Transl Gastroenterol Hepatol. 2022; 7 :15–15.
29. Lang M, Spektor AM, Hielscher T, Hoppner J, Glatting FM, Bicu F, Hackert T, Heger U, Pausch T, Gutjahr E, Rathke H, Giesel FL, Kratochwil C, Tjaden C, Haberkorn UA, Röhrich M. PET/CT with static and dynamic 68Ga-FAPI for the detection of malignant transformation of intraductal papillary mucinous neoplasia of the pancreas. J Nucl Med. 2023; 64(2): 244–251.
30. Vehviläinen S, Fagerström N, Valente R, Seppänen H, Udd M, Lindström O, Mustonen H, Swahn F, Arnelo U, Kylänpää L. Single-operator peroral pancreatoscopy in the preoperative diagnosis of suspected intraductal papillary mucinous neoplasms: efficacy and novel knowledge of complications. Endosc Surgery. 2022; 36 (10):7431–7443
31. Ramón Sánchez-Ocaña, José Ramón Foruny Olcinab, Juan Vila Costasc, et al. SEED Consensus Document on SpyGlass-DS. Gastroenterol Hepatol. 2023;46(1):69-79.
32. Kooragayala K, Crudeli C, Kalola A, Bhat V, Lou J, Sensenig R, Atabek U, Echeverria K, Hong Y. Use of natural language processing software to identify worrisome pancreatic lesions. Ann Surg Oncol. 2022; 29 (13):8513–8519

33. Krishnan SN, Mohammed S, Frankel TL, Rao A. GaWRDenMap: a quantitative framework for studying local variation in cell-cell interactions in pancreatic disease subtypes. Scientific Representative 2022; 12 (1):3708–3708.
34. Jung HS, Han Y, Kang JS, Sohn H, Lee M, Lee KB, Kim H, Kwon W, Jang JY. Predicción de malignidad en el conducto principal o neoplasias mucinosas papilares intraductales de tipo mixto del páncreas. J Hepatobiliary Pancreat Sci. 2022; 29 (9):1014–1024
35. M. Tanaka, S. Cari, V. Adsay, C. Fernandez del Castillo, M. Falconi, M. Shimizu, et al. Internacional consensus guidelines for management of intraductal papillary mucinous neoplasms and mucinous cystic neoplasms of the pancreas. Pancreatology 2006; 6: 17-32
36. M. Tanaka, C. Fernández-del Castillo, V. Adsay, S. Chari, M. Falconi, J.Y. Jang, et al. International consensus guidelines 2012 for the management of IPMN and MCN of the pancreas. Pancreatology, 2012; 12: 183-197
37. T. Ingkakul, Y. Sadakari, J. Ienaga, N. Satoh, S. Takahata, M. Tanaka. Predictors of presence of concomitant invasive ductal carcinoma in intraductal mucinous neoplasm of the pancreas. Ann Surg 2020; 252: 70-75.
38. Fritz S, Hackert T, Hinz U, Hartwig W, Buchler MW, Werner J. Role of serum carbohydrate antigen 19-9 and carcinoembryonic antigen in distinguishing between benign and invasive intraductal papillary mucinous neoplasia of the pancreas. Br J Surg. 2011; 98: 104 – 110.
39. Ohtsuka T, Matsunaga T, Kimura H, et al. Role of pancreatic juice cytology in the preoperative management of intraductal papillary mucinous neoplasia of the pancreas in the era of international consensus guidelines 2012. World Surgery J. 2014; 38: 2994 - 3001
40. European Study Group on Cystic Tumours of the Pancreas: European evidence-based guidelines on pancreatic cystic neoplasms. Gut 2018; 67: pp. 789-804.
41. Kim SC, Song KB, Jung YS, Kim YH, Park DH, Lee SS, et al. Short-term clinical outcomes of 100 consecutive cases of laparoscopic pylorus-

sparing pancreatoduodenectomy: improvement with surgical experience. Endosc Surgery. 2013; 27: 95 - 103

42. Hong S, Song KB, Madkhali AA, Hwang K, Yoo D, Lee JW, et al. Robotic versus laparoscopic distal pancreatectomy for left-sided pancreatic tumors: the single-surgeon experience of 228 consecutive cases. Endosc Surgery. 2020; 34: 2465 – 73.
43. Shi Y, Jin J, Qiu W, Weng Y, Wang J, Zhao S, et al. Short-term outcomes after robotic-assisted versus open pancreaticoduodenectomy after the learning curve. JAMA surgery. 2020; 155 (5): 389- 94.
44. Gilani SM, Adeniran AJ, Cai G. Cytologic evaluation by endoscopic ultrasound-guided fine needle aspiration of intraductal papillary mucinous neoplasia and mucinous cystic neoplasms of the pancreas. I'm J. Clin Pathol. 2020; 154: 559 – 570.
45. McGinnis T, Bantis LE, Madan R, et al. Survival outcomes of pancreatic intraepithelial neoplasia (PanIN) versus intraductal papillary mucinous neoplasia (IPMN) associated with pancreatic adenocarcinoma. J Clin Med. 2020; 9 (10): 3102.

3.2. TUMOR SOLIDO PSEUDOPAPILAR (TSPP)

Concepto: El tumor sólido-pseudopapilar de páncreas (TSPP) es una neoplasia infrecuente que corresponde a menos del 2% de las neoplasias pancreáticas exocrinas. Fue descrita por primera vez en 1959 por Virginia Kneeland Frantz, y se han usado muchos nombres para describir este tumor, entre los que se encuentran tumor quístico papilar, tumor sólido/papilar y tumor de Frantz; posteriormente fue caracterizado por Hamoudi en 1970; motivo por lo que ha sido denominado como tumor de Franz o de Hamoudi. En 1996, la OMS simplifica la clasificación y nomenclatura, resultando el tumor sólido-pseudopapilar de páncreas como la terminología aceptada; y considera que es una formación bordeline entre benigno y maligno. En el caso de comprobarse la malignidad se denomina carcinoma sólido pseudopapilar.

Epidemiologia: El tumor sólido pseudopapilar de páncreas en un tumor quístico epitelial extremadamente raro con bajo potencial de malignidad. Supone menos del 1-2% de todos los tumores pancreáticos exocrinos.

Predomina en el sexo femenino y sujetos jóvenes en la segunda y tercera década de la vida. Se ha observado en todas las razas, aunque parece ser mayor en razas no caucásicas especialmente asiáticas y afroamericanas. Generalmente al momento del diagnóstico son tumores grandes, generalmente resecables y con buenos resultados.

La predominancia de las mujeres como portadoras de este tipo de tumor, podría estar relacionada con la existencia de receptores de progesterona, o como ha sido reportado por otros autores, por la relación existente entre el páncreas y los arcos genitales durante la embriogénesis, lo que determinaría que las células tumorales podrían derivar del epitelio celómico y del rete ovario. La relación hombre-mujer es de 1:10 y en el sexo masculino tiende a aparecer a una edad discretamente más avanzada.

Su patrón biológico y clínico es diferente del resto de los tumores quísticos del páncreas, motivo por el que ha despertado un gran interés en la última década.

Origen: Es tumor de etiología desconocida. Las hipótesis más sustentadas del origen de los tumores sólidos seudopapilares son:

- En células embrionarias pluripotentes que originarían también los islotes como los acinos, ductus pancreáticos y de las células endocrinas o de células pancreáticas pluripotenciales
- Otra hipótesis es que serían células de tejido extrapancreático (posiblemente ovárico) del esbozo genital que se incorporarían al páncreas durante la embriogénesis.
- Se ha propuesto un origen ductal epitelial, neuroendocrino, una célula primordial pluripotencial e incluso origen extrapancreático de origen genital.

- También se especula la influencia de ciertos factores genéticos debido a su predominio en mujeres asiáticas y afroamericanas.

Anatomía patológica: Son tumores capsulados que pueden adquirir un gran tamaño (promedio 10,3 cm.). Suelen ser redondeados, con márgenes generalmente bien definidos pudiendo tener una apariencia sólida, sólida quística o quística pura. Rodeando al tumor tiene una capsula fibrosa que lo demarca del páncreas.

Puede localizarse a cualquier nivel del páncreas, aunque se presenta con más frecuencia en el cuerpo/cola (64 %). En pacientes menores de 15 años habría un predominio en cabeza de páncreas. (Fig. 1)

En su origen, los tumores pequeños son sólidos, pero por necrosis y contenido hemático formas cavidades por lo que se consideran como quísticos, aunque no son verdaderos tumores quísticos. Pueden romperse y dar lugar a hemoperitoneo y son malignos en alrededor del 10 %. Las hemorragias intratumorales son frecuentes y se han descrito calcificaciones periféricas en el 30% de los casos.

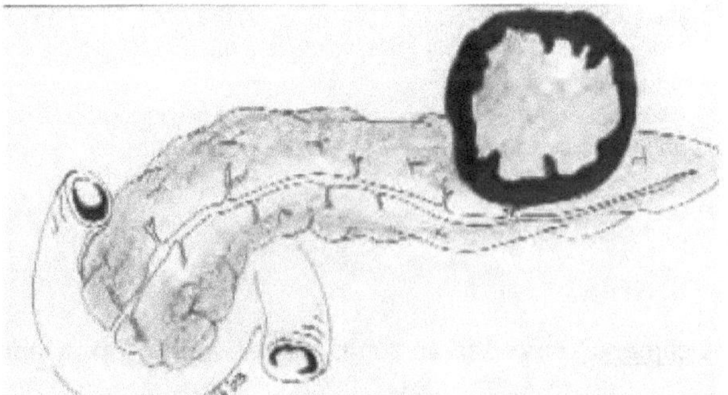

Figura 1: *esquema de neoplasia solida pseudopapilar. En zona corporocaudal masa bien delimitada con cápsula gruesa y contenido hiperdenso*

A. <u>Macroscópicamente</u>: la mayoría de las lesiones son grandes (promedio de 8 a 10 cm), redondeadas, solitarias y, a menudo, fluctuantes. Usualmente, vascularizado y son encapsuladas y bien demarcadas del páncreas circundante, con márgenes lobulados, bien definidos, aunque en ocasiones pueden infiltrarlo comprometiendo células acinares e islotes. Las superficies de corte muestran áreas lobuladas, sólidas, de color marrón claro, zonas de hemorragia y necrosis, y espacios quísticos llenos de detritos necróticos. Los cambios quístico-hemorrágicos pueden involucrar toda la lesión, confundiéndola con un seudoquiste. El tumor puede contener calcificaciones y, ocasionalmente, puede ser de localización multicéntrica o extrapancreática. y puede estar adherida al bazo. En su interior presenta degeneración hemorrágica quística, con calcificaciones intratumorales. (Fig. 2)

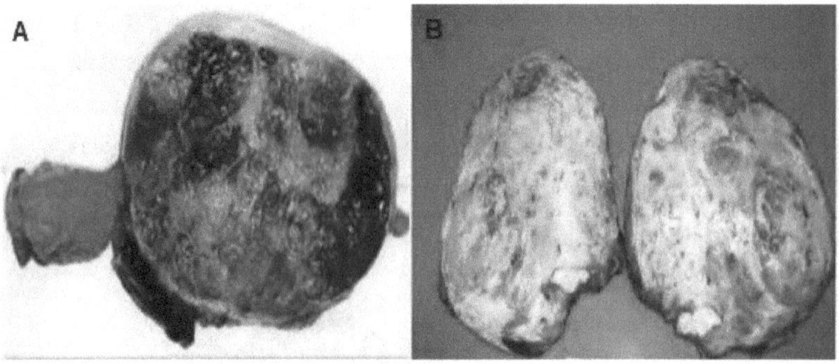

Figura 2: ***A:*** *tumor sólido seudopapilar seccionado de cola de páncreas.* ***B:*** *Aspecto macroscópico del tumor con áreas proliferativas balnco- amarillentas y otras parduscas y necróticas*

B. Microscópicamente: se observan zonas sólidas monoforma y esclerosis, células poligonales, y zonas con suedopapilas y otras de necrosis y cavidades quísticas con sangre y detritus. No se demuestra la existencia de glicógeno ni de mucina. Las mitosis son raras. No es fácil establecer el criterio de malignidad si no se ve signos inequívocos como invasión perineural o vascular, razón por la que se considera un tumor bordeline. Pueden dar positivos con marcadores propios de tumores endocrinos como la enolasa y otros, siendo negativo para Cromogranina A y positivos para receptores de progesterona. Las metástasis a distancia también pueden presentar partes sólidas y quísticas.

La existencia de una cápsula y de hemorragia intratumoral lo que permite distinguirlo de otros tumores del páncreas.

Al microscopio se encuentran áreas sólidas alternando con cambios degenerativos que producen un patrón pseudopapilar característico de células epiteliales en varias capas alrededor de un tallo central fibrovascular. Las áreas sólidas contienen necrosis, macrófagos esponjosos, gránulos de colesterol y calcificaciones. (Fig.3)

Histológicamente está constituido de tejido necrohemorrágico rodeado por una cápsula fibrosa, bajo la cual se reconoce tejido tumoral formado por células uniformes de citoplasma eosinófilo que alternan con células de aspecto espumoso. Estas células se disponen en un patrón sólido con necrosis, que crea la apariencia de papilas ordenadas alrededor de vasos hialinizados. Presencia de una rica red microvascular, células eosinófilas PAS+, que poseen un perfil inmunohistoquímico mixto mesenquimal, endocrino y epitelial.

La mayoría muestra un crecimiento sólido, monomorfo hacia la periferia, y no cohesivo y con seudopapilas rodeadas por espacios libres en el centro. La lesión se compone de pequeñas células ovoideas o poligonales alrededor de un tallo fibrovascular hialinizado con pequeños vasos. Los núcleos son pequeños, centrales y ovales, con cromatina finamente dispersa y, a menudo, presentan hendiduras. El citoplasma es abundante, eosinofílico o vacuolar claro. Los cambios degenerativos llevan a la fibrosis, con calcificaciones focales y osificación ocasional, colecciones de macrófagos espumosos, y hemorragia con hendiduras de colesterol y células gigantes de reacción a cuerpo extraño.

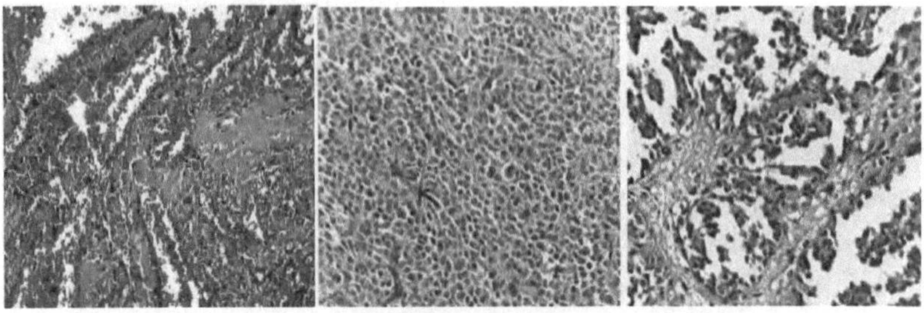

Figura 3: *Neoplasia sólida con seudopapilas y cavidades con contenido hemático, eritrocitos. Histología con H-E. Se visualiza patrón sólido y pseudopapilar.*

Los marcadores histológicos de malignidad potencial para mal pronóstico incluyen:

- invasión perineural y linfovascular
- compromiso vascular con invasión a órganos adyacentes
- una alta tasa mitótica
- husos de células tumorales
- células gigantes anaplásicas
- diversos grados de atipia nuclear
- invasión capsular y tejido peripancreático.
- nidos celulares necrobióticos.

No existe ningún criterio histopatológico que pudiera predecir con certeza el comportamiento biológico de este tipo de tumores, categorizándolos como un verdadero enigma quirúrgico en algunos centros.

Inmunohistoquímica (Fig. 4, 5, 6) (Tabla 1)

- En el 90% de los casos (+) para vimentina, alfa 1-antitripsina, enolasa específica de neuronas (NSE), CD10 y CD56
- (+) para citoqueratina en un 70% de los casos.
- Puede ser (+) para la alfa 1-antiquimiotripsina y receptores de progesterona. a nivel de la membrana celular en la mayoría de los casos. Esta creencia se ha corroborado parcialmente al observar

mayor crecimiento del tumor sólido pseudopapilar de páncreas durante el embarazo

- La presencia de la b-catenina puede alcanzar 100 % a nivel del citoplasma y 80 % en el núcleo en muestras de tumor sólido pseudopapilar

Otras características inmunohistoquímicas son:

- la localización nuclear de beta-catenina
- la pérdida de E caderina de la membrana citoplásmica.
- Estos tumores no son positivos para cromogranina, CK 19, o marcadores de células acinares, como la tripsina.
- La presencia de sinaptofisina, cromogranina A, insulina, glucagon, somatostatina, citoqueratina, proteína S100, tripsina y quimiotripsina, donde la positividad es muy baja.
- Presencia de cadherina-E en núcleo, pero completamente ausente en el citoplasma y en la membrana celular.
- Los receptores de estrógenos son usualmente negativos.

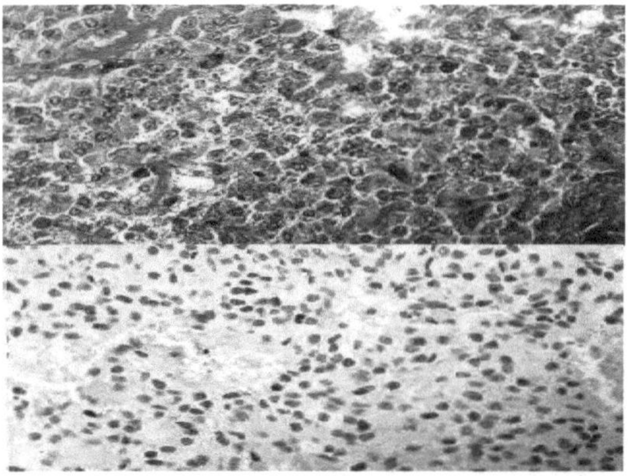

Figura 4: *Neoplasia sólida seudopapilar. Microscopia. Receptores de progesterona*

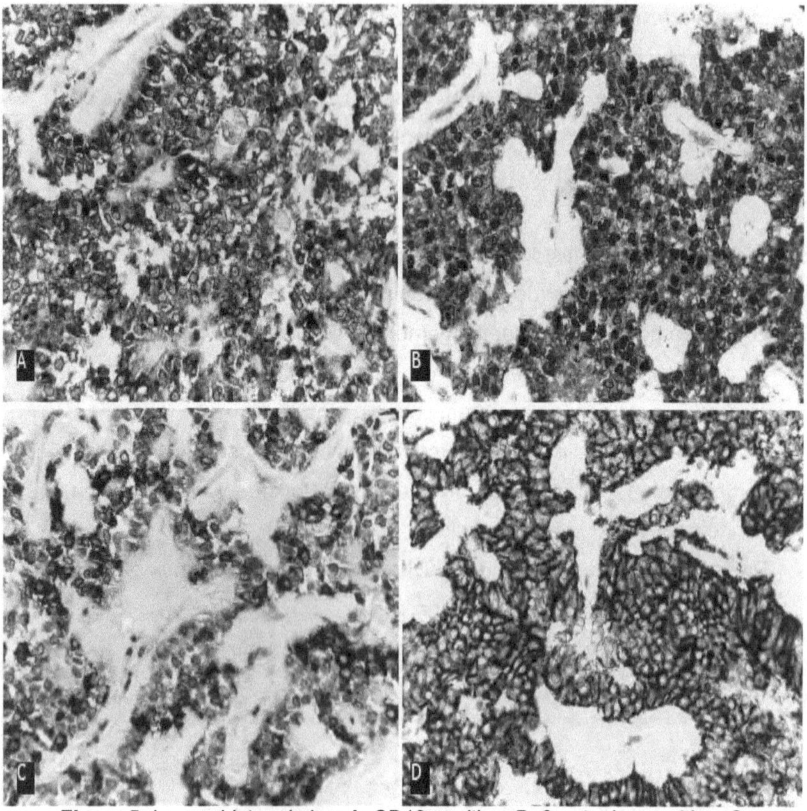

Figura 5: *inmunohistoquimica: A: CD10 positivo, B: β-catenina positivo, C: sinaptofisina negativo, D: CD56 positivo*

Tabla 1. Marcadores con técnica de inmunohistoquímica

Inmunohistoquímica		
Marcador	Porcentaje %	Patrón
Receptores de progesterona	100	Núcleo (35)
Receptores de andrógenos	100	Núcleo (41)
Galectina3	100	Citoplasma (46)
Alpha-Methylacyl- CoA racemasa / P504S	100	Citoplasma (44)
β-catenina	100	Núcleo-citoplasma (15,35)
CD56	98	Membrana (35)
CD99	98	Citoplasma-membrana(35)
Vimentina	98	Citoplasma (35)
CD10	93	Membrana (15)
LEF1	93	Núcleo (41)
NSE	92	Citoplasma (35)
A-1-Antiquimiotripsina	90	Membrana-citoplasma (35)
WIF1	88	Citoplasma (41)
FUS	85	Núcleo (41)
CD117	81	Citoplasma (35)
Ciclina D1	76	Núcleo (35)
A-1-Antitripsina	74	Citoplasma (35)
TFE3	77	Núcleo (41) (35)
CKAE1/AE3	63	Citoplasma (35)
FLI-1	57	Citoplasma (35)
Sinaptofisina	62	Citoplasma (35)
CK8	47	Citoplasma (35)
Quimiotripsina	40	Citoplasma (35)
Amilasa	27	Citoplasma (35)
Pax-8	25	Núcleo (35)
Mesotelina	24	Núcleo (35)
Tripsina	24	Membrana-citoplasma (35)
E-cadherina	8	Membrana (35)
Cromogranina	13	Citoplasma (35)
ERO1Lβ	23	Citoplasma (43)
Receptores de estrógenos- β (beta)	4	Núcleo (37)

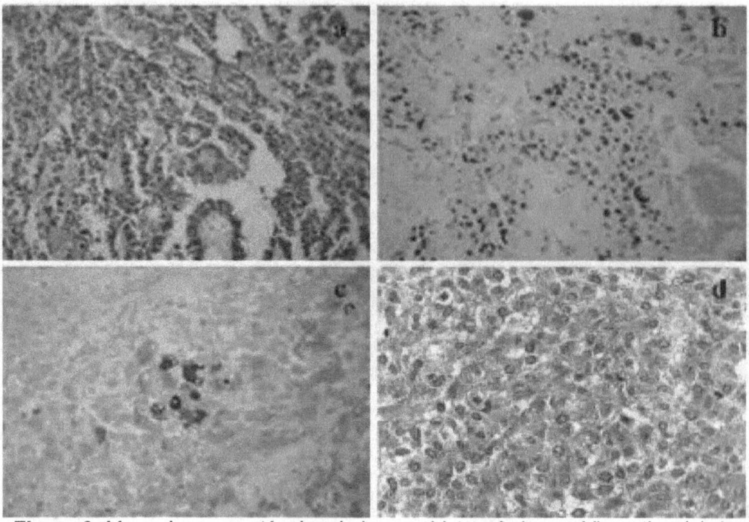

Figura 6: *Marcadores con técnica de inmunohistoquímica. a: Vimentina (+), b: Progesterona (+), c: alfa-1 antitripsina (+), d: Enolasa neuroespecífica (+).*

Recientemente se ha informado la expresión por inmunohistoquímica de lymphoid enhancer-binding factor1 (LEF1), fused in sarcoma/translocated in sarcoma (FUS), TFE3 (transcription factor binding to IGHM enhancer 3) y SOX11 (SRY-related HMG-box). La positividad difusa nuclear al LEF1 tiene alta sensibilidad y especificidad. LEF1 es miembro del complejo «lymphoid enhancer binding factor 1/T-cell factor (LEF1/TCF), que interactúa con el CTNNB1 mutante y opera como regulador de la vía de señalización Wnt/CTNNB1. El LEF1 es positivo en la NSP a diferencia del tejido pancreático normal, el carcinoma ductal del páncreas y el carcinoma neuroendocrino que son constantemente negativos, por lo que este resulta un muy buen marcador para identificar a la NSP. Existe informes de positividad nuclear difusa tanto para LEF1 como CTNNB1 en los NSP; lo anterior sugiere que el complejo transcripcional CTNNB1/LEF1 participa en el desarrollo de las neoplasias sólidas pseudopapilares.

Genética o características moleculares: *se ha detectado varias anomalías en:*

- Se han demostrado mutaciones en el exón 3 del oncogén de la b-catenina en 90 % de los TSPP
- La presencia de sobreexpresión nuclear de p53 fue poco frecuente.
- No se han encontrado alteraciones en los genes ras, gen/proteína p53, p16, K-ras o DCP4.14,22
- El índice proliferativo es menor de 1 % en las muestras de tumor sólido pseudopapilar de páncreas no maligno, el cual aumenta 30 a 40 % en casos de malignidad.
- El hallazgo de alteraciones cromosómicas asociadas como pérdida doble de cromosoma X, Translocación y trisomía 3 está asociado a comportamiento agresivo y potencial metastásico.

Evolución natural: Tiene un comportamiento "enigmático" desde el punto de vista oncológico y molecular, ya que se han descrito supervivencias superiores a los 10-12 años en pacientes con invasión vascular y metástasis peritoneales o hepáticas. Algunos autores han descrito un comportamiento más invasivo en los varones.

Las neoplasias sólidas seudopapilares son de lenta evolución, de baja recurrencia y la supervivencia es importante tanto en operados (> a 5 años) como en los no operados. El tiempo de duplicación tumoral seria de aproximadamente 765 días tres veces superior al que se encontraría en el carcinoma ductal 252 días.

Pueden malignizarse hasta en un 15- 20%. La forma maligna se presenta más frecuentemente en hombres y por lo general presentan metástasis al momento del diagnóstico. Las metástasis ocurren en promedio a los 8,5 años del diagnóstico de la enfermedad y generalmente en pacientes mayores de 36 años.

En 10 a 15 % de los casos hay metástasis o recurrencia del tumor. Los sitios más frecuentemente afectados por las metástasis son:

- el hígado (28 %)
- la vena cava (27 %)

- el bazo (17 %).
- Otros sitios que pueden presentar lesiones metastásicas son el peritoneo, el duodeno, el epiplón, el colon y el pulmón.

El comportamiento maligno puede ser predicho ante evidencia de invasión perineural o a vasos sanguíneos, con o sin invasión profunda a los tejidos circundantes, un alto grado de pleomorfismo celular, un índice mitótico elevado, un patrón de crecimiento difuso, un crecimiento difuso con necrosis tumoral extensa y la presencia de un componente no diferenciado

Presentación clínica: Los síntomas más habituales son:

- molestias abdominales indefinidas y dolor (58 a 72 % de los casos), aunque hasta casi 50 % de los pacientes es asintomático y el diagnóstico se establece con exámenes realizados por otras razones
- Es menos frecuente la presencia de masa abdominal
- Ictericia (es infrecuente y se presenta por compromiso de la cabeza o de la cola del páncreas)
- sensación de plenitud o saciedad temprana hasta evolucionar a un síndrome pilórico
- náuseas y vómitos
- pérdida de peso
- tumor palpable.
- Una manifestación característica de este tumor pero infrecuente es la ruptura espontánea del tumor y el consiguiente hemoperitoneo o sangrado intratumoral.
- En algunos casos se puede observar obstrucción intestinal, anemia o pancreatitis

Dada la poca especificidad de la sintomatología y el lento crecimiento del tumor, la detección del mismo es tardía y descubierta de manera incidental en imágenes. Puede alcanzar 20 cm de tamaño, creciendo alrededor de los tejidos y no dentro de los mismos. Es muy raro que cause datos de obstrucción biliar o pancreática (aun cuando se localice en la cabeza del páncreas).

En los estudios de laboratorio no se encuentran hallazgos patognomónicos, ni elevación de los marcadores tumorales; los receptores de progesterona pueden ser positivos, mientras los receptores de estrógenos son negativos.

Diagnóstico: El diagnóstico de certeza es histológico. La biopsia preoperatoria no está indicada en tumores operables y de hacerse muchas veces no es concluyente dada la estructura heterogénea de estos tumores. Los estudios por imágenes con contraste endovenoso son útiles para el diagnóstico de la lesión, propagación a ganglios y órganos vecinos como el hígado.

- Ecografía: El ultrasonido puede mostrar masa pancreática heterogénea sólida, sólidaquística o quística, única sin tabicaciones, con calcificaciones en su interior y sin septos en su interior, aunque en algunos casos puede ser difícil visualizarla completamente. Puede mostrar masas redondeadas, elipticas o multilobuladas, encapsuladas o heterogéneas, con un componente tisular ecogénico y otro quístico anecogénico. Puede revelar calcificaciones periféricas y reforzamiento posterior, rodeada de una cápsula bien definida y puede existir un efecto de masa sobre las estructuras adyacentes. (Fig. 7)

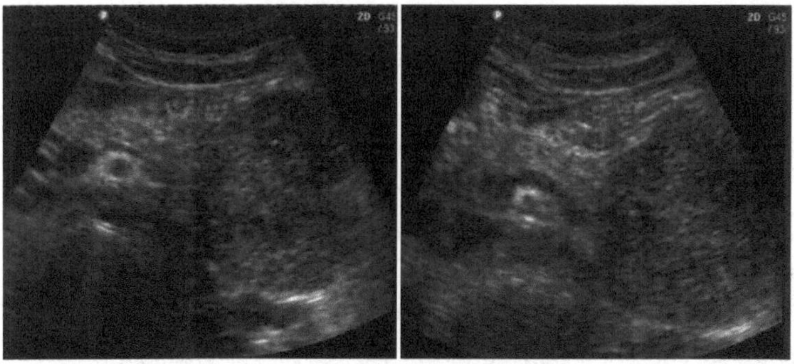

Figura 7: *Masa expansiva sólida heterogénea, en proyección a la cola pancreática, de aproximadamente 82 x 64mm.*

- La tomografía computarizada: muestra generalmente un tumor grande, delimitado, capsulado (salvo en caso de degeneración maligna que es rara), de forma redondeada o lobulada. Se observan partes quísticas y otras sólidas (aunque existen formas con predominio líquido y otras sólo con componente sólido. Generalmente las formas sólidas se dan en tumores pequeños. En las formaciones quísticas también hay hemorragia. Puede haber calcificaciones de la cápsula o en el interior. Hay un predominio de formas malignas cuando la parte sólida es mayor que las liquidas (Fig. 8)

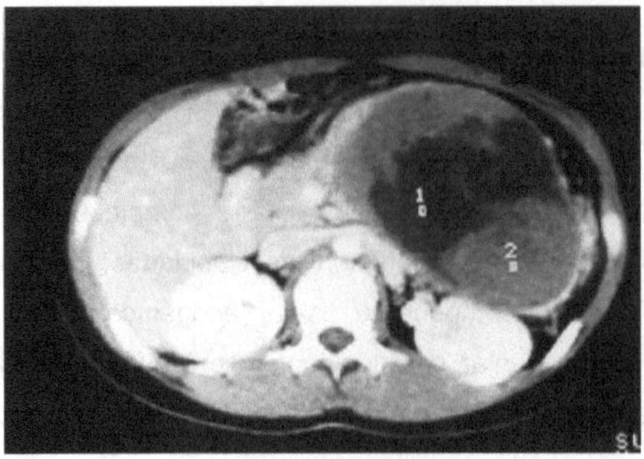

***Figura 8**: Tomografía computada. Neoplasia sólida seudopapilar*

En la tomografía axial computarizada abdominal, donde se puede observar una masa heterogénea grande y voluminosa con una cápsula bien definida gruesa muy vascularizada (hiperdensa en más de 70 % de los casos). En aproximadamente 10 % de los casos, el tumor sólido pseudopapilar de páncreas contiene líquido en su interior, con áreas necrohemorrágicas (hipodensas) y áreas sólidas papilares (hiperdensas) que desplazan estructuras vecinas, con vía biliar y conducto pancreático fino. Las calcificaciones se encuentran en 30 % de los casos, generalmente en la periferia del tumor, internas y/o capsulares (Fig. 9). En la TC la masa puede presentar características patognomónicas:

- masa encapsulada bien definida

- áreas centrales de calcificación, necrosis, hemorragia o degeneración quística.
- En las fases arterial y venosa, hay realce periférico con densidad en unidades Hounsfield similar al del parénquima pancreático adyacente, diferente a los adenocarcinomas que, usualmente, son hipoatenuados en la fase venosa, y de los tumores neuroendocrinos, que se realzan en la fase arterial. El diagnóstico en la TC multifásica se hace con una exactitud estimada del 60 %.

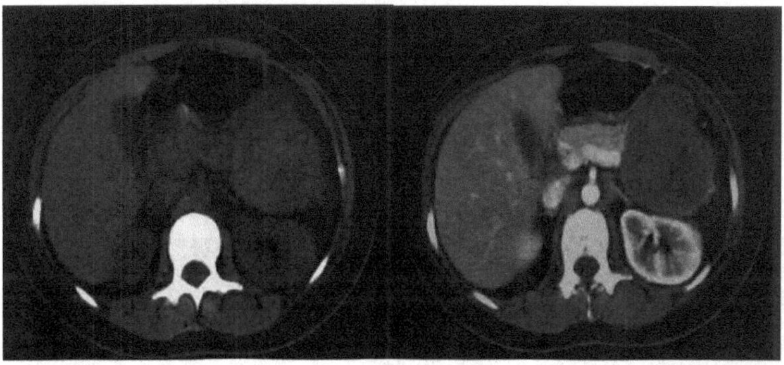

***Figura 9**: TC izquierda sin contraste y derecha con contraste IV en fase arterial: en cola de páncreas presencia de áreas espontáneamente hiperdensas e hipodensas con realce predominantemente periférico y de la cápsula.*

Debido a que con estas características es muy difícil diferenciarlo de los otros tumores quísticos del páncreas, en más de un 50% de los casos el diagnóstico preoperatorio es incierto. El uso de contraste permite mejorar el diagnóstico diferencial, ya que el carcinoma ductal generalmente no toma la sustancia de contraste, los neuroendocrinos se tiñen en la fase arterial y el sólido seudopapilar tiene una densidad muy semejante a lo que se ve en el resto del páncreas contrastando con las zonas hipodensas de contenido hemático.

3. La RNM compite con la TC y en algunos aspectos supera las imágenes de la capsula que interesa al cirujano y de la existencia de hemorragia tumoral, dato importante en este tipo de tumor, al mostrar una señal alta

en T1. El diagnóstico es fácil cuando se trata de una mujer con un tumor capsulado con componente sólido y líquido no así en los tumores sólidos. (Fig.10)

En secuencias T2 revela la presencia de cápsula como un halo hipodenso; además, la lesión es generalmente bien definida, voluminosa y de un contenido mixto (tisular y quístico) que genera una señal heterogénea, también hipointensa o hiperintensa en T1, e hiperintensa en T2. Si se utiliza gadolinio, se aprecia un realce periférico, y un llenado progresivo y heterogéneo de la lesión. En la resonancia magnética también se aprecia una lesión heterogénea, hiperintensa en casi 90 % de las ocasiones. El componente quístico es hiperdenso con presencia de áreas de hemorragia. (Fig. 11 y 12) Además, la RM es una alternativa de imagen de corte transversal en pacientes embarazadas.

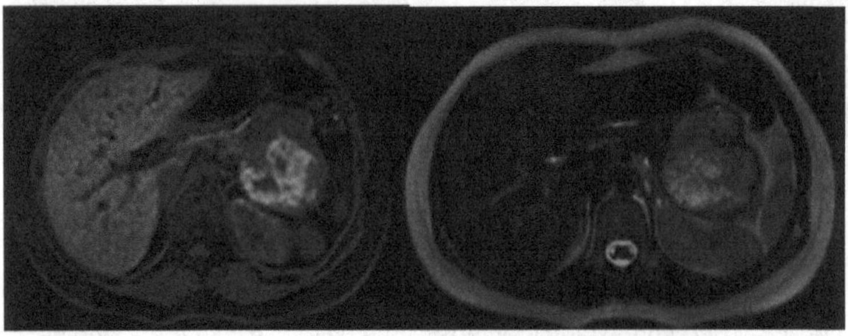

Figura 10: *RM sin contraste: a la izquierda en T1 y derecha en T2: Lesión expansiva bien definida, con intensidad de señal heterogénea, predominantemente hiperintensa en T2 e iso con áreas espontáneamente hiperintensas en T1 (productos de degradación de la Hb). Imágenes en T2 muestran cápsula fibrosa de baja intensidad*

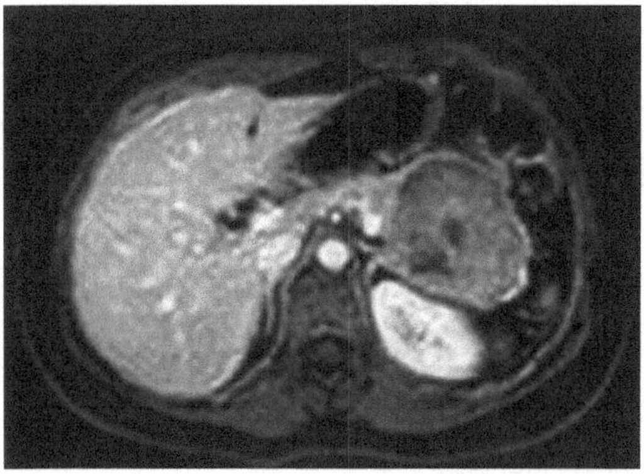

Figura 11: *T1 con Gadolinio Fase arterial precoz: Tras la administración de gadolinio se advierte temprano realce heterogéneo periférico con relleno progresivo. No presenta planos de clivaje grasos con los vasos esplénicos.*

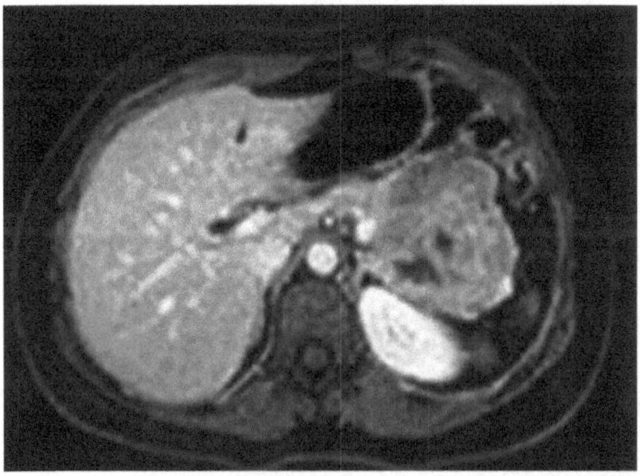

Figura 12: *T1 con Gadolinio Fase arterial tardia Tras la administración de gadolinio se advierte temprano realce heterogéneo periférico con relleno progresivo. No presenta planos de clivaje grasos con los vasos esplénicos.*

4. Biopsia por aspiración con aguja fina guiada por ultrasonido endoscópico sugerida por Voss muestra sensibilidad y especificidad para tumores no neuroendocrinos de 81.6 y 87.5 %, respectivamente.

5. La tomografía por emisión de positrones puede mostrar captura elevada de la F18-fluorodeoxiglucosa por el tumor sólido pseudopapilar, aunque sin duda se trata de un estudio que no agregaría más información que la aportada por la tomografía axial computarizada o la resonancia magnética.
6. Ecoendoscopía: el diagnóstico definitivo es difícil por las siguientes razones:
   - Los hallazgos de la ecoendoscopia son complejos y, a menudo, variables según el grado de degeneración hemorrágica.
   - La aparición de tumores sólidos pseudopapilares en pacientes varones tiende a ser una lesión pequeña y sólida sin componente quístico, y los tumores pequeños con frecuencia tienden a presentarse como masas sólidas puras con un margen agudo.
   - Los hallazgos de la Eco endoscopia de los tumores pseudopapilares de <3 centímetros parecen diferir de aquellos que son > 3 centímetros.

   Proponen que el patrón de eco interno que podría ayudar a diferenciar sobre todo con los tumores neuroendocrinos, es el patrón heterogéneo prominente.

   La USE parece ser la mejor prueba de imagen para el estudio de lesiones quísticas pancreáticas, debido a su mayor capacidad para caracterizar estas lesiones, detectar comunicación con el Wirsung y nódulos murales, y mediante la PAAF de obtener muestra para estudio citológico y bioquímico. La sensibilidad de la USE-PAAF es del 75%. Además, la USE demuestra ser considerablemente más sensible en la predicción de malignidad en lesiones de menor tamaño (<3cm) que el TC (59 vs 5%), por lo que sobre todo para estas lesiones ofrece más información y debería ser una prueba que se hiciera de inicio.
7. La PAFF para lesiones quísticas se ha visto que en el 81% de los casos se obtiene una adecuada celularidad y en un 68% de ellos se obtiene un

diagnóstico citológico. Para lesiones sólidas pancreáticas se ha descrito una sensibilidad del 86,9% y especificidad del 95,9%. Mediante PAAF con una punción con aguja fina del quiste, siendo característico encontrar en los TSPP:

- Una estructura pseudopapilar, acidofilia con células PAS +
- Gránulos citoplasmáticos resistentes a la diastasa.

8. La BAAF, cuyas principales ventajas son la obtención de mayor cantidad de material, con una mejor preservación de la arquitectura celular, y así poder realizar técnicas citológicas e identificar marcadores tumorales específicos. La BAAF ofrece similar rentabilidad diagnóstica, complejidad de la técnica y complicaciones con respecto a la PAAF. Con una media de 3 pases se obtiene material óptimo para el estudio citológico de la lesión (90%).

Se puede abordar las lesiones pancreáticas por vía transgástrica o transduodenal. Para la BAAF se usan habitualmente agujas TruCut de 19G, pero, debido a la rigidez inducida por la aguja, a la fricción mecánica del mecanismo de disparo y a la desviación de la punta del USE requerida para posicionar la lesión, tiene limitaciones en cabeza de páncreas y duodeno. Para solventar esta limitación se han desarrollado las agujas flexibles, y más recientemente las agujas ProCore, con tecnología de bisel inverso que ofrecen una mayor flexibilidad y simplicidad en la técnica y mayor beneficio en la vía transduodenal. La correlación de la biopsia por aspiración con aguja fina y la histopatología final es hasta del 75 %.

El inconveniente de esta técnica es el riesgo de diseminación frente a un cistoadenocarcinoma, por lo que no está del todo recomendada. La biopsia preoperatoria no está indicada en tumores operables y de hacerse muchas veces no es concluyente dada la estructura heterogenea de estos tumores. Se ha descrito recientemente el aumento de la expresión nuclear y citoplasmática de la E-cadherina y la beta-catenina como marcadores específicos.

Diagnóstico diferencial: se plantea con:

- Cistoadenoma
- Cistoadenocarcinoma,
- Neoplasias quísticas mucinosas
- Pancreatoblastomas
- Pseudoquistes
- Teratomas
- Tumores neuroendocrinos pancreáticos como lesiones hipervasculares más frecuentes; éstos en su mayoría presentan receptores de somatostatina, podría realizarse el diagnostico con OctreoScan®, ya que la neoplasia sólida pseudopapilar carece de este tipo de receptores.

Las neoplasias quísticas mucinosas (cistoadenomas, cistoadenocarcinoma) también se presentan habitualmente en mujeres (84%), pero a edades más tardías (promedio 53 años), se localizan más frecuentemente en el cuerpo y cola pancreática (75%) y tienen marcadores tumorales del líquido quístico y plasmático elevados. En la tomografía computada están compuestas por varias cavidades (menos de 6 de más de 2 cm de diámetro cada uno), además de la presencia de septos, proyecciones papilares y calcificaciones.

Tabla 2: características diferenciales de los tumores pancreaticos

	Neoplasia sólida pseudopapilar	Pancreato-blastoma	Tumor neuroendocrino	Carcinoma células acinares	Neoplasia quística mucinosa	Cistoadenoma seroso
Edad	15-45 años	0-9 años	30-80 años	50-80 años	40-50 años	60 años
Sexo	Mujeres	Hombres	Mujeres=Hombres	Hombres	Mujeres	Mujeres
Ubicación	cabeza-cola	cabeza- cola	sin predilección	sin predilección	cola	cabeza
Macroscopía	Masa delimitada heterogenea sólido-quística. Áreas de necrosis	Masa solitaria delimitada lobulada parcialmente encapsulada. Color gris pardo. Necrosis variable.	Masa sólida bien circunscrita. El 5% presenta degeneración quística.	Masa grande sólida circunscrita carnosa lobulada rojiza.	Quiste uni-multilocular de contenido mucinoso rodeado de cápsula fibrosa	Masa circunscrita con múltiples quistes y cicatriz central
Histología	Pseudopapilas Hendiduras nucleares estroma variable	Mezcla de nidos sólidos corpúsculos escamoides y acinos. Estroma celular	Nidos sólidos y trabeculas. Núcleos con cromatina granular. Estroma hialinizado	Nidos sólidos acinos glándulas. Celulas con citoplasma granular. Poco estroma	Quistes tapizados por celulas cubicas a cilíndricas. Mucoproduc-toras Estroma tipo ovárico.	Quistes tapizados por celulas cubicas con nucleos redondos.
Inmunohisto-química						
citoqueratina	+/-	+	+	+	+	+
β-catenina	-	-	-	-	-	-
Cromogranina	-	-	+	+/-	+/-	-
Sinaptofisina	-	+	+	-	-	-
Tripsina	-	+	-	+	-	-
α1-antitripsina	+	-	+/-	-	-	-

Tratamiento: El tratamiento de elección es la cirugía y es factible en alrededor del 90 % la resección completa. El tratamiento de elección es el quirúrgico: dado que el tumor sólido pseudopapilar puede localizarse en la cabeza (33 a 40 %), en el cuerpo (14 a 28 %) y en la cola (32 a 50 %) del páncreas y aunque cuando se encuentra localizado, no se recomienda la realización de linfadenectomía

La imposibilidad de establecer el diagnostico malignidad intraoperatorio, y la necesidad del estudio completo de la lesión, hace que no sea recomendable resecciones limitadas o la enucleación sino recurrir a la pancreatectomía que corresponda según el sitio de la lesión.

La linfadenectomía sistemática no está justificada dada la muy baja diseminación ganglionar. En formas invasivas se agregara un vaciamiento ganglionar localizado y resección vascular de la vena mesentérica si corresponde.

Cuando existen metástasis sincrónicas localizadas y las metacrónicas operables la cirugía continúa siendo el tratamiento de elección.
Las opciones quirúrgicas son:

- La enucleación simple
- La pancreatectomía distal
- La duodenopancreatectomía.

En todos los casos se debe intentar preservar la mayor cantidad de tejido pancreático, por lo que algunos cirujanos pueden preferir la enucleación simple, aunque el riesgo de desarrollar fístula es alto. El tamaño del tumor no debe considerarse predictor de irresecabilidad, ya que lesiones de hasta 30 cm pueden ser resecadas sin problemas. La incidencia de neoplasia sólida pseudopapilar maligna o carcinoma sólido pseudopapilar es del 15%. Determinadas características histológicas se han asociado con un comportamiento agresivo:

- alto índice mitótico
- atipias nucleares
- necrosis extensa
- áreas sarcomatoides
- áreas relacionadas con la expresión de Ki-67. En este sentido, el Ki-67 se ha propuesto como indicador de potencial maligno, de forma que un índice bajo (inferior al 5%) indica un crecimiento tumoral lento y mejor pronóstico. El papel de la quimioterapia o radioterapia adyuvante no está claro, aunque generalmente está reservado a casos irresecables.

Por sí solo, el tratamiento quirúrgico proporciona al paciente una sobrevida superior a 90 % a cinco años, con una tasa de recurrencia de 10 a 15 %. Aun en los pocos casos que han mostrado lesiones multicéntricas a partir de tejido pancreático ectópico en hígado, retroperitoneo, mesocolon y epiplón o metástasis sincrónicas, debe intentarse la resección de estas lesiones agregadas, ya que el pronóstico continúa siendo satisfactorio, puesto que la diseminación no se considera un factor predictivo negativo de supervivencia (a diferencia de la edad avanzada, factor de riesgo para metástasis metacrónicas). La citorreducción es aconsejable su realización cuando sea posible resecar el 80% o más de la lesión dada la evolución natural de la enfermedad.

El pilar del tratamiento oncológico es la cirugía, la cual es curativa en 95 % de los casos, con resección completa y márgenes microscópicos libres (resección R0).

Para los pacientes con lesiones que pueden resecarse, se considera que se deben practicar resecciones en bloque, con márgenes libres, ya que estas producen la mejor probabilidad de cura.

- Para los tumores del cuerpo o de la cola del páncreas, se propone la pancreatectomía distal, con preservación esplénica si no hay indicación de esplenectomía y si los vasos esplénicos pueden ser adecuadamente identificados y preservados.
- Para las lesiones de la cabeza del páncreas, se puede practicar una pancreatoduodenectomía cefálica con preservación del píloro.
- Para los tumores del istmo, se recomienda la pancreatectomía central con anastomosis pancreatoyeyunal o pancreatogástrica.
- Las lesiones pequeñas, distantes del conducto pancreático, pueden ser candidatas a enucleación.

Las metástasis linfáticas son extremadamente raras, por lo que no se recomiendan las disecciones ganglionares extensas

En presencia de indicadores de malignidad potencial (invasión linfovascular, invasión capsular, extensión local, enfermedad ganglionar y metástasis hepáticas), así como en el sexo masculino (en el cual tienen un comportamiento más agresivo), aun los reportes son favorables en el pronóstico de supervivencia a largo plazo, en especial, si se comparan con los adenocarcinomas, por lo que todavía en estos casos se proponen resecciones agresivas e, incluso, metastasectomías.

Con respecto a si utilizar un abordaje quirúrgico abierto o laparoscópico, los datos actuales en enfermedad pancreática benigna o maligna sugieren que la técnica laparoscópica no es, al menos, inferior a la técnica abierta (en especial, cuando se lleva a cabo en centros especializados), teniendo en cuenta que se requiere de entrenamiento adicional para el abordaje laparoscópico. La factibilidad de la pancreatectomía distal laparoscópica está suficientemente demostrada en la actualidad. Su mayor riesgo es el sangrado, esencialmente en la disección de la vena esplénica para el control vascular. Se recomienda sección del parénquima pancreático con grapadora lineal, y preservación esplénica si el control vascular y las condiciones de compromiso local lo permiten y hay adecuada irrigación vascular. La morbilidad perioperatoria tiene un rango de 0 a 62 %.

En cuanto a las ***complicaciones posquirúrgicas***, éstas pueden ser:

- la fuga pancreática y la formación de fístulas son las que se reportan con mayor frecuencia.
- Abscesos pancreáticos
- Pseudoquistes,
- Retardo en el vaciamiento gástrico
- Obstrucción intestinal
- Colitis pseudomembranosa
- Colangitis
- Neumonitis
- Infección del sitio operatorio

Con respecto al uso de terapia adyuvante o neoadyuvante, ésta aún no se encuentra bien definida, tratándose en muchos casos de reportes anecdóticos. Se han descrito manejos exitosos utilizando cisplatino, 5-fluorouracilo y gemcitabina, mientras que otros reportes no han encontrado mejoría con múltiples agentes. En lesiones con características inusuales y de histología que sugiera comportamiento más agresivo, la terapia adyuvante posiblemente tenga un papel relevante.

La quimioterapia es recomendable en casos avanzados no resecados y en donde la cirugía no fue R0. Se efectúa tratamiento quimioterápico y o radioterápico sin que exista un consenso reconocido. La quimioterapia también fue utilizada como neoadyuvancia obteniéndose en algunos casos reducción del tumor y posibilidad de posterior de resección. En cuanto a quimioterapia se ha utilizado cisplatino, 5 FU y gemcitabina.

Evolución y control postoperatorio: La supervivencia a los 2 años 97 %, a los 5 años 95 % y 93% a los 10 años. La recurrencia tumoral es de alrededor del 10 a 15 % y se produce en los primeros años del posoperatorio y también en forma tardía.

Es considerada la neoplasia sólida seudopapilar dentro de los tumores malignos pancreáticas la de mejor pronóstico.

La tasa de recurrencia se estima entre 10 y 15 % después de la resección, sobre un periodo de seguimiento de siete años. Es necesario el seguimiento de estos por un largo periodo, en especial, si hay características de potencial de malignidad. La tasa de mortalidad se estima en 2 %.

Aunque la resección quirúrgica es generalmente curativa, se recomienda un seguimiento para diagnosticar recurrencias locales y metástasis a distancia. La supervivencia global a los 5 años es del 95%.

A pesar de presentar compromiso metastático, el pronóstico de estos pacientes es considerablemente mejor que el de pacientes con igual extensión de invasión pero originado en otro tipo de tumores pancreáticos. Este hecho determina que el manejo de este tipo de tumores deba ser siempre agresivo, incluso en la presencia de compromiso de estructuras locales tales como la vena mesentérica superior. Igual situación en lo referente al tamaño del tumor, el que no debe constituir factor de no operabilidad o resecabilidad. De los factores estudiados como relacionados al pronóstico, la existencia de necrosis, de invasión vascular y peri neural, alto grado nuclear y nidos de tejido necrótico sugieren la existencia de un mayor potencial maligno.

BIBLIOGRAFÍA

1. Frantz VK. Tumors of the pancreas. En: Atlas of Tumor Pathology, Section vii. Fasc 27 and 28. Washington, DC: Armed Forces Institute of Pathology; 1959; 32-7.
2. Klöppel G, Lüttges J, Klimstra D, Hruban R, Kern S, Adler G. Tumours of the exocrine pancreas. Solid-pseudopapillary neoplasm. En: Hamilton, Starley and Aaltonen, Lauri. Pathology & Genetics. Tumor of the digestive system. Francia, Editorial IARC. 2000; 246-8.
3. R.C. Martin, D.S. Klimstra, M.F. Brennan, K.C. Conlon.Solid pseudopapillary tumor of the páncreas: A surgical enigma. ANN Surg Oncol, 9 (2002), pp. 35-40
4. S. Stembergs. Diagnostic surgical pathology. 5th edition., Lippicott Williams & Wilins, (2012), pp. 35
5. C Kalb, J.M. Sarmiento, D.A. Kooby, N.V. Adsay, D.R. Martin. MR Imaging of cystic lesions of the pancreas. Radiographics, 29 (2009), pp. 1749-1765
6. Salinas W, Marani M, Reimondez S, Alcaraz Á, Signorini F, Maraschio M, Giordano E, Obeide L.Solid pseudopapilar neoplasm of the pancreas. Cir Cir. 2021;89(2):263-268
7. N. Carrere, S. Abid, C. Henri, E. Bloom, B. Pradere. Spleen-preserving distal pancreatectomy with excision of splenic artery and vein: A case matched comparison with conventional distal pancreatectomy with splenectomy. World J Surg, 31 (2007), pp. 375-382
8. F. Eder, H.U. Schulz, C. Röcken, LippertH. Solid-pseudopapilary tumor of the pancreatic tail. World J Gastroenterol, 11 (2005), pp. 4117-4119
9. Sperti, M. Berselli, C. Pasquali, D. Pastorelli, Pedrazzoli. S Aggressive behaviour of solid-pseudopapillary tumor of the pancreas in adults: A

case report and review of the literature. World J Gastroenterol., 14 (2008), pp. 960-965.

10. Yagcı A, S. Yakan, A. Coskun, N. Erkan, M. Yıldırım, E. Yalcın, et al. Diagnosis and treatment of solid pseudopapillary tumor of the pancreas: Experience of one single institution from Turkey. World J Surg Oncol., 11 (2013), pp. 308
11. D.S. Klimstra, B.M. Wening, C.S. Heffess. Solid pseudopapillary tumor of the pancreas: A tipically cystic carcinoma of low malignant potential. Semin Diag Pathol, 17 (2000), pp. 66-80
12. P.R. Dong, D.S. Lu, F. Degregario, S.C. Fell, A. Au, B.M. Kadell. Solid and papillary neoplasm of the pancreas: Radiological-pathological study of 5 cases and review of the literatura. Clin Radiol, 51 (1996), pp. 702-705
13. N. Jani, J. Dewitt, M. Eloubeidi, S. Varadarajulu, V. Appalaneni, B. Hoffman, W. Brugge, et al. Endoscopic ultrasound-guided fine-needle aspiration for diagnosis of solid pseudopapillary tumors of the pancreas: A multicenter experience. Endoscopy, 40 (2008), pp. 200-203
14. Y.S. Kim, J.H. Cho. Rare nonneoplastic cysts of pancreas. Clin Endosc., 48 (2015), pp. 31-38
15. Saigo C, Y. Hirose, N. Asano, M. Takamatsu, N. Fukushima, I. Yasuda, et al. Two rare cases of a solid pseudopapillary neoplasm of the pancreas. Oncol Lett., 6 (2013), pp. 871-874
16. L.H. Tang, H. Aydin, M.F. Brennan, D.S. Klimstra. Clinically aggresive solid pseudopapillary tumor of the pancreas. A report of 2 cases with componets of undifferenciated carcinoma and a comparative clinicopathologic analysis of 34 conventional cases. Am J Surg Pathol, 29 (2005), pp. 512-519
17. S. Serra, R. Chetty. Revision 2: An immunohistochemical approach and evaluation of solid pseudopapillary tumour of the pancreas. J Clin Pathol., 61 (2008), pp. 1153-1159
18. J. Hwang, D.Y. Kim, S.C. Kim, J.M. Namgoong, S.M. Hong. Solid-pseudopapillary neoplasm of the pancreas in children: Can we predict malignancy?. J Pediatr Surg., 49 (2014), pp. 1730-1733

19. Alvarez-Cuenllas C, L.M. Vaquero, C. Pisabarros, L. Rodríguez, M. Aparicio, R. Rueda, et al. Frantz's tumor or solid-pseudopapillary tumor of the pancreas. Gastroenterol Hepatol., (2014),

20. F. Yang, C. Jin, J. Long, X.J. Yu, J. Xu, Y. Di, et al. Solid pseudopapillary tumor of the pancreas: A case series of 26 consecutive patients. Am J Surg., 198 (2009), pp. 210-215

21. P. Theodossios, P. Spiros. Solid Pseudopapillary Tumors of the Pancreas: Review of 718 Patients Reported in English Literature. J Am CollSurg, 200 (2005), pp. 965-972

22. Maimone A, C. Luigiano, P. Baccarini, A. Fornelli, V. Cennamo, A. Polifemo, et al. Preoperative diagnosis of a solid pseudopapillary tumour of the pancreas by Endoscopic Ultrasound Fine Needle Biopsy: A retrospective case series. Dig Liv Dis, 45 (2013), pp. 957-960.

23. Harrison G., Hemmerich A1 , Guy C., Perkinson K., Fleming D1 , McCall S., et. al.: Overexpression of SOX11 and TFE3 in Solid-Pseudopapillary Neoplasms of the Pancreas. Am J Clin Pathol. 2017; 149: pp. 67-75.

24. Singhi A.D., Lilo M., Hruban R.H., Cressman K.L., Fuhrer K., Seethala R.R.: Overexpression of Lymphoid Enhancer-Binding Factor 1 (LEF1) in solid-pseudopapillary neoplasms of the pancreas. Mod Pathol. 2014; 27: pp. 1355-1363.

25. Kim E.K., Jang M., Park M., Kim H.: LEF1 TFE3, and AR are putative diagnostic markers of solid pseudopapillary neoplasms. Oncotarget 2017; 1: pp. 10.

26. Pablo José Erráez-Jaramillo, Carlos Ortiz-Hidalgo. El diagnóstico histológico e inmunohistoquímico de la neoplasia sólida pseudopapilar de páncreas y su diagnóstico diferencial. Revista Española de Patología, 2019; Vol 52, Nº 3: 178-189

27. L.F. Álvarez, J.C. Mejía, S.I. Hoyos. Neoplasias quísticas del páncreas. Rev Colomb Cir, 27 (2012), pp. 63-78

28. T.B. Patil, S.V. Shrikhande, H.A. Kanhere, R.R. Saoji, M.R. Ramadwar, P.J. Shukla. Solid pseudopapillary neoplasm of the pancreas: a single institution experience of 14 cases. HPB, 8 (2006), pp. 148-150

29. J.Y. Bang, S. Hebert-Magee, J. Trevino, J. Ramesh, S. Varadarajulu. Randomized trial comparing the 22-gauge aspiration and 22-gauge biopsy needles for EUS-guided sampling of solid pancreatic mass lesions. Gastrointest Endosc., 76 (2012), pp. 321-327
30. N. Vassos, A. Agaimy, P. Klein, W. Hohenberger, R.S. Croner. Solid-pseudopapillary neoplasm (SPN) of the pancreas: case series and literature review on an enigmatic entity. Int J Clin Exp Pathol, 6 (2013), pp. 1051-1059
31. M.A. Khashab, K. Kim, A.M. Lennon, E.J. Shin, A.S. Tignor, S.K. Amateau, et al. Should we do EUS/FNA on patients with pancreatic cysts? The incremental diagnostic yield of eus over CT/MRI for prediction of cystic neoplasms. Pancreas, 42 (2013), pp. 717-721
32. S.R. Puli, M.L. Bechtold, J.L. Buxbaum, M.A. Eloubeidi. How good is endoscopic ultrasound y guided fine-needle aspiration in diagnosing the correct etiology for a solid pancreatic mass? A meta-analysis and systematic review. Pancreas, 42 (2013), pp. 20-26
33. J.Y. Bang, S. Varadarajulu. Procore and flexible 19 gauge needle can replace trucut biopsy needle?. Clin Endosc, 46 (2013), pp. 503-505
34. Kato T, Egawa N, Kamisawa T, Tu Y, Sanaka M, Sakaki N, et al. A case of solid pseudopapillary neoplasm of the pancreas and tumor doubling time. Pancreatology 2002; 2:495-498.
35. Martin RCG, Klimstra DS, Brennan MF, Conlon KC. Solid-pseudopapillary tumor of the pancreas: a surgical enigma? Ann Surg Oncol 2002; 9:35-40.
36. Ulusan S, Bal N, Kizilkilic O, Bolat F, Yildirim S, Yildirim T, et al. Solid-pseudopapillary tumour of the pancreas associated with dorsal agenesis. Br J Radiol 2005; 78: 441-443.
37. Jiménez MFJ, Tolosa I, De Blas A, García SJ, Cabada T, Olier J. Tumores quísticos pancreáticos y lesiones pseudotumorales. An Sis Sanit Navarra 2003; 26:243-250.
38. Michaud DS. Epidemiology of pancreatic cancer. Minerva Chir 2004; 59:99-111.

39. Fernández CC, Jiménez RE. Cáncer de páncreas, neoplasias pancreáticas quísticas y otros tumores pancreáticos no endocrinos. En: Feldman M, Friedman LS, Sleisenger MH, eds. Sleisenger & Fordtran. Enfermedades Gastrointestinales y Hepáticas. Séptima edición. Buenos Aires: Médica Panamericana; 2002. pp. 1036-1044.
40. Fernández JA. Tumores quísticos del páncreas: revisión de la literatura. Cir Esp 2003; 73:297-298.
41. Iribarren DM, Castro PG, Fernández MR, Meléndez VR, Freiria BG, García LF, et al. Neoplasia epitelial pseudopapilar sólido-quística de páncreas (tumor de Frantz). Estudio de dos nuevos casos. Rev Esp Enferm Dig 2004; 96:877-878.
42. Costa-Neto GD, Amico EC, Costa GID. Tumor sólido-cístico pseudopapilar de páncreas (tumor de Frantz). Estudio de cuatro casos. Arq Gastroenterol 2004; 41:259-262.
43. Targarona J, Paggi L, Garatea R, Romero C, Rosamedina JL, Lora A, et al. Tumores sólidos pseudopapilares de páncreas. Reporte de 7 casos y revisión de la literatura. Rev Gastroenterol Peru 2007; 27:185-190.
44. Valdés R, Molinar L, Ortega J. Neoplasia epitelial papilar sólida y quística de páncreas. Imágenes del tumor y seguimiento. Gac Med Mex 1999; 135:333-337.
45. Cervantes MF, Florez ZC, Álvarez MI. Tumor pseudopapilar sólido-quístico de páncreas. Presentación aguda postraumática. Reporte de un caso y revisión de la literatura. Rev Gastroenterol Mex 2002; 67:93-96.
46. González M, Aldrete J. Neoplasias quísticas del páncreas: informe de tres casos de difícil diagnóstico. Rev Invest Clin 1995; 47:43-48.
47. Abraham SC, Klimstra DS, Wilentz RE, Yeo CJ, Conlon K, Brennan M, et al. Solid-pseudopapillary tumors of the pancreas are genetically distinct from pancreatic ductal adenocarcinomas and almost always harbor β-catenin mutations. Am J Pathol 2002; 160:1361-1369.
48. Frago R, Fabregat J, Jorba R, García BF, Altet J, Serrano MT, et al. Tumor sólido pseudopapilar de páncreas: diagnóstico y tratamiento curativo. Rev Esp Enferm Dig 2006; 98:813-816.

49. Coleman KM, Doherty MC, Bigler SA. Solid-pseudopapillary tumor of the pancreas. Radiographics 2003; 23:1644-1648.
50. Jin YC, Myeong JK, Joo HK, Seung HK, Joon SI, Young TO, et al. Solid pseudopapillary tumor of the pancreas: typical and atypical manifestations. Am J Radiol 2006; 187:W178-W186.
51. Notohara K, Hamazaki S, Tsukayama C, Nakamoto S, Kawabata K, Mizobuchi K, et al. Solid-pseudopapillary tumor of the pancreas. Immunohistochemical localization of neuroendocrine markers and CD10. Am J Surg Pathol 2000; 24:1361-1371.
52. Tanaka Y, Kato K, Notohara K, Hojo H, Ijiri R, Miyake T, et al. Frequent β-catenin mutation and cytoplasmic/nuclear accumulation in pancreatic solid-pseudopapillary neoplasm. Cancer Res 2001; 61:8401-8404.
53. El-Bahrawy MA, Rowan A, Horncastle D, Tomlinson I, Theis BA, Russell RCG, et al. E-cadherin/catenin complex status in solid pseudopapillary tumor of the pancreas. Am J Surg Pathol 2008; 32:1-7.
54. Yeh TS, Jan YY, Chiu CT, Ho YB, Chen TC, Lee KF, et al. Characterization of estrogen receptor, progesterone receptor, trefoil factor 1, and epidermal growth factor and its receptor in pancreatic cystic neoplasms and pancreatic ductal adenocarcinoma. Gut 2002; 51:712-716.
55. Moore PS, Beghelli S, Zamboni G, Scarpa A. Genetic abnormalities in pancreatic cancer. Mol Cancer 2003; 2:7.
56. Sheehan MK, Beck K, Pickleman J, Aranha GV. Spectrum of cystic neoplasms of the pancreas and their surgical management. Arch Surg 2003; 138:657-662.
57. Salvia R, Festa L, Butturini G, Tonsi A, Sartori N, Biasutti C, et al. Pancreatic cystic tumors. Minerva Chir 2004; 59:185-207.
58. Hernández PA, Artigas V, Moral Am Magarzo J, Targarona E, Trias M. S. Tumor sólido pseudopapilar del páncreas. Cir Esp 2005; 77:233- 235.
59. Voss M, Hammel P, Molas G, Dancour A, O'Toole D, Terris B, et al. Value of endoscopic ultrasound guided fine needle aspiration biopsy in the diagnosis of solid pancreatic masses. Gut 2000; 46:244-249.

60. Lee JK, Tyan YS. Detection of a solid pseudopapillary tumor of the pancreas with F-18 FDG positron emission tomography. Clin Nucl Med 2005; 30:187-188.
61. Vollmer CM, Dixon W, Grant DR. Management of a solid pseudopapillary tumor of the pancreas with liver metastases. HPB 2003; 5:264- 267.
62. Hah JO, Park WK, Lee NH, Choi JH. Preoperative chemotherapy and intraoperative radiofrequency ablation for unresectable solid pseudopapillary tumor of the pancreas. J Pediatr Hematol Oncol 2007; 29:851-853.
63. Law JK, Ahmed A, Singh VK, Akshintala VS, Olson MT, Raman SP, et al. A systematic review of solid-pseudopapillary neoplasms: Are these rare lesions? Pancreas. 2014; 43:331-7.
64. Klotz T, Da Ines D, Petitcolin V, Lannareix V, Essamet W, Garcier JM. Solid pseudopapillary neoplasm of the pancreas. Diagn Interv Imaging. 2013; 94:1169-74.
65. Terris B, Cavard C. Diagnosis and molecular aspects of solid pseudopapillary neoplasms of the pancreas. Semin Diagn Pathol. 2014; 31:484-90.
66. C, Graziani R, Bicego E, Zicari M, Bergamo IA, Zamboni G, et al. Papillary cystic neoplasm of the pancreas: Radiological findings. Abdom Imaging. 1995; 20:554-8.
67. Romics L, Oláh A, Belágyi T, Hajdú N, Gyürüs P, Ruszinkó V. Solid pseudopapillary neoplasm of the pancreas - proposed algorithms for diagnosis and surgical treatment. Langenbecks Arch Surg. 2010; 395:747-55.
68. Mortenson MM, Katz MH, Tamm EP, Bhutani MS, Wang H, Evans DB, et al. Current diagnosis and management of unusual pancreatic tumors. Am J Surg. 2008; 196:100-13.
69. Maffuz A, Bustamante FdeT, Silva JA, Torres-Vargas S. Preoperative gemcitabine for unresectable, solid pseudopapillary tumour of the pancreas. Lancet Oncol. 2005; 6:185-6.

CAPÍTULO 4

TUMORES QUÍSTICOS MALIGNOS DEL PÁNCREAS EXOCRINO

Según la clasificación descrita por la OMS, los tumores quísticos malignos primarios del páncreas son:

1. Adenocarcinoma de células acinares
2. Carcinoma indiferenciado o anaplásico.
3. Adenocarcinoma ductal quístico de páncreas.
4. Degeneración maligna de los tumores: cistoadenoma mucinoso, cistoadenoma seroso, carcinoma sólido pseudopapilar y TPMI descritos en los capítulos anteriores

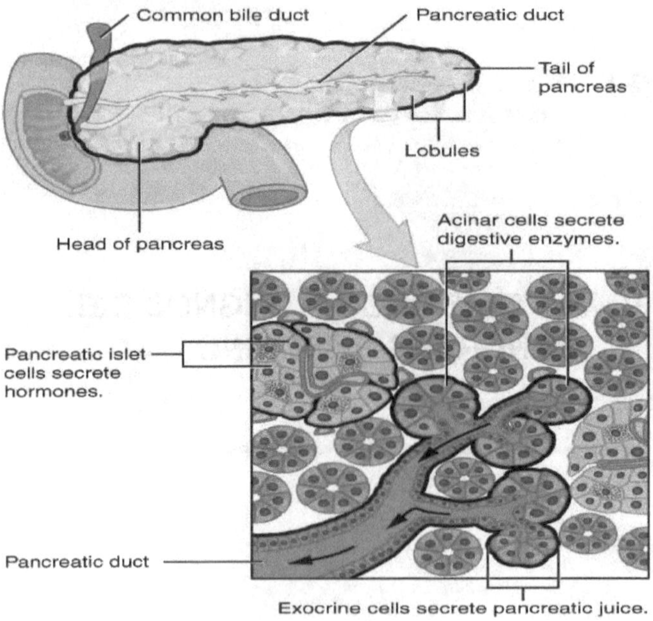

Figura 1: *esquema de los tipos de células del páncreas exocrino*

4.1. ADENOCARCINOMA DE CÉLULAS ACINARES

Concepto: el adenocarcinoma de células acinares de pancrreas (PCCA) (Fig.2) es un tumor epitelial maligno muy poco frecuente del páncreas exocrino, caracterizado macroscópicamente por una masa sólida, por lo general, grande, bien delimitada, total o parcialmente encapsulada, que a menudo presenta hemorragia, necrosis y cambios quísticos, localizada en cualquier parte del páncreas. Se definen como carcinomas que presentan evidencia de producción de enzimas pancreáticas por células neoplásicas, aunque los criterios histopatológicos son muy específicos de esta entidad. El primer caso de carcinoma pancreático de células acinares (CCA) fue descrito en 1908 por Berner, posteriormente, Webb y Klimstra et al, describieron las características histológicas que condujeron a criterios diagnósticos más uniformes y una mejor comprensión de las características inmunomarcadas de este tumor

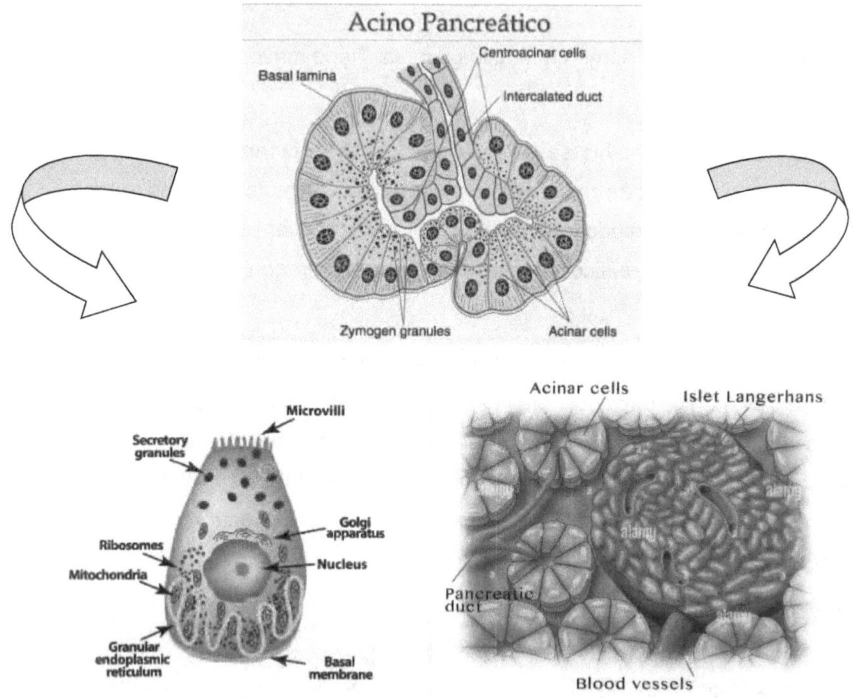

***Figura 2**: esquema de la célula acinar del páncreas*

Epidemiologia - Etiología: El carcinoma de células acinares del páncreas es una neoplasia de etiología desconocida, poco frecuente, que representa del 1 a 2% de los tumores pancreáticos exocrinos. Representa aproximadamente del 1% al 2% de todas las neoplasias malignas pancreáticas. Son neoplasias pancreáticas con diferenciación acinar que morfológicamente se asemejan a las células acinares y producen gránulos de zimógeno que contienen enzimas pancreáticas exocrinas. Se presenta comúnmente en el sexo masculino, y a una edad promedio de 65 años, muy infrecuente en menores de 30 años y aproximadamente el 6% de los CCA ocurren en la infancia. El CCA puede presentarse en cualquier parte del páncreas, siendo más frecuentes en el cuerpo y la cola. Aunque ocurren un poco más comúnmente en la cabeza del páncreas, los ACC pueden surgir en toda la glándula Tiene mayor incidencia en hombres que en mujeres.

El factor de riesgo más notable se ha relacionado con el tabaquismo. Varios estudios epidemiológicos han mostrado una asociación entre la cantidad y la duración del consumo de tabaco y un mayor riesgo de cáncer pancreático. La incidencia de cáncer pancreático se relaciona directamente con el número de paquetes por años fumados.

Macroscópicamente: Son tumores de color rojo a marrón, homogéneos, bien circunscritos, de consistencia blanda, carnosos y lobulados, presentan con frecuencia focos necróticos o hemorrágicos. Se caracterizan por masas quísticas multiloculares de gran tamaño (diámetro promedio de 8- 10 cm). Pueden ser encapsulados. Los ACC tienen un patrón de crecimiento expansivo relativamente circunscrito o multinodular. (Fig. 3)

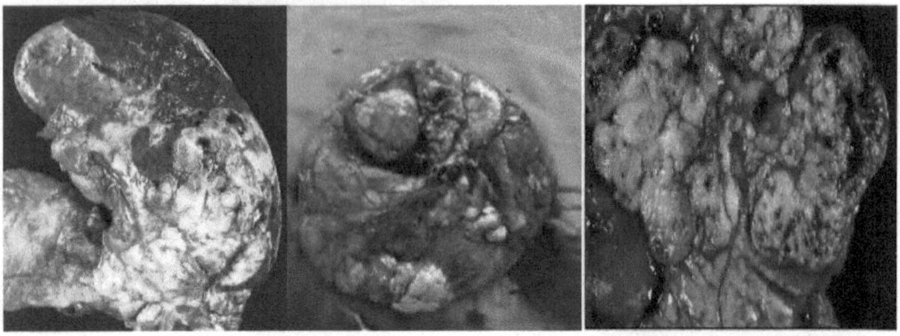

Figura 3: *Aspecto macroscópico de carcinoma de células acinares, que muestra un tumor multinodular con focos de necrosis central y hemorragia*

Microscópicamente: Histopatológicamente presenta múltiples quistes y túbulos revestidos por una sola capa de células cuboides o columnares con núcleos basales, y las características citoplasmáticas de células acinares como en los tumores sólidos. Los ACC son neoplasias altamente celulares desprovistas del estroma fibroso desmoplásico prominente. Las células neoplásicas son pequeñas y uniformes, de citoplasma eosinófilo ocupado por granulos de zimógenos que típicamente se tiñen con la coloración de PAS, correspondiendo esto al dato estructural más característico. Además, presenta un patrón de tinción inmuno-histoquímico único: altamente positivos para enzimas exocrinas pancreáticas como tripsina, quimo-tripsina, lipasa, amilasa y fosfolipasa A2 (Fig. 4).

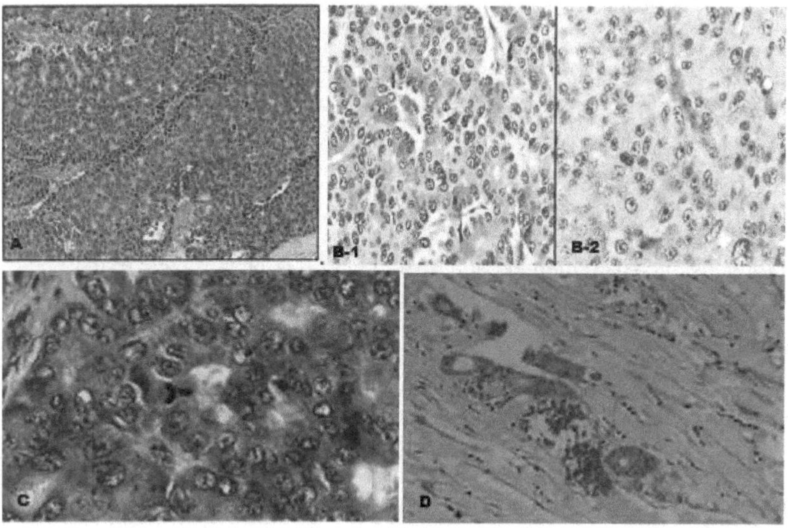

***Figura 4:** histologia del carcinoma de células acinares. (A): granularidad eosinofilica que se acentúa en el citoplasma apical que rodea la lumina. (B-1) tumor altamente celular con un patrón sólido predominante. (B-2) patrón acinar menor se puede apreciar en la esquina superior izquierda. (C) Nucleolo prominente con anisonucleosis y figuras atìpicas mitóticas (x40). (D) invasión linfovascular*

En los tumores ACC exiten multiples patrones arquitectónicos y múltiples patrones arquitectónicos son visibles dentro de un solo tumor. (Fig. 5)

- Patrón acinar: se caracteriza por estructuras que se asemejan a acinos normales, con luces pequeñas y células dispuestas en una monocapa con núcleos ubicados en la base y citoplasma granular de anfófilo a eosinófilo
- Patrón glandular: en el Carcinoma de células acinares con patrón glandular predominante, se caracteriza por estructuras acinares con luces dilatadas; éste es el patron menos común.

- Patrón trabecular o giriforme: se asemeja a la arquitectura de los tumores neuroendocrinos bien diferenciados, consiste en una empalizada más pronunciada con cintas de células entrelazadas más delgadas se puede observar.
- El patron sólido: se caracteriza por grandes láminas de celdas sin lumina y cordones celulares distribuidos en un estroma fibrovascular, muestra láminas y nidos de células que carecen de formación de luz aparente. Delicados tabiques fibrosos separan nidos de células más pequeños. A pesar de la falta de estructuras acinares reconocibles, todavía es evidente alguna organización de las células neoplásicas, porque los núcleos a menudo aparecerán ubicados en la base a lo largo de las delgadas bandas fibrosas, dando la apariencia de una empalizada nuclear

Los carcinomas de células acinares a menudo crecen empujando los bordes invasivos, desplazando las estructuras circundantes. La impresión de una cápsula fibrosa en la periferia es común, pero las células neoplásicas a menudo se extienden como lóbulos a través de la cápsula para invadir el parénquima pancreático y los vasos sanguíneos en la interfaz del tumor. También se puede observar invasión perineural.

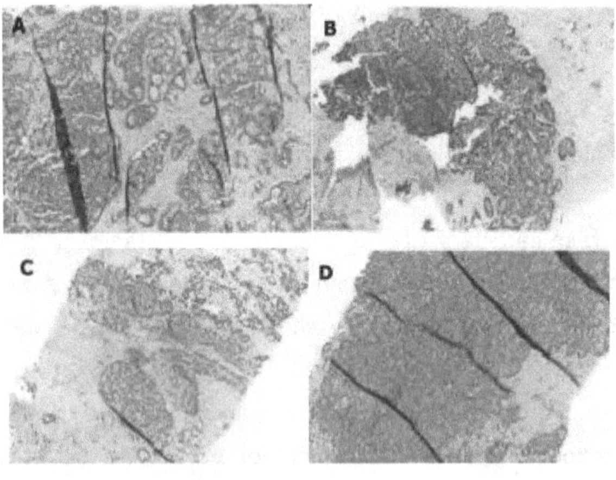

Figura 5: *patrones histopatológicos de los carcinomas de células acinares del pancreas. A: patron acinar. B: patron glandular. C: patrón trabecular. D: patrón solido*

Los núcleos en ACC son típicamente uniformes y carecen de pleomorfismo significativo, lo que demuestra un nucléolo único y prominente. La presencia de estos nucléolos es una pista importante para el diagnóstico de ACC cuando las estructuras acinares/luminales no son fácilmente identificables. El citoplasma puede mostrar una granularidad significativa, lo que refleja la presencia de gránulos de zimógeno, que se pueden resaltar con una tinción de ácido peryódico de Schiff con diastasa. Las tinciones para mucinas no resaltan la mucina intracelular, pero se puede observar una reactividad mínima asociada con las secreciones luminales.

Se han descrito variantes morfológicas raras que incluyen tipos oncocíticos, fusiformes y pleomórficos. También se han descrito carcinomas de células acinares con cambios prominentes de células claras. También hemos observado un caso con un cambio de células claras prominentes y una muesca nítida del núcleo que recuerda a los lipoblastos.

Inmunohistoquímica: las características ultraestructurales de los gránulos de zymogen se consideraron el gold estándar para establecer un diagnóstico. Las inclusiones filamentosas unidas a la membrana se observaron claramente en los ACC y rara vez se encontraron en otros tumores. La tinción periódica de ácido-Schiff con diastasa puede resaltar los gránulos de zymogen y apoyar un diagnóstico de ACC). Las células de un ACC pueden producir enzimas pancreáticas incluyendo tripsina, quimotripsina, lipasa, elastasa y amilasa; y los anticuerpos contra estas proteínas secretoras han demostrado ser un complemento valioso en el diagnóstico de tumores pancreáticos de células acinares (Tabla 1) (Fig. 6).

El inmunomarcaje con anticuerpos contra BCL10 (clon 331.1) es el más útil. Estos anticuerpos reaccionan de forma cruzada, fuerte y difusa que marcan la hidrolasa de éster carboxilo

Tabla 1: *resumen de enzimas de inmunohistoquímica*

Queratina, CK7, CK19	70-100%
tripsina	95%
quimotripsina	posición
bcl10	86%
PDX1	91%
Lipasa	frecuencia negativa
AFP	variable
Amilasa	infrecuente

Los anticuerpos contra la tripsina y la quimotripsina también son ampliamente utilizados y sensibles; la lipasa exhibe tinción positiva en aproximadamente el 65% de los casos. Sin embargo, la amilasa pancreática rara vez se detecta en los ACC a pesar de su presencia en células acinares no neoplásicas. Las queratinas se expresan en la mayoría de los casos, especialmente cuando se utilizan los anticuerpos Cam5.2 y AE1/AE3, ya que CK8 y CK18 son producidos por células acinares no neoplásicas. Actualmente, el inmunomarcaje de enzimas exocrinas pancreáticas es el principal medio para demostrar la diferenciación acinar (Tabla 2). El inmunomarcaje para CK7, CK19 y CK20 es generalmente negativo

Tabla 2: *perfil inmunohistoquímico diferencial.*

Tipo tumor	PCK	BCL10/T/Q	synapt	Cromogr	B-catenina	BCL10	otros
ACC	+	+	+/- Focal	+/- Focal	+/-	+	Lipasa/amilasa
PBL	+	+	-	-	+	-	CEA/ αFP
ACDP	+	-	-	-	-	-	P53
NPS	- /+	-	- /+	-	+(nuclear)	-	α1- AT

PCK: pancitoqueratina, T: tripsina, Q: quimotripsina, ACC: carcinoma células acinares, PBL: pancreatoblastoma, ACDP: adenocaercinoma ductal pancreático, NPS: neoplasia pseudopapilar sólida, αFP: alfa feto proteína, α1- AT: alfa 1 antitripsina.

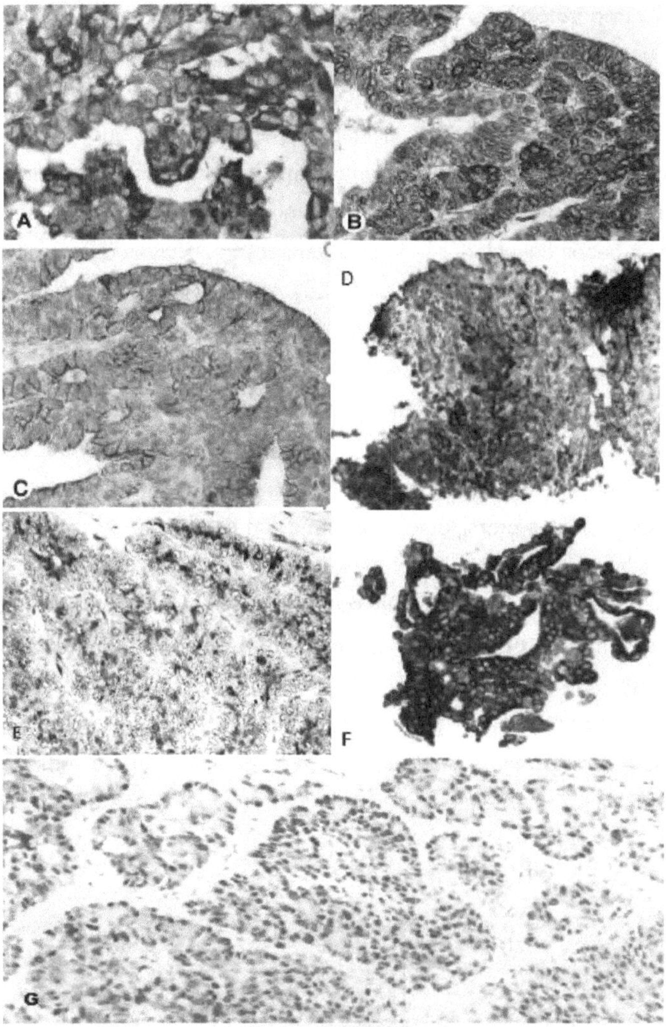

Figura 6: *A: tinción inmunohistoquímica para α1-antitripsina. B: inmunohistoquímica para lipasa. C: tinción inmunohistoquímica de células tumorales para citoqueratina AE1/AE3. D: Inmunotinción de tripsina que muestra expresión variable por células tumorales. E: inmunohistoquímica para quimotripsina con una fuerte positividad granular en el citoplasma apical. F: inmunotinción bcl-10 que muestra una fuerte expresión citoplasmática por las células tumorales. G: Marcaje inmunohistoquímico para β-catenina*

Característica citopatológicas: La citología de ACC generalmente produce frotis hipercelulares con grupos gruesos de células tumorales de 3 dimensiones, pequeños a grandes, poco cohesivos, que contrasta con las generalmente observadas en el tejido acinar no neoplásico, lo que ayuda a distinguir el primero como un proceso lesional (Fig. 7). La presencia de células individuales aisladas, núcleos desnudos dispersos y abundantes gránulos citoplasmáticos gruesos despojados, son características distintivas que facilitan aún más el reconocimiento de ACC (Fig. 8). Los gránulos citoplasmáticos de zimógeno se ven fácilmente en la tinción de Papanicolaou por su apariencia roja. Las características citologicas se describen en el cuadro 1

Las células neoplásicas son poligonales con una baja relación núcleo-citoplasma, citoplasma granular escaso a moderadamente abundante y núcleos uniformes con un contorno liso y cromatina finamente agrupada. Típicamente tienen uno o dos nucleolos prominentes. La formación de células acinares con una luz colocada centralmente es el sello distintivo del ACC, que está característicamente presente en los frotis citológicos; sin embargo, su gran parecido con la formación de rosetas comúnmente observada en los tumores neuroendocrinos pancreáticos (PanNET), puede crear una dificultad diagnóstica. Una característica útil a favor del ACC es que las células neoplásicas son mitóticamente activas, un hallazgo que no se observa típicamente en PanNET bien diferenciados, que con frecuencia se confunden con ACC.

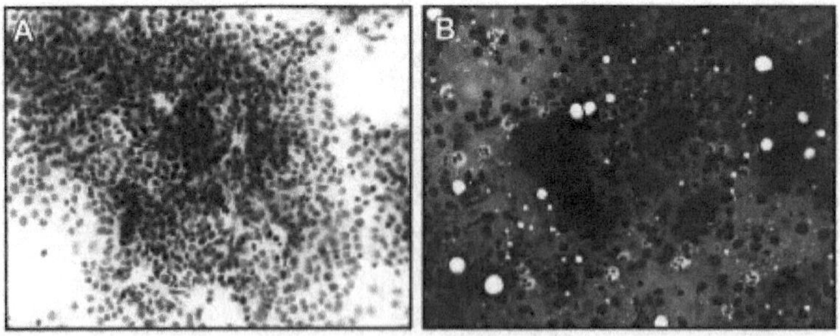

***Figura 7**. (A) Células neoplásicas con células aisladas observadas en la periferia (tinción de Papanicolaou). (B) Abundantes células dispersas, núcleos desnudos y gránulos citoplasmáticos gruesos despojados, características distintivas del carcinoma de células acinares (tinción de Diff-Quik)*

Cuadro 1: características citológicas del carcinoma de células acinares del páncreas

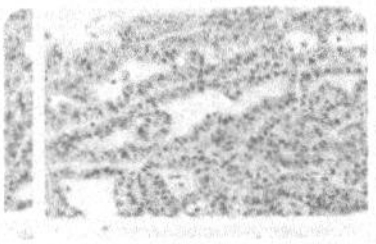

Núcleos redondos homogeneos, hipercromáticos o nucleolados.
Presencia de microacinos o patrón cribiforme

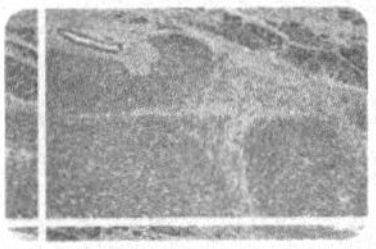

Láminas y cúmulos abigarrados, de cotornos deflecados
Abundante celularidad

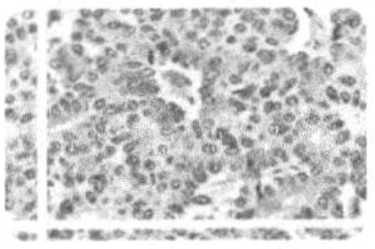

Citoplasma acidófilo, granular y de contornos definidos
Relación núcleo- citoplasma preservada o con escasa alteración

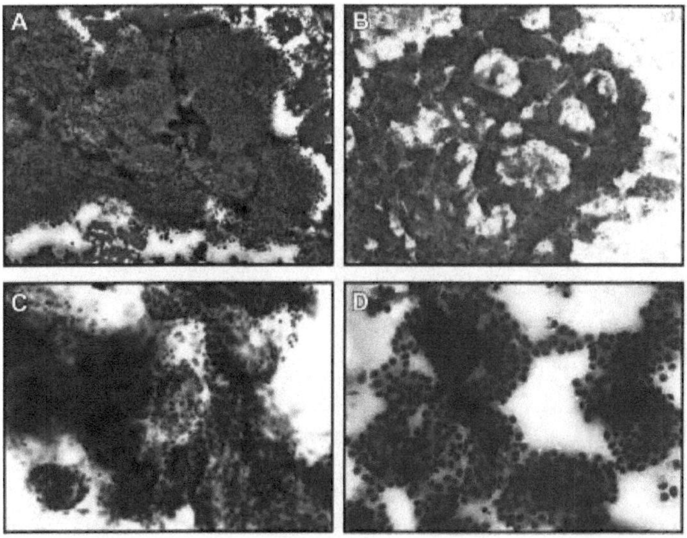

Figura 8: *(A) células uniformes (tinción de Diff-Quik). (B) patrón acinar (tinción de Papanicolaou). (C) células tumorales que forman pseudo-rosetas observadas en el centro y en la parte inferior izquierda (tinción de Papanicolaou). (D) Patrón trabecular (tinción de Diff-Quik).*

Biologia molecular: en los carcinomas de células acinares han sido bien caracterizadas.las alteraciones genéticas que impulsan estas neoplasias. Los ACC son notables por un patrón relativamente único de mutaciones somáticas y de línea germinal. Las mutaciones de la línea germinal en uno de los genes de la anemia de Fanconi (BRCA1, BRCA2, PALB2, etc.) ocurren en 15- 20% de los pacientes con un ACC.

Algunos ACC surgen en pacientes con el síndrome de Lynch (coli hereditaria sin poliposis), y también se han descrito mutaciones somáticas en genes de reparación de desajustes de ADN (MLH1, MSH2, etc.).

ACC puede tener mutaciones inactivantes en genes de la vía WNT-β-catenina (genes *APC* y *CTNN1*) *en un 25%* mutaciones activadoras en el gen *CTNNB1,* la pérdida de proteínas MMR en un 14 %. Se puede observar alteraciones genómicas en *SMAD4*, *CDKN2A* y *TP53.* Otras mutaciones se observan en los genes *BRCA1*, *BRCA2, RB1.* Tambien se han descrito cambios en los genes BRAF/RAF1, ATM y GNAS. Presentan en la gran mayoría de los PACC son KRAS de tipo salvaje.

Más recientemente, se han descrito alteraciones de MYC, incluida la amplificación de genes y la polisomía del cromosoma 8, en un subgrupo de ACC.

Características ultraestructurales: Las células tumorales a menudo forman complejos de tipo acinar. Las células tumorales contienen grandes gránulos densos en electrones (Fig. 9), abundante retículo endoplásmico rugoso, complejos de Golgi bien desarrollados y algunas mitocondrias. Pequeñas microvellosidades se encuentran en la superficie apical. La mayoría de los gránulos de zimógeno tienen un diámetro medio de 400 a 500 nm y son homogéneos y redondos. La naturaleza de zimógeno de estos gránulos se ha demostrado con inmunocitoquímica de microscopía electrónica usando anticuerpos anti-tripsina. También se ha detectado un segundo tipo de gránulo, el gránulo fibrilar irregular, que se asemeja a los gránulos de zimógeno del páncreas fetal.

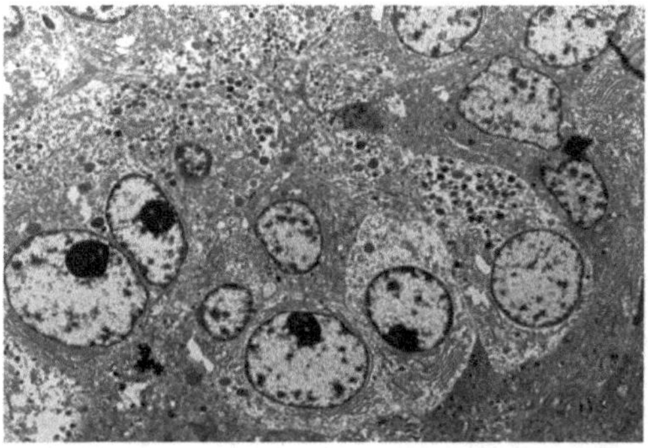

***Figura 9**: ultraestructuralmente las células tumorales contienen grandes gránulos densos en electrones, abundante retículo endoplásmico rugoso, complejos de golgi bien desarrollados y algunas mitocondrias.*

Síntomas clínicos: La forma de presentación clínica no es específica, lo más frecuente es dolor abdominal acompañado de masa palpable, pueden asociarse náuseas y vómitos, hiporexia y pérdida de peso. El ACC obstruye con poca frecuencia el conducto biliar y causa ictericia solo en el 12% de los pacientes. La ACC provoca un efecto de masa y desplaza esos órganos, pero no infiltra.

La elevación de lipasa sérica con valores de amilasa dentro de lo normal es característico de estos tumores, el 58% de los pacientes con ACC avanzado mostraron un aumento en el nivel de lipasa sérica (31); el síndrome de hipersecreción de lipasa es en realidad poco común (<10% de los pacientes). Los pacientes afectados por el síndrome de hipersecreción de lipasa, desarrollan nódulos subcutáneos eritematosos, necrosis grasa extrapancreática (subcutánea en la gran mayoría de los casos) junto con eosinofilia, poliartralgia y en muy raros casos hipoglicemia. Esta condición, conocida como la tríada de Schmid, se asocia con un mal pronóstico y generalmente presentan metástasis hepáticas o enfermedad primaria extremadamente voluminosa. Las asociaciones clínicas del ACC son poco frecuentes, incluyen:

- endocarditis trombótica
- Los casos hereditarios son muy inusuales, aunque se han producido varios casos en pacientes con poliposis adenomatosa familiar, síndrome de Lynch o síndrome de Carney.

Diagnóstico: las pruebas diagnosticaas más utilizadas son:

- Analítica: un aumento en los niveles de lipasa sérica asociados con el síndrome de hipersecreción de lipasa. Elevación de AFP, especialmente en pacientes jóvenes. Son excepcionales las elevaciones de antígeno carcinoembrionario y Ca 19-9.
- En la TAC: se presentan como masas heterogeneas bien delimitados, con áreas debaj a densidad y áreas de realce de sólidos, de gran tamaño, con crecimiento exofítico, cápsula fina que capta contraste y con áreas de necrosis; también puede presentarse como masa densa mal definida, una masa bien definida con necrosis central, una masa quística rodeada por una gruesa pared hipervascular, un bien- masa hipodensa definida con una cápsula delgada que realza y una masa sólida hipervascular bien definida El carcinoma de células acinares mostró una captación ávida de mangafodipir trisódico en la resonancia magnética en un paciente. La TC es más sensible para detectar calcificación central y se utiliza comúnmente debido a su accesibilidad y rapidez. (Fig. 10 y 11)

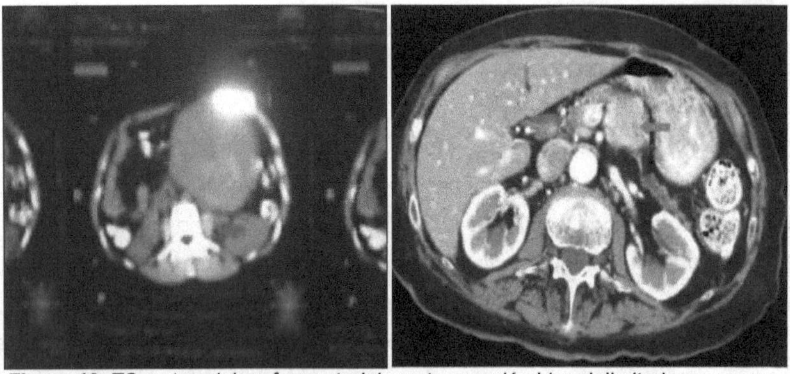

***Figura 10:** TC corte axial en fase arterial con tumoración bien delimitada en cuerpo-cola de páncreas (izquierda). Gran masa en cuerpo de páncreas (flecha roja) (derecha)*

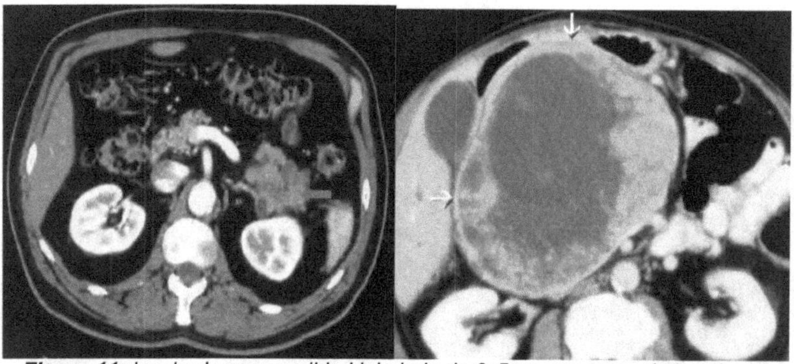

Figura 11: *izquierda masa solidad lobulada de 6x5cm que surge de la cola del páncreas (Flecha roja). Derecha: TC revela una gran masa quística (flechas blsncas) con componente sólido periférico y calcificación periférica gruesa.*

- RM: el ACC del páncreas es una masa exofitica bien definida, generalmente ovalada o redonda en las imágenes transversales. Rara vez se han descrito variaciones quísticas. Por lo general, se manifiesta como un tumor denso, en gran parte sólido, sin alteraciones quísticas notables. Un tercio de los pacientes pueden presentar calcificaciones, y la mayoría del tumor aumenta constantemente, pero menos que el parénquima pancreático adyacente. El tumor muestra realce heterogéneo después de la infusión intravenosa de material de contraste. Tambien puede presentarse como una gran masa de forma ovoide, exofítica, bien delimitada que surge del páncreas, con ligero y persistente realce tras la administración de contraste, y sin dilatación biliar o pancreática apreciable. Otro estudio indicó que la resonancia magnética es mejor que la tomografía computarizada para identificar la marginación tumoral, el sangrado intratumoral, la invasión de tejidos y la dilatación ductal. (Fig. 12)

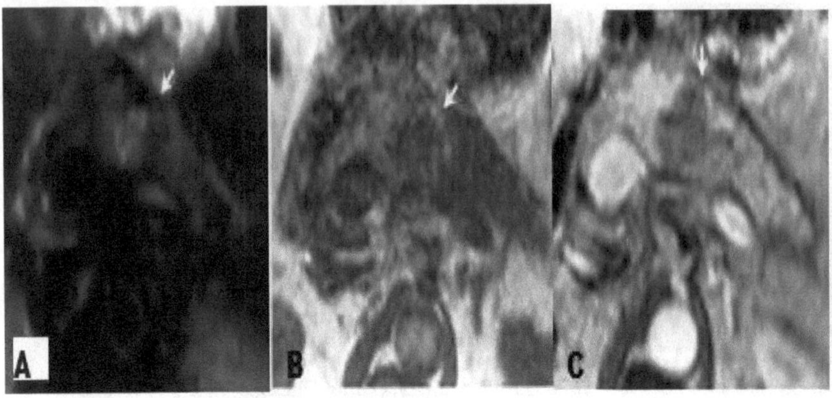

Figura 12: *A: Imagen de RM axial ponderada en T2 muestra una masa (flecha) en el cuerpo pancreático que es ligeramente hiperintensa. B: imagen de RM axial potenciada en T1 muestra que la masa (flecha) es hipointensa. C: Después de la inyección IV de gadolinio, no se observa un realce claro de la masa (flecha) en las imágenes de fase arterial y venosa portal.*

- Ultrasonografía endoscópica (USE): lesiones hipoecoicas. Esta técnica que permite además realizar una punción aspiración con aguja fina de la lesión para estudio anatomopatologico e inmunohistoquimico (Fgi. 13 y 14)
- Tomografia por emisión de positones PET: se observa masas hipermetabolicas e hipercaptantes (Fig. 15)

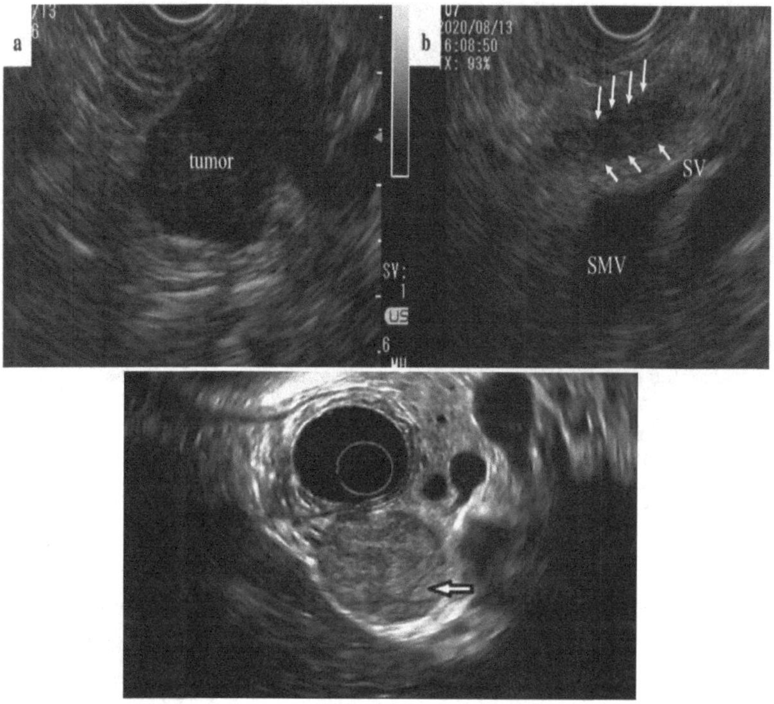

Figura 13: *EUS. Lesiónes con bordes claros (flecha).*

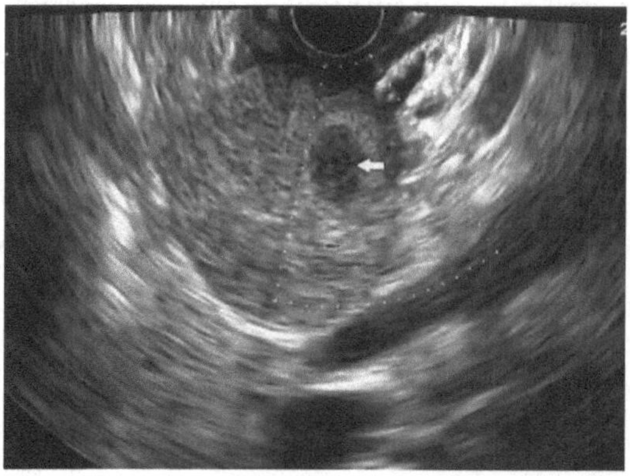

Figura 14: *Aparición de una cavidad hipoecoica dentro de la lesión durante la punción con EUS (flecha).*

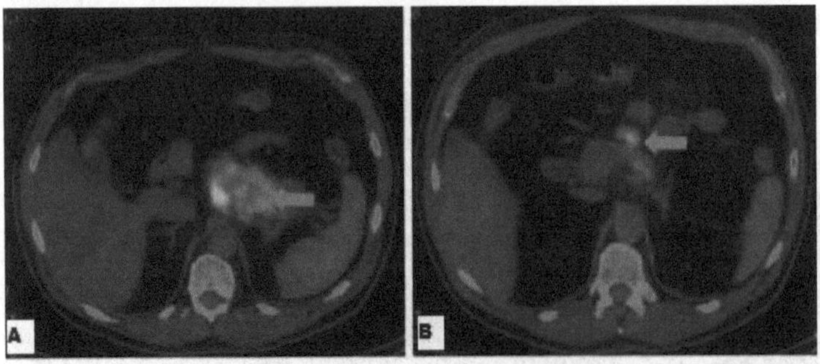

Figura 15: *imagen de tomografía por emisión de positrones/TC. A: masa hipermetabolica en cuerpo-cola. B: captación hipermetabolica de adenopatía mesentérica*

Estadificacion del ACC: Tradicionalmente, se clasifican como resecables, resecables limítrofes, localmente avanzados y metastásicos.

- Tumores resecables carecen de afectación vascular. El cáncer está sólo en el páncreas (o se ha propagado justo más allá de éste), esto incluiría a la mayoría de los cánceres en etapas IA, IB y IIA del sistema TNM
- Tumores resecables limítrofes involucran estructuras vasculares, locales u otros signos que indican un alto riesgo de resección R1.
- Las invasiones locales (particularmente la afectación vascular) impiden la intervención quirúrgica para los tumores malignos localmente avanzados. Si el cáncer aún no se ha propagado a órganos distantes, pero aun así no se puede extraer completamente con cirugía. Incluiría a algunos cánceres en etapa III del sistema TNM.
- Irresecable: Estos cánceres no se pueden extraer completamente mediante cirugía.
- Cáncer metastásico se ha diseminado a otros órganos más allá del tumor pancreático principal. Estos cánceres no se pueden extraer por completo. Se puede hacer una cirugía, pero el objetivo sería prevenir o aliviar los síntomas, no tratar de curar el cáncer. Incluye el Estadio IV.

El Comité Conjunto Estadounidense sobre el Cáncer (AJCC) ha clasificado la estadificación según la clasificación TNM (tumor, ganglio, metástasis) utilizando las pautas de consenso para la resecabilidad (Tabla 3) (Fig. 16 a19)

Tabla 3: estadiaje- clasificación TNM de los carcinomas de células acinares

T1	T1 = El tumor mide ≤ 2 cm en cualquier dirección
	T1a = El tumor mide ≤ 0,5 cm en cualquier dirección
	T1b = El tumor mide > 0,5 cm y < 1 cm en cualquier dirección
	T1c = El tumor mide 1-2 cm en cualquier dirección

Etapa AJCC	Agrupación por etapas	Descripción de la etapa*
0	Tis N0 M0	El tumor está confinado a las capas superiores de células del conducto pancreático y no ha invadido los tejidos más profundos. No se ha propagado fuera del páncreas. A estos tumores a veces se les conoce como carcinoma *in situ* (Tis). No se ha propagado a los ganglios linfáticos adyacentes (N0), ni a sitios distantes (M0).
IA	T1 N0 M0	El cáncer está confinado en el páncreas y no mide más de 2 cm (0.8 pulgadas) de ancho (T1). No se ha propagado a los ganglios linfáticos adyacentes (N0), ni a sitios distantes (M0).
IB	T2 N0 M0	El cáncer está confinado en el páncreas y mide más de 2 cm (0.8 pulgadas) pero no más de 4 cm (1.6 pulgadas) de ancho (T2). No se ha propagado a los ganglios linfáticos adyacentes (N0), ni a sitios distantes (M0).
IIA	T3 N0 M0	El cáncer está confinado en el páncreas y mide más de 4 cm (1.6 pulgadas) de ancho (T3). No se ha propagado a los ganglios linfáticos adyacentes (N0), ni a sitios distantes (M0).

	T2 N2 M0	El cáncer está confinado en el páncreas y mide más de 2 cm (0.8 pulgadas) pero no más de 4 cm (1.6 pulgadas) de ancho (T2) **Y** se ha propagado a 4 o más ganglios linfáticos adyacentes (N2). No se ha propagado a sitios distantes (M0).
	T1 N1 M0	El cáncer está confinado en el páncreas y no mide más de 2 cm (0.8 pulgadas) de ancho (T1) **Y** se ha propagado a no más de 3 ganglios linfáticos adyacentes (N1). No se ha propagado a sitios distantes (M0).
IIB	T2 N1 M0	El cáncer está confinado en el páncreas y mide más de 2 cm (0.8 pulgadas) pero no más de 4 cm (1.6 pulgadas) de ancho (T2) **Y** se ha propagado a no más de 3 ganglios linfáticos adyacentes (N1). No se ha propagado a sitios distantes (M0).
	T3 N1 M0	El cáncer está confinado en el páncreas y mide más de 4 cm (1.6 pulgadas) de ancho (T3) **Y** se ha propagado a no más de 3 ganglios linfáticos adyacentes (N1). No se ha propagado a sitios distantes (M0).
	T1 N2 M0	El cáncer está confinado en el páncreas y no mide más de 2 cm (0.8 pulgadas) de ancho (T1) **Y** se ha propagado a 4 o más ganglios linfáticos adyacentes (N2). No se ha propagado a sitios distantes (M0).
	T2 N2 M0	El cáncer está confinado en el páncreas y mide más de 2 cm (0.8 pulgadas) pero no más de 4 cm (1.6 pulgadas) de ancho (T2) **Y** se ha propagado a 4 o más ganglios linfáticos adyacentes (N2). No se ha propagado a sitios distantes (M0).
III		
	T3 N2 M0	El cáncer está confinado en el páncreas y mide más de 4 cm (1.6 pulgadas) de ancho (T3) **Y** se ha propagado a 4 o más ganglios linfáticos adyacentes (N2). No se ha propagado a sitios distantes (M0).
	T4 Cualquier N M0	El cáncer está creciendo fuera del páncreas y en los vasos sanguíneos principales adyacentes (T4). El cáncer pudiera o no haberse propagado a los ganglios linfáticos cercanos (Cualquier N). No se ha propagado a sitios distantes (M0).
IV	Cualquier T Cualquier N M1	El cáncer se ha propagado a sitios distantes tales como el hígado, el peritoneo (la membrana que recubre la cavidad abdominal), los pulmones o los huesos (M1). El cáncer puede ser de cualquier tamaño (Cualquier T) y podría o no haberse propagado a los ganglios linfáticos adyacentes (Cualquier N).

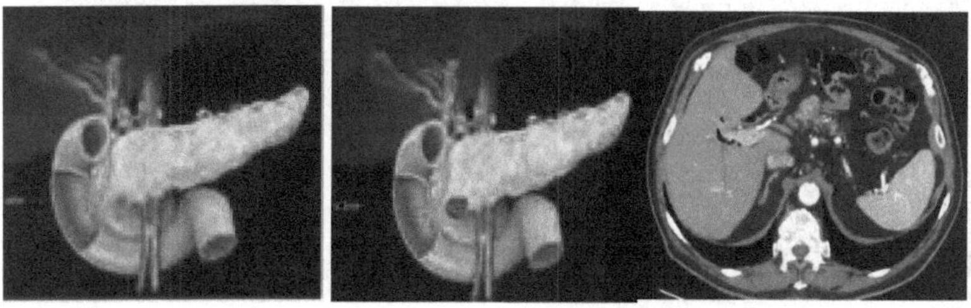

Figura 16: izquierda: Estadio 0: *TisN0M0.* ***Centro-derecha: Estadio IA****: T1N0M0: carcinoma de células acinares. Imagen axial de TC en fase venosa portal: una masa sólida (flechas cortas) que afecta la región de la cabeza/cuerpo pancreático con calcificaciones en todo el páncreas y dilatación leve del árbol biliar con neumobilia (flecha larga).*

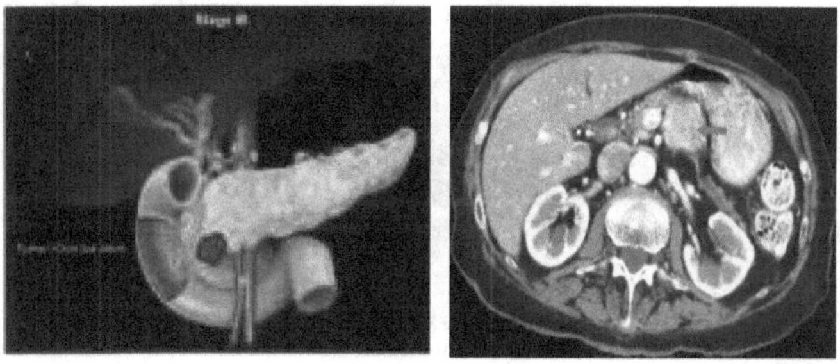

Figura 17: Estadio IB: *T2N0M0: TC corte* axial en fase arterial muestra una gran masa en el cuerpo del páncreas (flecha) que mide 3,3 cm × 3 cm. No se identifica adenopatía regional.

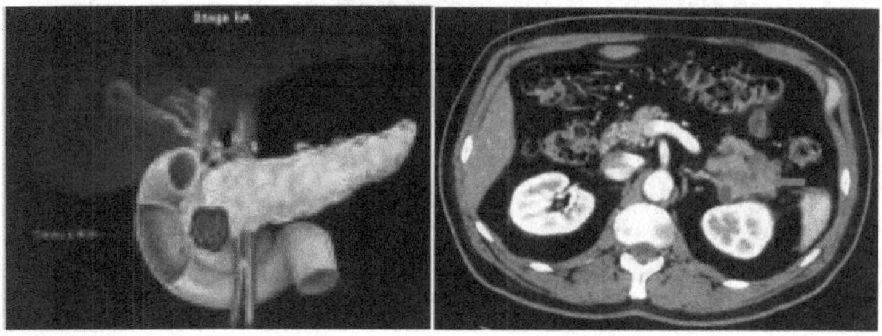

Figura 18: Estadio IIA: *T3N0M0: TC imagen axial en fase arterial que muestra una masa sólida heterogénea, lobulada de 6,5 × 5,4 cm que surge de la cola del páncreas (flecha). No se detectaron adenopatías regionales ni a distancia*

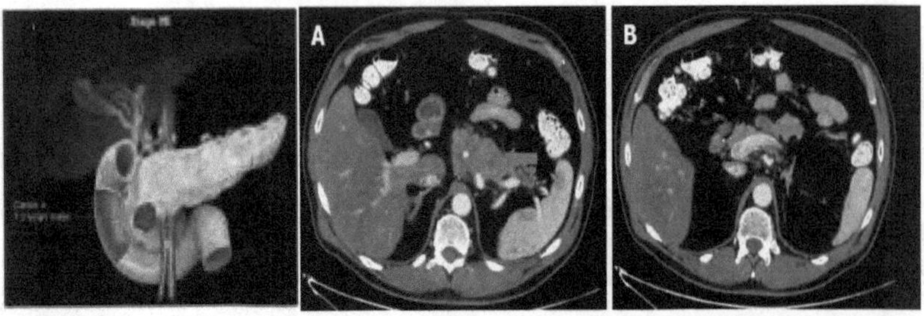

Figura 19: estadio IIB: *T3N1M0. TC corte axial en fase portovenosa. A: muestra una masa infiltrante en cuerpo y cola del páncreas (flecha); B: muestran un ganglio mesentérico agrandado (flecha) de 2,6 × 1,2 cm*

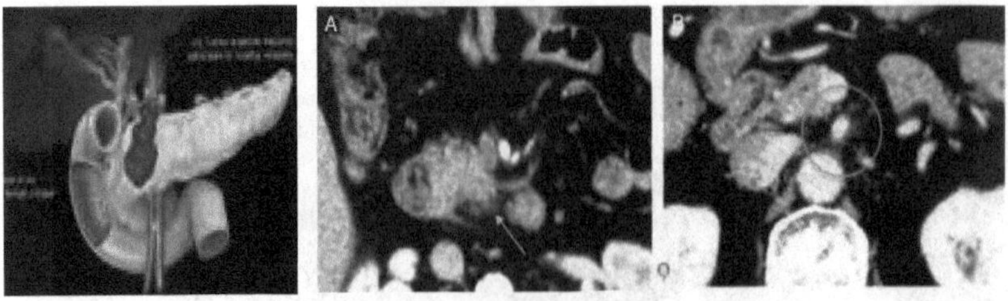

Figura 20: Estadio III: T1-4NcualquieraM0. TC axial: A Contornos indefinidos con aumento de densidad irregular de la grasa retropancreática sugestivo de invasión perineural (Flecha). B Aumento de densidad irregular en el espacio graso que rodea a la arteria mesentérica superior (Círculo).

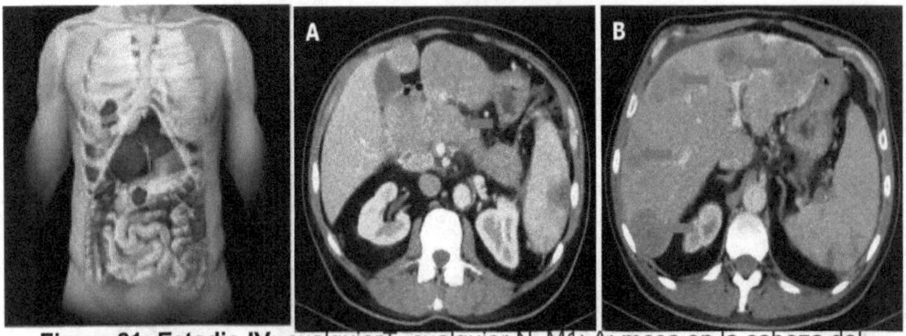

Figura 21: Estadio IV: cualquierT, cualquier N, M1: A: masa en la cabeza del páncreas que mide alrededor de 3,2 cm × 2,8 cm (flecha); B: muestra múltiples lesiones metastásicas hepáticas bilobulares de tamaño variable (flechas).

El diagnóstico diferencial incluye principalmente tumores neuroendocrinos pancreáticos (PanNET), tumores solidos pseudopapilares y pancreatoblastomas. Las caracrtersiticas diferenciales se resumen en las tablas 4 y 5.

- ACC: desarrollo acinar primario, granulación citoplásmica, núcleos orientados basalmente y nucléolos individuales conspicuos. Los ACC contienen células neuroendocrinas en el 30 % de los casos; marcadores específicos de las células acinares, como la tripsina y BCL10.
- PanNET: el estroma hialinizado, la apariencia de células plasmocitoides y un patrón de cromatina de "sal y pimienta" son indicativos de PanNET. El uso de marcadores neuroendocrinos generales son generalmente la sinaptofisina y la cromogranina A. El pronostico es mas favorable.
- Los SPN afectan prácticamente en su totalidad a mujeres jóvenes. Los frotis citológicos se caracterizan por una vasculatura delicadamente ramificada con células ligeramente adheridas que generan estructuras pseudopapilares, una población homogénea de células microscópicas con formación cuboide y una matriz mixoide hialina única. Además, en ocasiones son visibles glóbulos hialinos citoplásmicos.
- Los PBL suelen ser grandes, con un tamaño promedio de 10 cm que oscila entre 1,5 y 20 cm. Este tumor poco común comparte casi todas las características citológicas y clínicas del ACC. Citológicamente, los componentes heterólogos y los nidos escamosos, como el desarrollo óseo y cartilaginoso, caracterizan el PBL Los elementos citológicos heterogéneos de los tipos de células tumorales presentes, incluida una combinación de células escamoides, mesenquimatosas y glandulares, son una pista general para el diagnóstico de PBL. La presencia de nidos escamoides en PBL es la característica distintiva de las dos entidades.
- Los PDAC suelen exhibir arreglos de "panal de abeja borracho" y "células de lápida sepulcral" junto con heterogeneidad nuclear y anomalías en la silueta nuclear. Esto contrasta con las células poligonales relativamente homogéneas de los ACC, que se organizan en matrices tridimensionales y fragmentos de tejido. Los PDAC presetnan un estroma desmoplásico prominente.

Tabla 4: características diferenciales tumorales

Diagnósticos diferenciales	Edad/sexo	Imágenes/hallazgos macroscópicos	Histología	Pronóstico
CAC	Predominante en varones; edad media de 62 años	Tumores sólidos, bien delimitados y voluminosos; también son frecuentes la hemorragia y la necrosis	Arquitectura predominantemente acinar o sólida; celdas uniformes; núcleos ubicados en la base; citoplasma granular eosinófilo; nucléolo único prominente. estroma mínimo	En general agresivo, con altas tasas de recurrencia y metástasis
PDAC	Ligeramente más alto en los hombres; 6ª -8ª década de la vida	Masa sólida mal definida	Conductos malignos grandes, medianos o pequeños con patrón tubular; estroma desmoplásico. Procesos de mitosis y necrosis.	Pobres tasas de supervivencia
PanNET	Incluso la distribución entre los géneros; más frecuente en adultos; edad media de 40	Sólido, bien delimitado. 5% son quísticos	Patrones arquitectónicos variables; celdas uniformes; núcleos ovalados o esféricos; citoplasma granular; nucleolos no detectados; estroma mínimo	Relativamente lánguido, pero con resultados variables
SPN	Casi exclusivamente femenino; edad promedio de 28	Bien definido y encerrado con degeneración quística	pseudopapilas; células con estroma hialino/mixoide que rodea los vasos; grandes glóbulos hialinos citoplasmáticos; surco nuclear	Potencial de malignidad bajo en general: la mayoría se trata quirúrgicamente con éxito
PBL	Primera década de vida, edad media de 4; los adultos pueden verse afectados	Parcialmente encapsulado, frecuentemente lobulado y sustancial	Estructura sólida y acinar; estroma celular; queratinización de nidos escamoides; elementos mesenquimales heterólogos	Agresivo; mejores resultados para los niños

ACC: carcinoma de células acinares; PanNET: Tumores neuroendocrinos pancreáticos; PBL: pancreatoblastoma; SPN: Neoplasia pseudopapilar sólida; PDAC: Carcinoma ductal pancreático

Tabla 5: características diferenciales de los tumores pancreáticos

Carcinoma de células acinares del páncreas	Adenocarcinoma ductal del páncreas
Citoplasma granular	Citoplasma mucinoso
Núcleos redondos, generalmente basales, como mucho moderadamente pleomórficos	Núcleos pleomórficos, pueden estar ubicados de forma variable
Por lo general, formaciones sólidas o acinares.	Formaciones ductales abiertas grandes e irregulares.
Patrón lobulillar sin estroma desmoplásico	Estroma desmoplásico
Nucléolo central grande y único	Nucleolo variable
BCL10, tripsina, quimotripsina positiva	BCL10, tripsina, quimotripsina negativa

Pueden ocurrir patrones mixtos

Carcinoma de células acinares del páncreas	Tumor neuroendocrino pancreático bien diferenciado (células de los islotes)
Citoplasma PASd+ granular	PASd negativo
Polarización nuclear basal	Núcleos ubicados en el centro
Núcleos vesiculares con nucléolos prominentes	Cromatina punteada de sal y pimienta
BCL10, tripsina, quimotripsina positiva	BCL10, tripsina, quimotripsina negativa
Positividad de sinaptofisina y cromogranina <25% en tumores puros, los tumores mixtos pueden tener más	Positividad generalizada de sinaptofisina o cromogranina, más del 25%

Carcinoma de células acinares del páncreas	Tumor neuroendocrino pancreático mal diferenciado (células de los islotes)
Citoplasma PASd+ granular	PASd negativo
BCL10, tripsina, quimotripsina positiva	BCL10, tripsina, quimotripsina negativa
Fibrosis estromal rara	Estroma fibrótico frecuente
Positividad de sinaptofisina y cromogranina <25% en tumores puros, los tumores mixtos pueden tener más	Positividad generalizada de sinaptofisina o cromogranina, más del 25%

Carcinoma de células acinares del páncreas	Neoplasia Pseudopapilar Sólida de Páncreas
Predominantemente masculino	abrumadoramente femenino
Citoplasma PASd+ granular	PASd+ solo glóbulos dispersos
Beta-catenina/CD56/CD10 negativo	Beta-catenina/CD56/CD10 positivo
BCL10, tripsina, quimotripsina positiva	BCL10, tripsina, quimotripsina negativa
Alfa 1 antitripsina negativo	Alfa 1 antitripsina positivo
Queratina positiva	Queratina variable
Por lo general, infiltrante	Usualmente circunscrito
Carece de arquitectura pseudopapilar	Arquitectura pseudopapilar frecuente
Puede tener verdaderos lúmenes	Sin lúmenes verdaderos
Figuras mitóticas frecuentemente aumentadas	Figuras mitóticas poco frecuentes
CD99 negativo	Puntos paranucleares CD99 (un informe)

Tratamiento: El tratamiento de elección para el PACC es la resección quirúrgica si el tumor está localizado y es resecable. La resección quirúrgica mejora la supervivencia, que a los 5 años es del 72 % en pacientes con PACC resecado en comparación con el 16 % en sus contrapartes con PDAC.

La eficacia de la quimioterapia y/o radioterapia adyuvante no está clara para los pacientes con PACC ya que responden de forma moderada, se ha observado una respuesta en paciente tratados con terapias combinadas basadas en gemcitabina o 5-fluorouracilo con irinotecán, un análogo de platino, docetaxel o erlotinib. Alrededor del 50 % al 60 % de los pacientes con PACC metastásico logran una enfermedad estable o una mejor respuesta con los regímenes de quimioterapia combinada de primera línea.

La radioterapia presenta buena respuesta en aquellos pacientes con enfermedad localmente avanzada (Tabla 6).

Tabla 6: tratamiento del carcinoma de células acinares

Etapa clínica	Opciones de tratamiento
Resectable o borderline resecable	Terapia neoadyuvante [1]
	Cirugía
	Quimioterapia posoperatoria
	Quimiorradioterapia posoperatoria
Avance localmente	quimioterapia [2]
	Quimiorradioterapia
	Cirugía
	cirugía paliativa
Recurrente o metastásico	quimioterapia [2]

[1] Quimioterapia con o sin quimiorradioterapia administrada antes de la cirugía.
[2] Con o sin terapia diana.

Para enfermedad localmente avanzada o metastásica, Los agentes quimioterapéuticos utilizados en el tratamiento del cáncer colorrectal pueden ser efectivos en el carcinoma de células acinares del páncreas debido a la alteración genética en la vía del gen APC/β-catenina observada en las células acinares del páncreas. El 5-FU es el agente más común. Otros que se han utilizado son gemcitabina, cisplatino, doxorrubicina, irinotecán, oxaliplatino, docetaxel, capecitabina, 5-FU/leucovorina, erlotinib, sunitinib y sirolimus. Si el carcinoma de células acinares no es resecable, el paciente debe ser tratado con quimioterapia con 5-FU ya sea con una intención neoadyuvante o paliativa. Los carcinomas de células acinares tratados pueden mostrar cambios histológicos que incluyen fibrosis y acumulación de histiocitos.

Pronóstico: Los carcinomas de células acinares son neoplasias muy agresivas, con una mediana de supervivencia para pacientes con enfermedad localizada y enfermedad metastásica de 38 y 14 meses, respectivamente, y una tasa de supervivencia global a los 5 años inferior al 10 %; pero esta neoplasia no es letal tan rápidamente como el adenocarcinoma ductal convencional.

Los pacientes con CCA tienen mejor evolución que aquellos con adenocarcinoma ductal, y está altamente relacionado con la presencia o no de metástasis. Aproximadamente el 50 % de los pacientes tienen enfermedad metastásica en el momento del diagnóstico, y más de la mitad de los pacientes restantes desarrollan enfermedad metastásica después de la resección quirúrgica del tumor primario por la presencia de micrometástasis incluso en enfermedades órgano-confinadas; por esta razón, el manejo quirúrgico no es curativo en la mayoría de los casos y no mejora la supervivencia, particularmente en pacientes con enfermedad metastásica o localmente avanzada, pero no es raro que los pacientes con metástasis a distancia sobrevivan de 2 a 3 años. Con mayor frecuencia, la enfermedad metastásica se encuentra en los ganglios linfáticos regionales y el hígado, aunque algunos pacientes desarrollan metástasis a distancia en los pulmones, los ganglios linfáticos cervicales y los ovarios. Es raro que los pacientes presenten metástasis a distancia como primera manifestación de la enfermedad. Se ha sugerido que los carcinomas de células acinares que ocurren antes de los 20 años pueden ser menos agresivos que sus contrapartes adultas. La supervivencia al año es del 57% y a los 3 años del 26%.

En pacientes con enfermedad metastásica limitada, la resección de las metástasis obtiene una mayor supervivencia a largo plazo que los pacientes sin resección, que puede aumentar si a estos pacientes se les asocia tratamiento con gemcitabina.

Factores pronósticos:

1. El factor pronóstico más importante es el estadio del tumor, ya que los pacientes que carecen de ganglios linfáticos o metástasis a distancia sobreviven más tiempo.
2. Los pacientes con síndrome de hipersecreción de lipasa tienen una supervivencia particularmente corta, porque la mayoría de estos pacientes tenían enfermedad metastásica generalizada.
3. No se ha observado asociación entre la extensión de la formación de acinos y el pronóstico.
4. **Grado del tumor:** El grado describe cuán parecido es el cáncer al tejido normal cuando se observa bajo el microscopio.
    - El grado 1 (G1) significa que el cáncer se parece mucho al tejido normal del páncreas. tienden a crecer y propagarse más lentamente
    - Mientras que el grado 3 (G3) significa que el cáncer se ve muy anormal. tienden a tener un mal pronóstico (perspectiva) en comparación con los cánceres de Grado 1 o 2.
    - El grado 2 (G2) tiene características intermedias.

5. **Extensión de la resección:** si se extirpó el tumor por completo. Se clasifica en
    - R0: se cree que se ha eliminado todo el cáncer. (No hay signos visibles o microscópicos que sugieran que ha quedado cáncer).
    - R1: se extirpó todo el tumor visible, pero las pruebas de laboratorio del tejido extraído muestran que probablemente quedaron algunas áreas pequeñas de cáncer.
    - R2: no se pudo extirpar parte del tumor visible.

6. Otros factores que se han correlacionado con un mal resultado incluyen el género masculino, la edad mayor de 60 años y el tamaño del tumor mayor de 10 cm

Conclusiones: El carcinoma de células acinares es un tumor pancreático raro, morfológica e inmunohistoquímicamente heterogéneo. Es considerado de mal pronóstico por su alta recurrencia y metástasis frecuentes. El diagnóstico molecular y el tratamiento dirigido en este sentido, constituirá un avance importante para estos tumores en el futuro.

Bibliografia

1. Klimstra DS, Heffess CS, Oertel JE, Rosai J. Acinar cell carcinoma of the pancreas. A clinicopathologic study of 28 cases. Am J Surg Pathol. 1992; 16: 815–837.
2. Wood LD, Klimstra DS. Pathology and genetics of pancreatic neoplasms with acinar differentiation. Semin Diagn Pathol. 2014; 31:491–497.
3. Holen K.D., Klimstra D.S., Hummer Amanda, et. al.: Clinical characteristics and outcomes from an institutional series of acinar cell carcinoma of the pancreas and related tumors. J Clin Oncol 2002; 20: 4673-4678.
4. Chen J., Baithun S.I.: Morphological study of 391 cases of exocrine pancreatic tumours with special reference to the classification of exocrine pancreatic carcinoma. J Pathol 1985; 146: 17-29.
5. Klimstra D.S.: Nonductal neoplasms of the pancreas. Mod Pathol 2007; 20: S94-S112.
6. La Rosa S., Adsay V., Albarello L., et. al.: Clinicopathologic study of 62 acinar cell carcinomas of the pancreas: insights into the morphology and immunophenotype and search for prognostic markers. Am J Surg Pathol 2012; 36 (12): 1782-1795.
7. Calimano-Ramirez LF, Daoud T, Gopireddy DR, Morani AC, Waters R, Gumus K, Klekers AR, Bhosale PR, Virarkar MK Pancreatic acinar cell carcinoma: A comprehensive review. World J Gastroenterol. 2022; 28(40): 5827-5844.

8. Notohara. Acinar cell carcinoma: inmunohistoche-mical study. Amer J Surg Pathol 2000; 16: 751-762.
9. Tucker JA, Shelburne JD, Benning TL, Yacoub L, Federman M. Filamentous inclusions in acinar cell carcinoma of the pancreas. Ultrastruct Pathol 1994; 18: 279-286.
10. Di Sant'Agnese PA. Acinar cell carcinoma of the pancreas. Ultrastruct Pathol 1991; 15: 573-577.
11. Caruso RA, Inferrera A, Tuccari G, Barresi G. Acinar cell carcinoma of the páncreas. A histologic, inmu-nocytochemical and ultrastructural study. Histol Histopathol 1994; 9: 53-58.
12. Hruban RH, Pittman MEGABYTE, Klimstra SD, editors Tumors of the Pancreas. 4th edition. Washington DC: American Registry of Pathology; 2007.
13. Branquia A.J., Klimstra SD, Justicia Alaska, Washington MK, Editors. Tumors of the Pancreas. 5th edition. Lyon, France: International Agency for Research on Cancer; 2019
14. La Rosa S, Sessa F, Capella C. Acinar cell carcinoma of the pancreas: overview of clinicopathologic features and insights into the molecular pathology. Front Med (Lausanne). 2015; 2: 41
15. La Rosa S., Franzi F., Marchet S., et. al.: The monoclonal anti-BCL10 antibody (clone 331.1) is a sensitive and specific marker of pancreatic acinar cell carcinoma and pancreatic metaplasia. Virchows Arch 2009; 454: 133.
16. Ohno A., Sato Y., Nakamura E., et. al.: Cytological findings and BCL10 expression in pancreatic acinar cell carcinoma. Diagn Cytopathol 2017; 45: 247-251.
17. Hosoda W., Sasaki E., Murakami Y., Yamao K., Shimizu Y., Yatabe Y.: BCL10 immunostaing in pancreatic tumors. Pathol Int 2013; 63: 176-182.
18. Ordóñez NG. Carcinoma de células acinares de páncreas. Adv. Anat Pathol. 2001; 8 :144–159
19. Sigel C.S., Klimstra D.S.: Cytomorphologic and immunophenotypical features of acinar cell neoplasms of the pancreas. Cancer Cytopathol 2013; 121: 459-470.

20. Stelow E.B., Bardales M.D., Shami V.M., et. al.: Cytology of pancreatic acinar cell carcinoma. Diagn Cytopathol 2006; 34: 367-372.
21. Labate A.M., Klimstra D.L., Zakowski M.F.: Comparative cytologic features of pancreatic acinar cell carcinoma and islet cell tumor. Diagn Cytopathol 1997; 16: 112-116.
22. Li M., Mou Y., Hou S., Cao D., Li A.: Response of germline BRCA2-mutated advanced pancreatic acinar cell carcinoma to olaparib: a case report. Medicine 2018; 97: e13113.
23. Chmielecki J., Hutchinson K.E., Frampton G.M., et. al.: Comprehensive genomic profiling of pancreatic acinar cell carcinomas identifies recurrent RAF fusions and frequent inactivation of DNA repair genes. Cancer Discov 2014; 4: 1398-1405.
24. Kryklyva V., Mohammad N.H., Folkert H., et. al.: Pancreatic acinar cell carcinoma is associated with BRCA2 germline mutations: a case report and literature review. Cancer Biol Ther 2019; 20: 949-955.
25. Al-Hader A, Al-Rohil RN, Han H, Von Hoff D Pancreatic acinar cell carcinoma: A review on molecular profiling of patient tumors. .World J Gastroenterol. 2017; 23(45):7945-7951.
26. Jiao Y., Yonescu R., Offerhaus G.J., et. al.: Whole-exome sequencing of pancreatic neoplasms with acinar differentiation. J Pathol 2014; 232: pp. 428-435.
27. Furukawa T, Sakamoto H, Takeuchi S, Ameri M, Kuboki Y, Yamamoto T, Hatori T, Yamamoto M, Sugiyama M, Ohike N, et al. Whole exome sequencing reveals recurrent mutations in BRCA2 and FAT genes in acinar cell carcinomas of the pancreas. Sci Rep. 2015; 5:8829.
28. Wang L., Basturk O., Wang J., et. al.: A FISH assay efficiently screens for BRAF gene rearrangements in pancreatic acinar-type neoplasms. Mod Pathol 2018; 31: 132-140.
29. La Rosa S., Bernasconi B., Vanoli A., et. al.: C-MYC amplification and c-myc protein expression in pancreatic acinar cell carcinomas. New insights into the molecular signature of these rare cancers. Virchows Arch 2018; 473: 435-441.

30. Sara Mustafa MD, Ralph H. Hruban MD, Syed Z. Ali MD, FIAC, FRCPath Acinar cell carcinoma of the pancreas: a clinicopathologic and cytomorphologic review. Journal of the American Society of Cytopathology, 2020; vol 9, 6: 586-595.
31. Kruger S., Haas M., Burger P.J., et. al.: Acinar cell carcinoma of the pancreas: a rare disease with different diagnostic and therapeutic implications than ductal adenocarcinoma. J Cancer Res Clin Oncol 2016; 142: 2585-2591.
32. Lowery MA, Klimstra DS, Shia J, Yu KH, Allen PJ, Brennan MF, O'Reilly EM. Acinar cell carcinoma of the pancreas: new genetic and treatment insights into a rare malignancy. Oncologist. 2011; 16:1714–1720.
33. García-Romero D, Vanaclocha F. Pancreatic panniculitis. Dermatol Clin. 2008; 26:465–470.
34. Schmid M. The syndrome of metastasizing, exocrine pancreas adenoma with secretory activity. Z Klin Med. 1957; 154:439–455.
35. Rao AG, Danturty I. Pancreatic panniculitis in a child. Indian J Dermatol. 2010; 55:185–187.
36. Abraham S.C., Wu T.T., Klimstra D.S., et. al.: Distinctive molecular genetic alterations in sporadic and familial adenomatous polyposis-associated pancreatoblastomas: frequent alterations in the APC/beta-catenin pathway and chromosome 11p. Am J Pathol 2001; 159: 1619-1627.
37. Abraham S.C., Wu T.T., Hruban R.H., et. al.: Genetic and immunohistochemical analysis of pancreatic acinar cell carcinoma: frequent allelic loss on chromosome 11p and alterations in the APC/beta-catenin pathway. Am J Pathol 2002; 160: 953-962.
38. Liu W., Shia J., Gonen M., Lowery M.A., O :.S.D artsmilK ,.M.E yllieR' DNA mismatch repair abnormalities in acinar cell carcinoma of the pancreas: frequency and clinical significance. Pancreas 2014; 43: 1264-1270.

39. Karamurzin Y., Zeng Z., Stadler Z.K., et. al.: Unusual DNA mismatch repair-deficient tumors in Lynch syndrome: a report of new cases and review of the literature. Hum Pathol 2012; 43: 1677-1687.
40. Gaujoux S., Tissier F., Ragazzon B., et. al.: Pancreatic ductal and acinar cell neoplasms in Carney complex: a possible new association. J Clin Endocrinol Metab 2011; 96: E1888-E1895.
41. Bhosale P., Balachandran A., Wang H., Wei W., Hwang R.F., Fleming J.B., et. al.: CT imaging features of acinar cell carcinoma and its hepatic metastases. Abdom Imaging 2013; 38: 1383-1390.
42. Raman S.P., Hruban R.H., Cameron J.L., Wolfgang C.L., Kawamoto S., Fishman E.K.: Acinar cell carcinoma of the pancreas: computed tomography features a study of 15 patients. Abdom Imaging 2013; 38: 137-143.
43. Hu S., Hu S., Wang M., Wu Z., Miao F.: Clinical and CT imaging features of pancreatic acinar cell carcinoma. Radiol Med 2013; 118: 723-731.
44. Tian L, Lv XF, Dong J, Zhou J, Zhang Y, Xi SY, Zhang R, Xie CM. Clinical features and CT/MRI findings of pancreatic acinar cell carcinoma. Int J Clin Exp Med. 2015; 8:14846–14854.
45. Lalwani N, Mannelli L, Ganeshan DM, Shanbhogue AK, Dighe MK, Tiwari HA, Maximin S, Monti S, Ragucci M, Prasad SR. Uncommon pancreatic tumors and pseudotumors. Abdom Imaging. 2015; 40:167–180.
46. Kim H.J., Kim Y.K., Jang K.T., Lim J.H.: Intraductal growing acinar cell carcinoma of the pancreas. Abdom Imaging 2013; 38: pp. 1115-1119.
47. Abraham SC, Klimstra DS, Wilentz RE, Yeo CJ, Conlon K, Brennan M, Cameron JL, Wu TT, Hruban RH. Solid-pseudopapillary tumors of the pancreas are genetically distinct from pancreatic ductal adenocarcinomas and almost always harbor beta-catenin mutations. Am J Pathol. 2002; 160:1361–1369.
48. Chaudhary P. Acinar Cell Carcinoma of the Pancreas: A Literature Review and Update. Indian J Surg. 2015;77: 226–231.
49. Notohara K, Hamazaki S, Tsukayama C, Nakamoto S, Kawabata K, Mizobuchi K, Sakamoto K, Okada S. Solid-pseudopapillary tumor of the

pancreas: immunohistochemical localization of neuroendocrine markers and CD10. Am J Surg Pathol. 2000; 24:1361–1371.

50. Reid MD, Bhattarai S, Graham RP, Pehlivanoglu B, Sigel CS, Shi J, Saqi A, Shirazi M, Xue Y, Basturk O, Adsay V. Pancreatoblastoma: Cytologic and histologic analysis of 12 adult cases reveals helpful criteria in their diagnosis and distinction from common mimics. Cancer Cytopathol. 2019; 127:708–719.
51. Conrad R, Castelino-Prabhu S, Cobb C, Raza A. Cytopathology of the pancreatobiliary tract-the agony, and sometimes, the ease of it. J Gastrointest Oncol. 2013; 4:210–219.
52. Wisnoski NC, Townsend CM Jr, Nealon WH, Freeman JL, Riall TS. 672 patients with acinar cell carcinoma of the pancreas: a population-based comparison to pancreatic adenocarcinoma. Surgery. 2008; 144:141–148.
53. Schempf U, Sipos B, König C, Malek NP, Bitzer M, Plentz RR. Folfirinox as first-line treatment for unresectable acinar cell carcinoma of the pancreas: a case report. Z Gastroenterol. 2014; 52:200–203
54. Distler M, Ruckert F, Dittert DD, et al. Resección curativa del carcinoma de células acinares del páncreas principalmente no resecable después de la quimioterapia. Cirugía Oncológica Mundial J. 2009; 7:22.
55. Antoine M, Khitrik-palchuk M, Saif MW. Supervivencia a largo plazo en un paciente con carcinoma de células acinares de páncreas. Presentación de un caso y revisión de la literatura. JOP. 2007; 8 :783–789
56. Schimdt CM, Matos JM, Bentrem DJ, et al. Carcinoma de células acinares del páncreas en los Estados Unidos: factores pronósticos y comparación con el adenocarcinoma ductal. J Cirugía Gastrointestinal. 2008; 12 :278–286
57. Yantiss RK, Chang HK, Farraye FA, Compton CC, Odze RD. Prevalence and prognostic significance of acinar cell differentiation in pancreatic endocrine tumors. Am J Surg Pathol 2002; 26: 893-901.

58. Hartwig W, Denneberg M, Bergmann F, Hackert T, Hinz U, Strobel O, Büchler MW, Werner J. Acinar cell carcinoma of the pancreas: is resection justified even in limited metastatic disease? Am J Surg. 2011; 202:23–27.

4.2. CARCINOMA INDIFERENCIADO ANAPLÁSICO DE PÁNCREAS

Concepto: El cáncer de páncreas anaplásico (APC), también conocido como carcinoma indiferenciado o pleomórfico, es un carcinoma pancreático extremadamente raro que no muestra una dirección definitiva de diferenciación. Se le describe como una neoplasia maligna muy agresiva, que a veces puede contiene células gigantes El APC es más frecuente en hombres (63 %) y en más del 50 % de los casos afecta a la cabeza del páncreas (53 %). En 1954, Sommers y Meissner describieron por primera vez "carcinomas inusuales del páncreas". Alguacil-García y Weiland (4) dividió ACP en cuatro grupos: (a) células fusiformes (donde las células fusiformes son el componente principal, mezcladas con células gigantes y extrañas ocasionales); (b) célula gigante osteoclástica; (c) célula gigante pleomórfica (células gigantes pleomórficas mono y multinucleadas); y (d) celda redonda (celdas pequeñas, redondas y uniformes). La Sociedad Japonesa de Páncreas (JPS) por otro lado clasificó ACP en los siguientes cuatro subtipos: carcinoma de células gigantes, pleomórfico, de células fusiformes y de células gigantes de osteoclastoide (GCCO). De acuerdo con este sistema de clasificación, carcinoma indiferenciado que no muestra direccionalidad de diferenciación en ningún linaje se ha distinguido de ACP.

La clasificación de la Organización Mundial de la Salud (OMS) distingue histológicamente varios tipos:

- carcinoma indiferenciado con tres subtipos:
  - CI anaplásico,
  - CI sarcomatoide
  - Carcinosarcoma
- Carcinoma indiferenciado con células gigantes tipo osteoclastos (CICOGC).

Epidemiología: No existen estadísticas claras sobre su incidencia, por la extrema rareza de esta patología, se estima en el 0,1% de todos los pacientes con neoplasias pancreáticas exocrinas; un informe epidemiológico mostró que la prevalencia de CU fue de 0,027 por 100.000 habitantes. Suele presentarse con mayor frecuencia en hombres que en mujeres con una proporción de 2,5:1 y se presenta con mayor frecuencia en la cabeza del páncreas con un tamaño promedio de 4cm; otros autores describen el tamaño medio del tumor entre 6-9 cm, pero sin diferencias significativas en el tamaño entre los subtipos de ACP.

Etiología: La causa más probable de APC en el paciente es el abuso prolongado de alcohol, la pancreatitis crónica que puede evolucionar a carcinoma de páncreas. La diabetes mellitus y la obesidad son factores favorecedores en la aparición de este tipo de neoplasias.

Anatomía Patológica: suelen ser tumores quísticos con componente sólido. El carcinoma indiferenciado también llamado carcinoma anaplasico, denota las características de células o tejidos que han perdido sus características maduras o especializadas, y se usa para describir células neoplásicas que se dividen rápidamente y no muestran similitud con las células normales. Por tanto, la CU se define como una neoplasia epitelial maligna que no muestra ninguna diferenciación particular. Según la clasificación de la OMS, quinta edición, el carcinoma indiferenciado se clasifica actualmente en dos tipos diferentes:

- carcinoma indiferenciado con tres subtipos:
  - CI anaplásico,

- Cl sarcomatoide
- Carcinosarcoma

- Carcinoma indiferenciado con células gigantes tipo osteoclastos (CICOGC).

- **El examen *macroscópico*** de ACP revela un componente sólido, quístico o una mezcla de componentes sólidos y quísticos (Fig. 1). Los cambios quísticos son comunes y se atribuyen a la naturaleza agresiva de las células neoplásicas, que son altamente propensas a la degeneración y necrosis quística, sin embargo, los cambios quísticos, aunque se detectan en una variedad de neoplasias pancreáticas primarias (como tumor sólido y pseudopapilar, carcinoma de células acinares, etc.), no se observan con frecuencia en PDAC, solo aparece en un 13%.

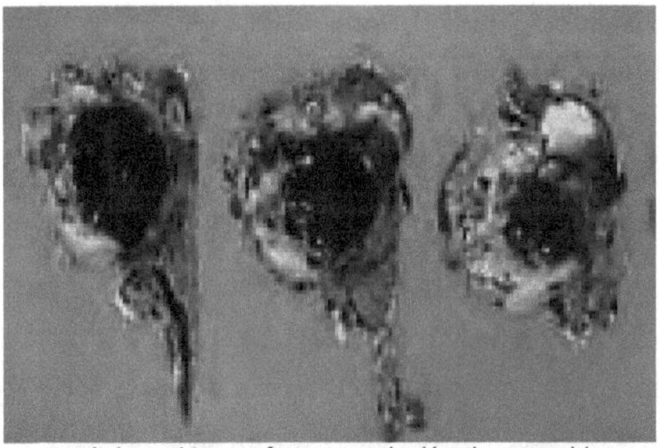

Figura 1: *Aspecto macroscópico, el tumor forma una lesión de masa blanquecina mal delimitada, con gran quiste lleno de material hemorrágico está presente en la porción central del tumor*

- **El examen *histológico*** de ACP demuestra células pleomórficas grandes, a menudo multinucleadas, con abundante citoplasma eosinofílico; estas células pueden mostrar un patrón de crecimiento sarcomatoide, carecer de estroma desmoplásico y, a menudo, se detectan en un fondo de degeneración quística y restos necrohemorrágicos. Suelen tener menos de 10 núcleos, una característica que las distingue de las células gigantes benignas similares a osteoclastos de UCOGC (que muestran 50 o más núcleos). Sin embargo, se observan casos híbridos con células gigantes similares a osteoclastos y carcinoma anaplásico. Presentan numerosas figuras mitóticas que se identifican típicamente en el fondo. Estas células neoplásicas son ampliamente infiltrantes, con extensión directa a órganos adyacentes comúnmente identificada. Pueden tener diferenciación escamosa y neuroendocrina. Las células mononucleares anaplásicas y las células gigantes tienen un origen epitelial, basado en tinción positiva para CEA y citoqueratina de bajo peso molecular en ambos grupos de células. También se ha demostrado un origen histiocitario en células gigantes similares a osteoclastos, mediante tinción positiva con CD68. Las células mononucleares anaplásicas son ovaladas, fusiformes dispersas o agrupadas, mezcladas con células gigantes multinucleadas pleomórficas. Ambos tipos de células presentan una llamativa atipia nuclear en forma de hipercromasia, irregularidad de la membrana nuclear y anisonucleosis. El citoplasma de las células mononucleares anaplásicas suele ser abundante con frecuentes vacuolas.

Características moleculares:

Las alteraciones genómicas KRAS, TP53, CDKN2A/B y SMAD4 se observan comúnmente en los CI. De éstas, las mutaciones KRAS son las alteraciones genómicas observadas con mayor frecuencia, en un 60-80%.

K-ras: Es el gen más estudiado y que se ha vinculado con bastante propiedad al carcinoma pancreático. Se ubica en brazo corto del cromosoma 12 y pertenece a la familia de los genes p21-ras que codifican una proteína esencial para la señalización intracelular, tal como se muestra en la siguiente ilustración (Fig.2):

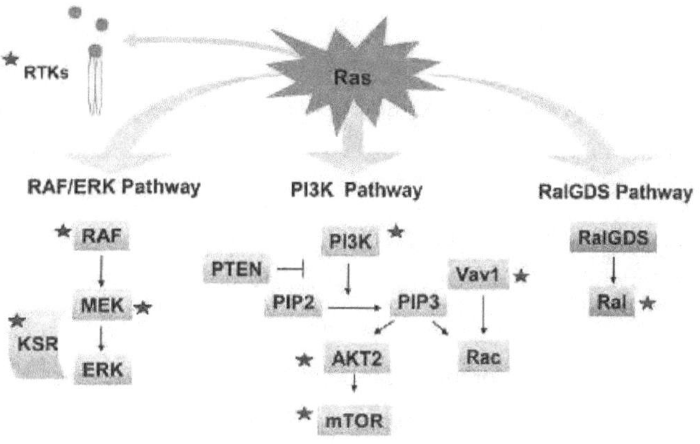

Figura 2: *Vías de señalización de Ras. Las estrellas indican el punto de inhibición de cada una de las cascadas.*

En el Carcinoma indiferenciado sarcomatoide, Gkountakos et al informaron que las mutaciones genómicas observadas con mayor frecuencia fueron Kras en el 100%, TP53 en un 90% y CDKN2A en el 60%; las mutaciones SMAD4 eran raras aproximadamente en un 10%. El ligando de muerte programada 1 (PD-L1) se expresó significativamente en CI sarcomatoides en un 63 %. El subtipo rabdoide es único por tener una baja frecuencia de mutación KRAS y una alta frecuencia de amplificación de KRAS; Agaimy et al informaron que las frecuencias de amplificación de KRAS y mutación de KRAS en este subtipo raro fueron del 38 y el 54%, respectivamente.

Los carcinosarcomas presentan una mutación hotspot de KRAS Q61H. Para determinar las aberraciones genómicas entre el tumor carcinomatoso y sarcomatoso, se realiza microdisección de tejido tumoral. Los componentes carcinomatosos y sarcomatosos del carcinosarcoma pancreático compartían alteraciones idénticas de KRAS Q61H y TP53 Q100X con frecuencias alélicas mutantes comparables. Además, el estado de expresión de los genes supresores de tumores comunes, incluidos TP53, ARID1A y KDM6A, fue consistente entre los tejidos carcinomatosos y sarcomatosos.

Las células estrelladas del páncreas que expresan CD10 se asocian con carcinomas de páncreas más agresivos y con una mayor producción de la enzima metaloproteinasa 3, que interviene en la degradación de la membrana basal y, por tanto, en la invasividad del tumor el componente sarcomatoso del carcinosarcoma pancreático puede ser positivo para CD10, pero aun está en estudio.

Síntomas clínicos: Los signos clínicos de APC en el momento de su aparición son similares a los del adenocarcinoma ductal: dolor abdominal, dolor de espalda, dispepsia, ictericia, etc. Las manifestaciones del síndrome paraneoplásico, como el síndrome de aumento de la velocidad de sedimentación globular y la anemia normocrómica leve.

Las características de laboratorio de APC son anemia (detectada en el 20% de los pacientes) y leucocitosis, que probablemente son causadas por un rápido crecimiento tumoral, hemorragias intratumorales y necrosis.

En los estudios de Paal et al, los pacientes refirieron dolor abdominal (51,4%), pérdida de peso, pérdida de apetito (14,3%), náuseas y/o vómitos (11,4%), fatiga (5,7%) y diarrea (5,7%). Muraki et al informaron que los síntomas de presentación incluían dolor abdominal o de espalda (62%), pérdida de peso (38%), náuseas (28%), heces melénicas e ictericia (14%) y diabetes mellitus (10%).

Diagnóstico: el carcinoma indiferenciado anaplasico es difícil de diagnosticar (Fig. 3).

- ***Analítica:*** Se ha observado anemia grave (nivel de hemoglobina < 10,0 g/dl) y recuento elevado de leucocitos (> 12 000/mm 3). Además, el factor estimulante de colonias de granulocitos se detecta en algunos pacientes con ACP, lo que contribuye a la leucocitosis.
- **Marcadores tumorales:** el Ca19.9 está elevado en el 50% de los casos, aunque también se decriben niveles bajos de CA19-9, CEA y DU-PAN2.
- ***Tomografía computarizada y resonancia magnética***: los adenocarcinomas de pancreas se presenta como una masa hipovascular mientras que los carcinomas indiferenciados se muestran como una masa hipervascular, con captación periférica de contraste en

la fase venosa portal, lo que lleva a considerar una amplia gama de diagnósticos diferenciales en el contexto de una masa pancreática, como la neuroendocrina pancreática. neoplasia, carcinoma de células acinares pancreáticas y carcinomas metastásicos muy vascularizados

- **EUS:** Las características notificadas de de ACP incluyen un tumor hipoecoico con componentes sólidos o mixtos sólidos y quísticos y bordes mal definidos; sin embargo, también puede presentarse como una masa homogénea bien definida en algunos casos.

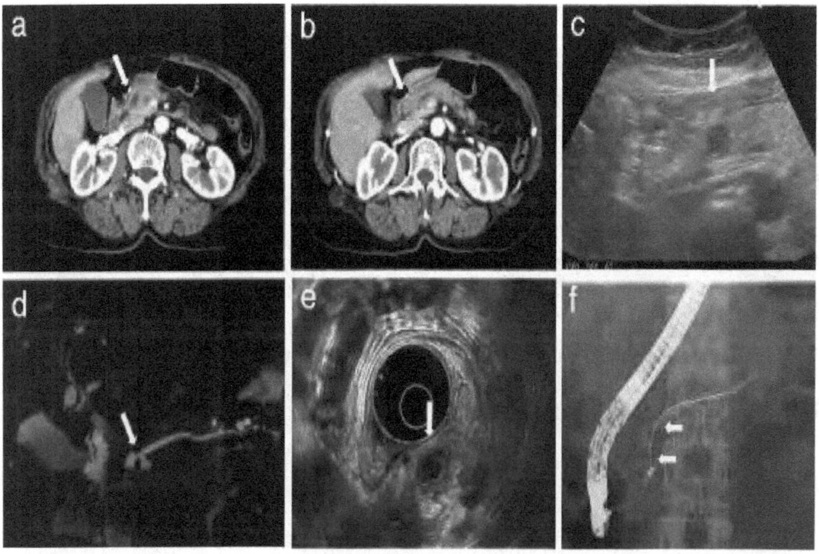

Figura 3: *tumor neoplásico indiferenciado anaplasico.* ***A y B:*** *La TC mostró una masa quística en la cabeza pancreática (flecha). Una ligera acumulación de grasa sugirió que la inflamación estaba localizada en la cabeza del páncreas. El conducto pancreático principal estaba dilatado desde el cuerpo hasta la cola (flecha).* ***C:*** *La masa quística se demostró como un área hipoecoica en la ecografía (flecha).* ***D:*** *La CPRM mostró que el conducto prinicpal estaba obstruido por la masa quística (flecha). E: la USE reveló que la masa medía 15 mm y constaba de componentes sólidos y quísticos (flecha).* ***F:*** *ERP mostró que el conducto principal estaba obstruido en una longitud de 12 mm (flecha). No hubo comunicación obvia entre la masa quística y el conducto principal*

En el siguiente cuadro se hace un resumen de las características de los tumores indiferenciados de páncreas, incluidos los distintos subtipos histológicos que posteriormente se van a describir (cuadro 1)

Cuadro 1: *descripción general del carcinoma indiferenciado*

Epidemiología

- La frecuencia en las neoplasias malignas del páncreas es del 0,3 al 7%
- La edad media en el momento del diagnóstico es de alrededor de 60 años.
- Hay un ligero predominio masculino.

Características clínicas

- Tienden a mostrar un tamaño mayor (se informó que el tamaño medio era de 60 a 90 mm).
- Se observa ligeramente más frecuentemente en el cuerpo/cola del páncreas.
- No se observan síntomas específicos.

Diagnóstico

- Tanto CEA como CA19-9 en su mayoría no están elevados.
- La TC muestra características de imagen similares a las del cáncer de páncreas.
- La EUS-TA es fundamental para el diagnóstico, especialmente en la fase avanzada.

Pronóstico

- Los pacientes con CU tienen una supervivencia significativamente más corta en comparación con los pacientes con CP.
- Se ha informado que los UCOGC tienen una supervivencia relativamente larga en comparación con la CU.

Hallazgos patológicos

CU anaplásicas

• Hay células mononucleares pleomórficas mezcladas con células gigantes de apariencia extraña con citoplasma eosinófilo. Las células neoplásicas no son cohesivas y carecen de formación de glándulas.

CU sarcomatoides

• Están presentes células fusiformes que imitan a los sarcomas.

CU rabdoide

• Un subtipo raro de CU sarcomatoide. Las células neoplásicas tienen inclusiones rabdoides.

Carcinosarcomas

• Mezcla de células epitelioides redondeadas y células sarcomatosas fusiformes.

UCOGCs

• Mezcla de células mononucleares pleomórficas neoplásicas y OGCs multinucleadas. Los OGC son positivos para marcadores de leucocitos y se consideran no neoplásicos.

Características moleculares

• Al igual que en el cáncer de páncreas, se observan comúnmente *KRAS* , *TP53* , *CDKN2A/B* y *SMAD4* .

CU anaplásicas

• Las proteínas relacionadas con la EMT se expresan altamente.

CU sarcomatoides

• PD-L1 se expresa altamente.

CU rabdoides

• Con frecuencia se observan alteraciones genómicas en las subunidades del complejo SWI/SNF.

Carcinosarcomas

• Tanto el componente carcinomatoso como el sarcomatoso comparten alteraciones idénticas de *KRAS* y *TP53* .

UCOGCs

• PD-L1 se expresa altamente.

Tratamiento

• Básicamente, sólo la resección quirúrgica puede ofrecer un tratamiento curativo para los pacientes con CU.

• Hasta la fecha, no existe evidencia clara de la quimioterapia para la CU.

CU anaplásica

• Un estudio de cohorte retrospectivo y informes de casos indican que un régimen que contiene paclitaxel es una opción razonable para el tratamiento de pacientes con CU irresecable.

UCOGC

• En informes de casos se han descrito respuestas prometedoras a las ICI para los UCOGC.

Referencias bibliográficas

1. Bosman FT, Carneiro F, Hruban RH, Theise ND. WHO Classification of Tumours of the Digestive System. Lyon: International Agency for Research on Cancer; 2010.
2. Hoshimoto S, Matsui J, Miyata R, Takigawa Y, Miyauchi J. Anaplastic carcinoma of the pancreas: case report and literature review of cases reported in Japan. World J Gastroenterol. 2016; 22 (38): 8631–7.
3. Sommers SC, Meissner WA. Unusual carcinomas of the pancreas. AMA Pathol Arc. 1954; 58: 101 – 111.
4. Alguacil-García A, Weiland LH. Histological spectrum, prognosis, and histogenesis of pancreatic sarcomatoid carcinoma. cancer 1977; 39: 1181 – 1189.
5. Kanehara & Co., LTD. Society J.P.: Classification of pancreatic carcinoma.4th english ed.2017.
6. Hruban RH, Adsay NV, Esposito I, et al. Pancreatic ductal adenocarcinoma. World Health Organization classification of tumours digestive system tumours, 5th edn. IARC Press, Lyon, 2019; 322–32.
7. Clark C.J., Graham R.P., Arun J.S., Harmsen W.S., Reid-Lombardo K.M.: Clinical outcomes for anaplastic pancreatic cancer: a population-based study. J Am Coll Surg 2012; 215: pp. 627-634.
8. Hiroshi Imaoka , Masafumi Ikeda , Kumiko Umemoto et al. Comprehensive Review of Pancreatic Undifferentiated Carcinoma: From Epidemiology to Treatment Jpn J Clin Oncol. 2023 septiembre; 53(9): 764–773
9. Podzolkov VI, Pokrovskaya AE, Vargina TS, Ponomarev AB, Kogan YA, Lerner JV.Anaplastic Carcinoma of the Pancreas: Clinical and Morphological Characteristics. Case Rep Gastroenterol. 2020;14(3):624-631.
10. Duell EJ, Lucenteforte E, Olson SH, Bracci PM, Li D, Risch HA, et al. Pancreatitis and Pancreatic Cancer Risk: A Pooled Analysis at the International Pancreatic Cancer Case Control Consortium (PanC4) Ann Oncol. 2012; 23 (11): 2964–70.

11. Huang Y, Cai X, Qiu M, Chen P, Tang H, Hu Y, et al. Prediabetes and cancer risk: a meta-analysis. Diabetology. 2014; 57 (11): 2261–9.
12. Nagtegaal ID, Odze RD, Klimstra D, et al. The 2019 WHO classification of tumors of the digestive system. Histopathology 2020; 76: 182–8.
13. Oka K, Inoue K, Sugino S, et al. Anaplastic carcinoma of the pancreas diagnosed by endoscopic ultrasound-guided fine-needle aspiration: a case report and review of the literature. J Med. Case Reports 2018; 12: 152.
14. Adsay NV. Cystic neoplasia of the pancreas: pathology and biology. J Gastrointestinal Surgery. 2008; 12: 401 - 404.
15. Layfield LJ, Bentz J. Pancreatic neoplasms containing giant cells: an aspiration cytology study. Cytopathological diagnosis. 2008; 36: 238 - 244.
16. Paal E, Thompson LD, Frommelt RA, Przygodzki RM, Heffess CS. Clinical-pathological and immunohistochemical study of 35 anaplastic carcinomas of the pancreas with review of the literature. Ann Diag Pathol. 2001; 5: 129 – 140.
17. Salla C, Sakellariou S, Doumani I, Kakiopoulos G, Chatzipantelis P, Karoumpalis I. Neuroendocrine differentiation of anaplastic carcinoma of the pancreas in a case report diagnosed by endoscopic ultrasound-guided fine-needle aspiration cytology. Pancreas 2009; 38 (1): 103 – 105.
18. Sakakida T, Ishikawa T, Doi T, et al. Genomic Overview and Clinical Features of Rare Subtypes of Pancreatic Cancer: Analysis with Japan National Database J Gastroenterol 2023; 58: 575–85
19. Gkountakos A, Mafficini A, Lou E, et al. Genomic characterization of undifferentiated sarcomatoid carcinoma of the pancreas. HumPathol 2022; 128: 124–33
20. Agaimy A, Haller F, Frohnauer J, et al. "Undifferentiated rhabdoid carcinoma of the pancreas: KRAS alterations and SMARCB1 expression status define two subtypes." ModPathol 2015; 28: 248–60.

21. Ikenaga N, Ohuchida K, Mizumoto K, et al. CD10+ pancreatic stellate cells enhance the progression of pancreatic cancer. Gastroenterology. 2010; 139:1041-1051.
22. Salibay CJ, Rewerska J, Gupta S, Ree N Primary Carcinosarcoma of the Pancreas With CD10-Positive Sarcoma Component. .J Investig Med High Impact Case Rep. 2017 Nov 6;5(4):2324709617740906. doi: 10.1177/2324709617740906.
23. Patyutko YI, Kudashkin NE, Kotelnikov AG, Fainshtein IA, Moroz EA, Chistyakova OV. Anaplastic pancreatic cancer with osteoclast-like giant cells: course features, treatment, and prognosis. Ann Surg. 2015; 4:34–8.
24. Muraki T, Reid MD, Basturk O, et al. " Undifferentiated carcinoma with osteoclastic giant cells of the pancreas: the clinical-pathological analysis of 38 cases highlights a longer clinical course than is currently appreciated." Am J Surg Pathol 2016; 40: 1203–16
25. Nakajima A, Takahashi H, Inamori M, et al. Anaplastic granulocyte colony-stimulating factor-producing pancreatic carcinoma: a case report. J Med. Case Reports 2008; 2: 391
26. Strobel O, Hartwig W, Bergmann F, et al. Anaplastic pancreatic cancer: presentation, surgical management, and outcome. Surgery 2011; 149: 200 – 208.
27. Zhang L, Sanagapalli S, Stoita A. Challenges in diagnosing pancreatic cancer. World J Gastroenterol. 2018; 24: 2047 - 2060.
28. Fujimoto T, Inatomi O, Mizuno R, et al. Anaplastic pancreatic cancer diagnosed with endoscopic ultrasound-guided fine needle aspiration showing hypervascular tumor. Case report. Medicine 2018; 97: 49.

A continuación, hacemos un análisis de los distintos tipos histológicos del carcinoma indiferenciado del páncreas.

4.2.1 Carcinoma Indiferenciado de Páncreas de Células Gigantes Tipo Osteoclasto (IC-OGC)

El carcinoma indiferenciado de páncreas con células gigantes de tipo osteoclasto es un tumor raro, que constituye menos del 1% de los tumores de dicha glándula, sin embargo, su verdadera incidencia no está totalmente establecida. Estos tumores se describieron por primera vez en 1968 por Rosai. La edad de la población afectada se sitúa principalmente entre 60 y 70 años. El IC-OGC se caracteriza por células gigantes similares a osteoclastos como característica patológica principal. La CI-OGC pancreática puede ocurrir en casi cualquier parte del páncreas, pero con frecuencia suceden en cuerpo y la cola del páncreas, en su mayoría con metástasis similares a tumores de células gigantes e invasión de tejidos adyacentes, con pocos ganglios linfáticos y metástasis a distancia. En la actualidad, las células epiteliales del conducto pancreático se consideran los tejidos primarios de origen del IC-OGC del conducto pancreático. Actualmente es considerado una variante del adenocarcinoma de pancreas.

El IC-OGC puede describirse como un carcinoma "puro" o "mixto" asociado con otros tipos de cánceres de páncreas.

Macroscópicamente: el IC-OGC pueden presentarse como una masa polipoide voluminosa, alcanzando tamaño entre 8-10cm, carnosa intraductal que provoca dilatación de los conductos biliares y pancreáticos. Pueden mostrar calcificaciones, áreas necróticas, trombosis tumoral venosa y hemorragia. (Fig. 1)

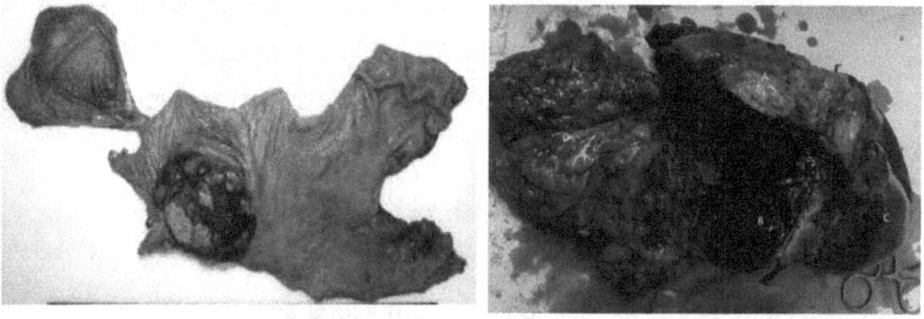

Figura 1: *Izquierda: neoplasia exofitica ovalada e irregular, con áreas de color pardusco, negro y grisáceo. Derecha: masa carnosa con áreas de necrosis y hemorragia.*

Histológicamente: se sugiere que los IC-OGC provienen tanto de origen epitelial como mesenquimatoso. aparece como tumores óseos benignos de células gigantes que contienen una combinación de células multinucleadas y mononucleares similares a los osteoclastos. Está compuesto por tres tipos celulares: células fusiformes y/o pleomórficas, las células neoplásicas reales, histiocitos mononucleares y células gigantes tipo osteoclastos. Las células gigantes tipo osteoclastos pueden presentar más de 20 núcleos cada una y no tienen comportamiento maligno.
Se compone de células cancerosas bien diferenciadas infiltrativas difusas y células poco diferenciadas que pueden tener diversas formas, incluidas ovaladas, fusiformes y poligonales. El núcleo es claro y distinto, y en su mayoría era mononuclear o multinuclear irregular. Las células gigantes eosinófilas y similares a los osteoclastos estan presentes en la mayoría de las células polimórficas poco diferenciadas. El número de núcleos es variable. La atipia puede ser leve (Fig. 2 y 3).

El inmunofenotipo y la ultraestructura muestran que las células gigantes similares a los osteoclastos son muy similares a las células mononucleares histiocíticas y a los osteoclastos. La hemorragia y la necrosis en el sitio del tumor suelen estar estrechamente relacionadas con la formación de células gigantes a partir de osteoclastos.

El IC-OGC comprende tres tipos de células principales: OGC multinucleadas (células no neoplásicas sin atipia citológica), células mononucleares y células tumorales de rápida proliferación. Los OGC se encuentran principalmente en regiones adyacentes a hemorragia o necrosis, y la existencia de OGC es la característica histológica representativa de IC-OGC. Sin embargo, el origen de las OGC es controvertido y algunos estudios citológicos han demostrado que las OGC son de origen epitelial, lo que sugiere que pueden estar involucradas en un proceso metaplásico.

Los núcleos de las células tumorales pueden ser redondos o fusiformes, con diferentes formas y rico citoplasma eosinófilo. El citoplasma de las células gigantes parecidas a osteoclastos contiene varios núcleos ovalados (Fig. 4).

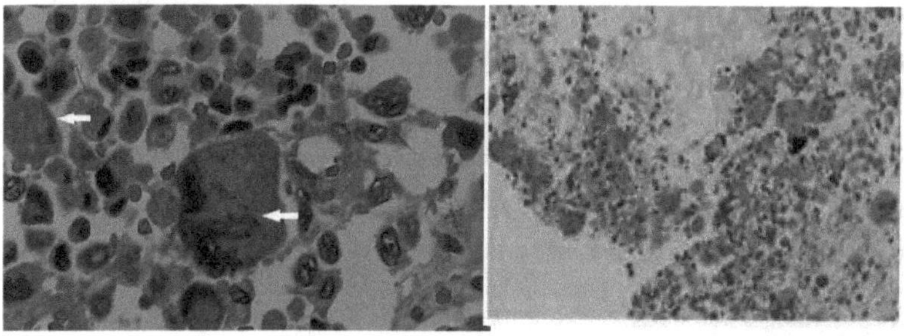

Figura 2: *Izquierda: carcinoma indiferenciado con osteoclastos (x400). La flecha blanca indica células gigantes similares a osteoclastos y la flecha roja indica células tumorales. Derecha: mezcla de células neoplásicas altamente pleomórficas y células gigantes no neoplásicas similares a osteoclastos (H-E ×20)*

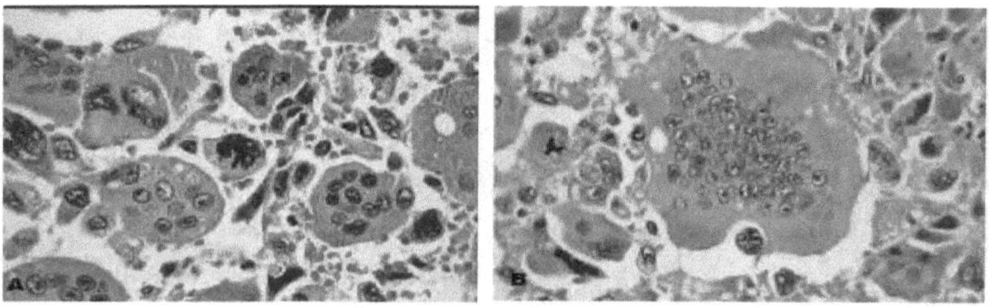

Figura 3: *A (H-E x400): células de carcinoma indiferenciado con marcada anaplasia y mitosis atípicas con células gigantes multinucleadas osteoclastoides de naturaleza reactiva. B (H-E x400): celula gigante multinucleada osteoclastoide fagocitando celula neoplásica del carcinoma indiferenciado con 3 nucleos pleomórficos y perdida de la relación núcleo/ citoplasma*

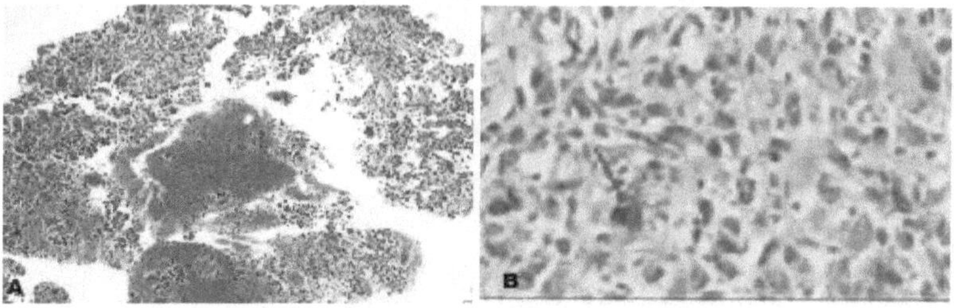

Figura 4: *A (H-E x100): Proliferación dual con células tumorales redondas, pleomórficas, mononucleares, altamente atípicas y numerosas células multinucleadas grandes, no neoplásicas, similares a osteoclastos con más de 10 núcleos pequeños. B (H-E x200): Núcleos de células tumorales redondos o fusiformes, con diferentes formas y rico citoplasma eosinófilo. El citoplasma de las células gigantes parecidas a osteoclastos contiene varios núcleos ovalados.*

nmunohistoquímica: la tinción inmunohistoquímica es positiva para CEA y queratina que favorece el origen epitelial y CD68 y vimentina positivos que favorecen la derivación mesenquimatosa. Las células tumorales fueron positivas para los marcadores histiocíticos CD163 de acuerdo con la diferenciación monocítica de las células gigantes osteoclásticas. Tambien se demuestra que son positivos para la citoqueratina y EMA

La proteína S-100, la actina y la citoqueratina son negativas en las células gigantes similares a los osteoclastos. La fosfatasa ácida, esterasa no específica y lisozima son enzimas características en la expresión de células gigantes similares a osteoclastos.

En general, la inmunohistoquímica de los diferentes tipos de células de esta neoplasia y el anticuerpo monoclonal utilizado da como resultados que en el componente epitelioide se observa intensa positividad con el cóctel de citoqueratina y con citoqueratina 7. El componente de células fusiformes coexpresaba citoqueratinas y Vimentina y negatividad con actina del músculo liso y proteína S100. El OGC y los histiocitos fueron positivos para CD68. La proteína p53 se sobreexpresó tanto en los componentes neoplásicos de células epiteliales como en las de células fusiformes, pero fue negativa en OGC e histiocitos (Fig. 5).

Pueden teñirse con citoqueratina (CKAE1/3, CK8/18) y expresar un perfil inmunohistoquímico asociado a una transición epitelial-mesenquimatosa activada (expresión de vimentina, Twist1 y Snai2, y pérdida de E-Cadherina).

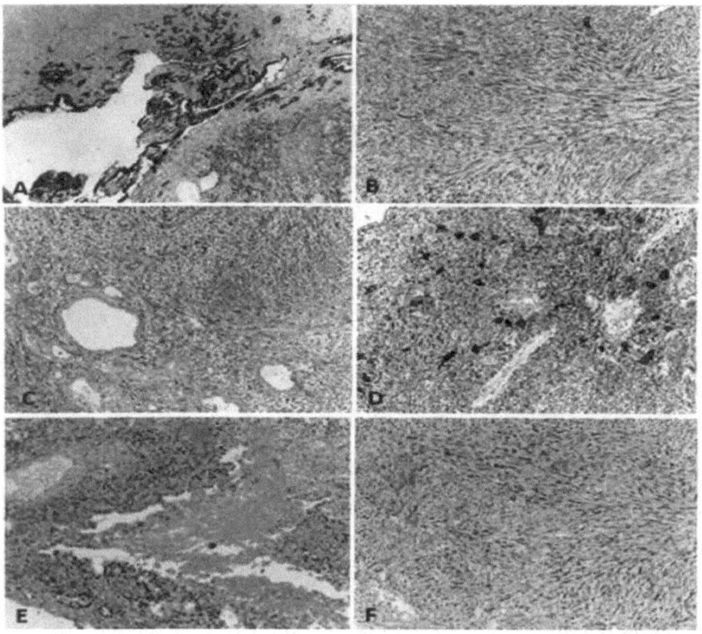

Figura 5: *Técnicas inmunohistoquímicas. A: Intensa positividad a panqueratina en los componentes epitelioides y fusiformes del tumor. B y C: Gran aumento del componente de células fusiformes donde se puede identificar la coexpresión de panqueratina (B) y vimentina (C). D: Positividad con CD68 en el OGC y los histiocitos. E y F: Sobreexpresión de p53 en los componentes epitelial neoplásico (E) y de células fusiformes (F). 40× (A); 100× (B, C, D, E y F). OGC: células gigantes tipo osteoclastos.*

Biología molecular: Se observaron mutaciones KRAS, ARID1A, CDKN2A, DKM6A, NF1 y TP53 en las células tumorales y SMAD4, pero hasta donde sabemos, ningún estudio describe mutaciones en DKM6A y NF1 que se correlacionen con IC-OGC.

Esta variante muestra un perfil genético muy similar al PDAC convencional, y parece enriquecida en mutaciones SERPIN. Su microambiente inmunológico único está dominado por la presencia de histiocitos CD163 positivos estimulantes de tumores.

Síntomas clínicos: Los síntomas de presentación suelen ser atípicos, consistiendo principalmente en dolor abdominal superior y / o pérdida de peso involuntaria. Otros síntomas de presentación reportados son náuseas, pérdida de apetito, esteatorrea, mientras que la anemia y la ictericia rara vez se han reportado. En algunos casos, los pacientes pueden ser asintomáticos, especialmente en las primeras fases cuando el tumor es más pequeño en tamaño y el diagnóstico es incidental.

Pruebas diagnósticas: En el examen abdominal, se palpa masa mal definida en el epigastrio con dolor intenso a la palpación.

- Las pruebas de laboratorio pueden revelar colestasis asociada con un aumento de Ca 19,9.
- El estudio de ecografía: lesión voluminosa tanto sólida como quística en páncreas habitualmente en el cuerpo y/o cola.
- La tomografía computarizada con contraste generalmente muestra una lesión no homogénea con realce arterial del borde periférico, así como captación de contraste heterogéneo del tumor, presente también en las fases venosas retardadas (Fig. 6). Los tumores localizados en la cabeza y el cuello del páncreas pueden provocar ictericia obstructiva y dilatación del conducto pancreático, lo que dificulta el diagnóstico diferencial con el adenocarcinoma páncreas. A pesar de que los tumores son grandes en volumen, la invasión local y las metástasis en los ganglios linfáticos no son hallazgos comunes en la imagen transversal, aunque los tumores avanzados pueden presentarse con una evolución clínica agresiva. En las tomografías computarizadas sin contraste, según los componentes de la masa, el ICOGCP pueden surgir como lesiones sólidas, con base quística o mixtas quísticas-sólidas con márgenes relativamente claros, pero también puede invadir tejidos y órganos vecinos, exhibiendo así límites mal definidos. con los tejidos circundantes; en lesiones más grandes se pueden observar cambios quísticos y hemorragia intratumoral. En las imágenes de TC con contraste, las lesiones quísticas suelen presentar un ligero realce periférico, y los componentes sólidos internos de las lesiones mixtas quísticas-sólidas se realzan continuamente en las fases arterial, venosa porta y retardada; el estilo

de realce tardío en las tomografías computarizadas mejoradas tiene cierta importancia orientativa para el diagnóstico diferencial de los tumores pancreáticos. Las técnicas de TC de reconstrucción tridimensional (TC 3D) desempeñan un papel importante en la evaluación de la ubicación espacial y la extensión de una lesión, lo cual es transcedental para el éxito de un procedimiento quirúrgico.

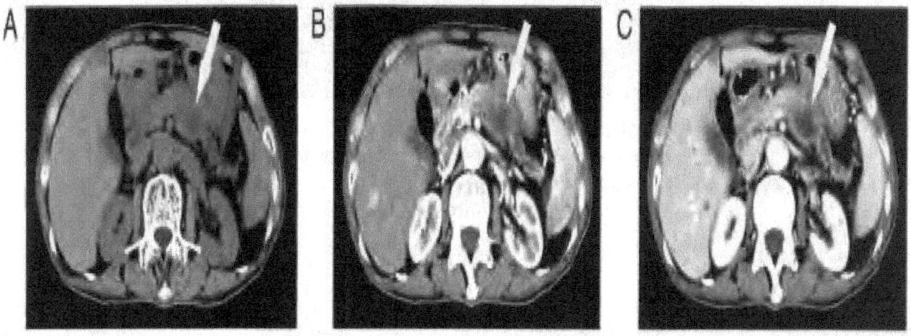

Figura 6: A: *En la TC simple se observó una gran masa con densidad heterogénea y bordes indistintos localizada en el cuerpo pancreático (flecha blanca), y dilatación ductal del conducto pancreático principal (flecha roja).* ***B:*** *TC axial con contraste en fase arterial muestra la masa (flecha blanca) con realce heterogéneo.* ***C****: TC axial con contraste en fase venosa presenta masa con realce heterogéneo (flecha blanca).*

- Las características de la resonancia magnética de UC-OGC incluyen intensidad de señal baja en T1W1 y parte quística central de alta intensidad en T2W1, con intervalo de baja intensidad y tejido circundante sólido (Fig. 7). En algunos casos, los tumores pueden exhibir señales irregulares debido a los depósitos de hemosiderina. Los ICOGCP generalmente son hipointensos en las imágenes ponderadas en T1 y en las imágenes ponderadas en T2, y en las imágenes potenciadas en difusión; un componente quístico de ICOGCP era hiperintenso en las imágenes ponderadas en T2, lo que desempeñaba un cierto papel en la distinción de ICOGCP de otros tumores. Sin embargo, otros componentes del tumor, incluida la hemosiderina, la fibrosis densa, la hialinización y la calcificación/osificación necrótica, pueden alterar la señal de la resonancia magnética y causar dificultades en el diagnóstico diferencial entre UCOGCP y otros.

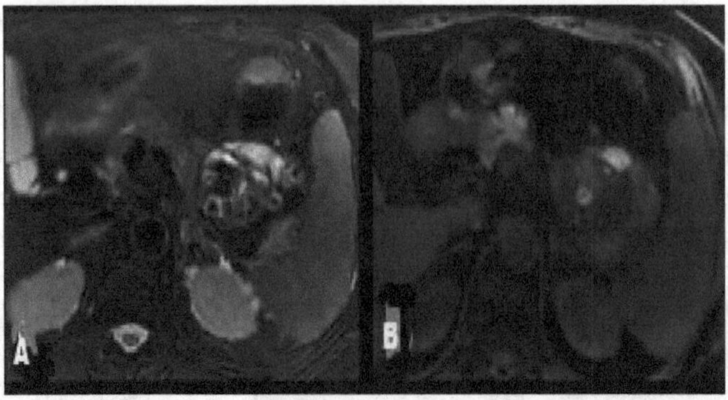

Figura 7: *Imagen de RM abdominal. A: imagen ponderada en T2 muestra lesiones quísticas y hemorrágicas multifocales con alta intensidad de señal heterogénea. B: La imagen potenciada en T1 muestra una masa con lesiones hemorrágicas multifocales de baja intensidad de señal*

- La ultrasonografía endoscópica (EUS) de estos tumores se caracteriza por tener una ecotextura marcadamente heterogénea y áreas hipo e hiperecoicas bien demarcadas dentro de la misma lesión (Fig. 8). Sin embargo, el diagnóstico de EUS no es suficiente y la adquisición de tejido es necesaria para un diagnóstico preciso. La EUS (aspiración con aguja fina (PAAF) es una herramienta inestimable para el diagnóstico de lesiones pancreáticas sólidas y quísticas, con una sensibilidad para detectar neoplasias malignas que oscila entre el 80 y el 90%. Sin embargo, el diagnóstico preciso también depende del volumen de tejido, con muestras más grandes que ofrecen mejores resultados, por ello actualmente se utiliza la la aguja FNB para obtener una biopsia de tejido central reduce el número de pases de aguja necesarios para establecer un diagnóstico patológico, siendo 2-3 pasadas suficientes para garantizar una sensibilidad para detectar malignidad del 90%. Los modelos de agujas FNB, con agujas de punta de horquilla y de punta de corona, demostraron tener una precisión diagnóstica aún mejor para las lesiones sólidas pancreáticas (96%), sin diferencias significativas entre los tipos de agujas. La USE se ha convertido en una herramienta esencial para aplicaciones clínicas en oncología y actualmente se utiliza para el diagnóstico y tratamiento rápidos del cáncer de páncreas mediante biopsias con aguja guiadas por ultrasonido de tumores sospechosos en pacientes que no pueden someterse a cirugía. Además, en comparación con otras neoplasias malignas pancreáticas, la ICOGCP tiende a ser más grande; por lo tanto, la aspiración de tumores con aguja fina guiada por ecografía endoscópica puede ser práctica, segura y proporcionar una alta precisión diagnóstica.

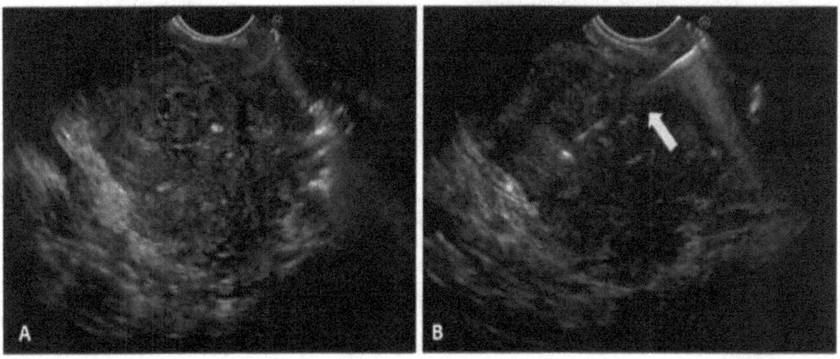

Figura 8: *Ultrasonido Endoscópico (USE).* ***A:*** *Masa heterogénea hipoecoica, de bordes irregulares, localizada en la cabeza del páncreas.* ***B:*** *Extremo distal de la aguja para biopsia entrando en el tumor (flecha amarilla).*

- La tomografía por emisión de positrones (PET/CT) es muy sensible a las alteraciones en el metabolismo local, se ha utilizado ampliamente para el diagnóstico, la estadificación y la evaluación de la respuesta terapéutica en oncología, y puede detectar neoplasias en ausencia de tumores marcados. cambios anatómicos. El ICOGCP a menudo se detecta en una etapa avanzada; por lo tanto, el volumen del tumor suele ser grande y la resección no es adecuada. Según la literatura, ha habido pocos informes sobre la detección de ICOGCP mediante PET/CT, y la lesión más pequeña visualizada mediante PET/CT fue de 1,0 cm.
- El diagnóstico final debe determinarse en función de los hallazgos histopatológicos e inmunohistoquímicos.

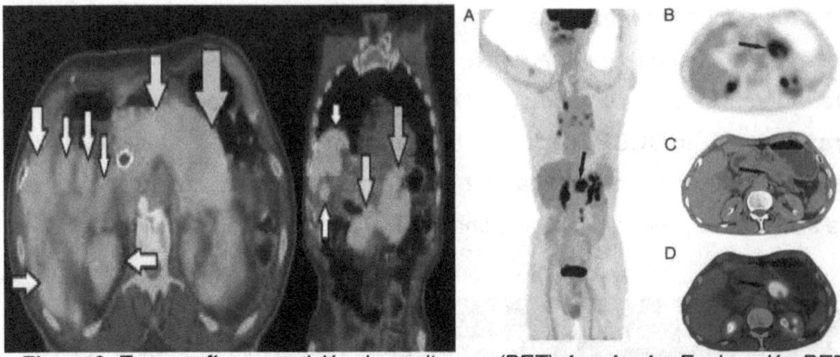

Figura 9: *Tomografía por emisión de positrones (PET).* ***Izquierda:*** *Exploración PET axiales y coronales que muestran una gran masa que afecta el cuerpo (flechas amarillas) y la cola (flechas verdes) del páncreas con innumerables masas en todo el hígado (flechas blancas).* ***Derecha:*** *A PET con F-18-desoxiglucosa de cuerpo entero, B: PET axial con F-18-desoxiglucosa, C: TC y D: Imágenes de fusión PET/CT mostraron una masa en el cuerpo pancreático (flecha negra) con aumento de la absorción de radiactividad.*

Diagnóstico diferencial: El ICOGCP debe diferenciarse de varios otros tumores pancreáticos. (Tabla 1). Otros diagnósticos diferenciales incluyen tumores neuroendocrinos, pseudoquistes pancreáticos y varios otros tumores raros. Sin embargo, debido a la rareza y la superposición de las características radiológicas de estos tumores pancreáticos, es difícil realizar un diagnóstico diferencial preciso.

Tabla 1: *diagnóstico diferencial del ICOGCP con otros tumores*

TIPO TUMOR	CARACTERISTICAS TUMORALES
Carcinoma páncreas	Masas hipodensas con leve realce.El Ca19.9 suele estar elevado
Tumor pseudopapilar sólido	Afecta mas a mujeres jóvenes y se ubican habitualmente en cuerpo y cola páncreas.
Cistoadenoma seroso	Frecuentemente son masas quísticas multiloculares con paredes irregulares y tabique interno espeso

Tratamiento: No existe un tratamiento estandarizado para UC-OGC debido a lo rara que es la aparición de esta enfermedad, pero al ser considerado una variante del adenocaercinoma ductal, el tratamiento principal para el IC-OGC pancreático es quirúrgico. La quimioterapia y/o radioterapia para el cáncer no está bien documentada y hay relativamente pocos estudios sobre si se debe utilizar o no quimioterapia. En algunos estudios, se han realizado ensayos con fármacos de quimioterapia de prueba como la gemcitabina, pero no se han encontrado pruebas concluyentes. Algunos artículos también propusieron el uso de anticuerpos monoclonales contra PD-1 y PD-L1 debido a su eficacia contra una amplia variedad de cánceres, incluidos los cánceres de células gigantes en otros órganos.

Pronóstico: Los IC-OGC pancreáticos se desarrolla rápidamente y tiene un alto grado de malignidad. Se han descrito varios casos de metástasis y reoperación después de resección quirúrgica inicial. Los hallazgos de Togawa muestran que los pacientes con IC-OGC pancreático tienen una tasa de supervivencia postoperatoria más alta que los pacientes en los que la cirugía fracasó por diversas razones.

Bibliografia

1. Reid MD, Muraki T, HooKim K, et al. Cytologic features and clinical implications of undifferentiated carcinoma with osteoclastic giant cells of the pancreas: an analysis of 15 cases. Cancer Cytopathol. 2017; 125:563–575. doi: 10.1002/cncy.21859.
2. Rosai J. Carcinoma of pancreas simulating giant cell tumor of bone. Electron-microscopic evidence of its acinar cell origin. Cancer. 1968; 22:333–344.
3. Muraki T., Reid M, Basturk O., Jang K., Bedolla G., Bagci P., et al. Undifferentiated Carcinoma withOsteoclastic Giant Cells of the Pancreas: Clinicopathological Analysis of 38 Cases Highlights A More Protracted

ClinicalCourse than Currently Appreciated. Am J Surg Pathol. 2016; 40(9): 1203–1216.

4. Sakhi R, Hamza A, Khurram MS, Ibrar W, Mazzara P. Undifferentiated carcinoma of the pancreas with osteoclast-like giant cells reported in an asymptomatic patient: a rare case and literature review. *Autops Case Rep.* 2017; 7:51–57
5. Hruban RH, Adsay NV, Esposito I, Fukushima N, Klöppel G, Maitra A, Notohara K, Offerhaus GJA, Pitman MB, Zamboni G. From Pancreatic Ductal adenocarcinoma in WHO Classification of Tumours of the Digestive System, 5th edition Ed WHO Classification of Tumours Editorial Board. 2019 (Lyon: IARC Press) 322- 32.
6. Demetter P, Maréchal R, Puleo F, et al. Undifferentiated pancreatic carcinoma with osteoclast-like giant cells: what do we know so far? Front Oncol. 2021; 11: 630086.
7. Swaid MB, et al Metastatic Undifferentiated Osteoclast-Like Giant Cell Pancreatic Carcinoma. . Cureus. 2022;14(8): e27586. doi: 10.7759/cureus.27586
8. Choi JW, Fujii T, Fujii N. Fas and tumor necrosis factor-related apoptosis-inducing ligand are closely linked to the levels of glycated and fetal hemoglobin in patients with diabetes mellitus. Clin Lab. 2018; 64:767–775.
9. Nagtegaal ID, Odze RD, Klimstra D, Paradis V, Rugge M, Schirmacher P, Washington KM, Carneiro F, Cree IA, WHO Classification of Tumours Editorial Board The 2019 WHO classification of tumours of the digestive system. Histopathology. 2020; 76:182–188. doi: 10.1111/his.13975
10. Kun Zhan, Shizheng Zhang, Peng Hu, Jiao Chen, Wangwang Liu, Zhongfeng Niu. Undifferentiated carcinoma of the pancreas with osteoclast like giant cells: Literature review with CT/MR imaging findings in 3 cases. Radiol Case Rep. 2022;17(7):2529-2533. doi: 10.1016/j.radcr.2022.03.032
11. Jinghua Jiang, Jiansheng Luo. Osteoclast-like giant cell undifferentiated carcinoma of the pancreas: a case report Int J Clin Exp Pathol 2021;14(2):179-185.

12. Daniela Speisky, Mariano Villarroel, Félix Vigovich, Alejandro lotti, et al Undifferentiated carcinoma with osteoclast-like giant cells of the pancreas diagnosed by endoscopic ultrasound guided biopsy Ecancermedicalscience. 2020; 14: 1072. Doi: 10.3332/ecancer.2020.1072.
13. Pop RM, Diaconu Cl, Rimbaş M, Mateescu RB, Rouhani F, Popp C, Manfrin E, Crinò SF, Cauni V.EUS-guided fine needle biopsy is able to provide diagnosis in rare osteoclast-like giant cells undifferentiated carcinoma of the pancreas: report of two cases. Rom J Intern Med. 2023;61(2):116-124. doi: 10.2478/rjim-2023-0008.
14. Rustagi T., Rampurwalam M., Rai M., Golioto M. Recurrent acute pancreatitis and persistent hyperamylasemia asa presentation of pancreatic osteoclastic giant cell tumos: an unusual presentation of a rare tumor. Pancreatology. 2011; 11(1):2–5
15. Guo Y., Ruan L., Wang Q., Lian J. Undifferentiated carcinoma with osteoclast-like giant cells of pancreas: a case reportwith review of the computed tomography findings. Medicine. 2018; 97(48): e13516.
16. Moore J., Bentz J., Hilden K., Adler G. Osteoclastic and pleomorphic giant cell tumors of the pancreas: A review ofclinical, endoscopic, and pathologic features. World J Gastrointest Endoscop. 2010; 2(1): 15–19.
17. Zhan K, Zhang S, Hu P, Chen J, Liu W, Niu Z. Undifferentiated carcinoma of the pancreas with osteoclast like giant cells: Literature review with CT/MR imaging findings in 3 cases. Radiol Case Rep. 2022; 17:2529–2533. doi: 10.1016/j.radcr.2022.03.032.
18. Gao Y, Cai B, Yin L, Song G, Lu Z, Guo F, Chen J, Xi C, Wei J, Wu J, et al. Undifferentiated carcinoma of pancreas with osteoclast-like giant cells: One center's experience of 13 cases and characteristic pre-operative images. Cáncer Manag Res. 2022; 14: 1409-1419. Doi: 10.2147/CMAR.S349625
19. Fukukura Y., Kumagae Y., Hirahara M., Hakamada H., Nagano., Nakajo M. et al. CT and MRI features ofundifferentiated carcinomas with osteoclast-like giant cells of the pancreas: a case series. Abdom Radiol (NY) 2019; 44:1246–1255.

20. Treadwell JR, Zafar HM, Mitchell MD, Tipton K, Teitelbaum U, Jue J. Imaging tests for the diagnosis and staging of pancreatic adenocarcinoma: A meta-analysis. Pancreas 2016; 45:789-795. Doi:10.1097/MPA0000000000000524.
21. Sato K, Urakawa H, Sakamoto K, Ito E, Hamada Y, Yoshimitsu K. Undifferentiated carcinoma of the pancreas with osteoclast-like giant cells showing intraductal growth and intratumoral hemorrhage: MRI features. Radiol Case Rep. 2019; 14:1283–1287. doi: 10.1016/j.radcr.2019.07.020
22. Puli S., Bechtold L., Buxbaum L., Eloubeidi A. How good is endoscopic ultrasound-guided fine-needle aspiration indiagnosing the correct etiology for a solid pancreatic mass? A meta-analysis and systematic review. Pancreas. 2013Jan;42(1):20–6.
23. Oh C., Kang H., Lee Y., Choi J., Choi S. Diagnostic accuracy of 22/25-gauge core needle in endoscopic ultrasound-guided sampling: systematic review and meta-analysis. Korean J Intern Med (Korean Assoc Intern Med). 2016 Nov;31(6):1073–83.
24. Alatawi A., Beuvon F., Grabar S., Leblanc S., Chaussade S., Terris B., et al. Comparison of 22G reverse-beveled versus standard needle for endoscopic ultrasound-guided sampling of solid pancreatic lesions. United EuropeanGastroenterol J. 2015 Aug;3(4):343–52.
25. Facciorusso A., Del Prete V., Buccino V., Purohit P., Setia P., Muscatiello N. Diagnostic yield ofFranseen and Fork-Tip biopsy needles for endoscopic ultrasound-guided tissue acquisition: a meta-analysis. Endosc Int Open.2019;7(10): E1221–30.
26. Moutinho-Ribeiro P, Liberal R, Macedo G. Endoscopic ultrasound in pancreatic cancer treatment: Facts and hopes. Clin Res Hepatol Gastroenterol. 2019; 43:513–521. doi: 10.1016/j.clinre.2019.02.014.
27. Gao L, Li ZS, Jin ZD, Man XH, Zhang MH, Zhu MH. Undifferentiated carcinoma with osteoclast-like giant cells of the pancreas diagnosed by endoscopic ultrasonography-guided fine-needle aspiration. Chin Med J 2009; 122:1598–1600.

28. Fu LP, Cheng AP, Wang XG, Fu JL, Jin L. 18F-FDG PET/CT in the detection of undifferentiated carcinoma with osteoclast-like giant cells of the pancreas. Clin Nucl Med. 2017; 42:615–616. doi: 10.1097/RLU.0000000000001719
29. Kun Zhan, Shizheng Zhang, Peng Hu, Jiao Chen, Wangwang Liu, Zhongfeng Niu. Undifferentiated carcinoma of the pancreas with osteoclast like giant cells: Literature review with CT/MR imaging findings in 3 cases. Radiol Case Rep. 2022;17(7):2529-2533. doi: 10.1016/j.radcr.2022.03.032
30. Demetter P, Maréchal R, Puleo F, et al. Undifferentiated pancreatic carcinoma with osteoclast-like giant cells: what do we know so far? Front Oncol. 2021; 11:630086.
31. Colevas AD, Bahleda R, Braiteh F, et al. Safety and clinical activity of atezolizumab in head and neck cancer: results from a phase I trial. Ann Oncol. 2018; 29:2247–2253.
32. Sun GM, Kong R, Yang SF, Sun B. Advances in diagnosis and treatment of undifferentiated pancreatic carcinoma with osteoclast-like giant cells. Zhonghua Wai Ke Za Zhi. 2018; 56:548–550.
33. Swaid MB, et al Metastatic Undifferentiated Osteoclast-Like Giant Cell Pancreatic Carcinoma. Cureus. 2022;14(8): e27586. doi: 10.7759/cureus.27586
34. Ishida K, Yamashita R, Osakabe M, et al. Expression of epithelial-mesenchymal transition proteins in anaplastic (undifferentiated) carcinoma of the pancreas. Pancreas 2019; 48 :36-42. https://doi.org/10.1097/MPA.0000000000001199 10.1097/MPA.
35. Mattiolo P, Fiadone G, Paolino G, et al. Epithelial-mesenchymal transition in undifferentiated carcinoma of the pancreas with and without osteoclast-like giant cells. Virchows Arc 2020. July 13. https://doi.org/10.1007/s00428-020-02889-3. Online before printing. 10.1007/S00428-020-02889-3
36. Luchini C, Pea A, Lionheart G, et al. Undifferentiated pancreatic carcinoma with osteoclast-like giant cells is genetically similar, but

clinically distinct, to conventional ductal adenocarcinoma. J Pathol 2017; 243 :148-54. https://doi.org/10.1002/path.4941 10.1002/path.4941

37. Luchini C, Cros J, Pea A, et al. PD-1, PD-L1, and CD163 in undifferentiated pancreatic carcinoma with osteoclast-like giant cells: expression patterns and clinical implications. HumPathol 2018; 81 :157-65.

4.2.2. Carcinoma Indiferenciado de páncreas tipo Sarcomatoide

Concepto: El carcinoma sarcomatoide indiferenciado de páncreas (SCP) es un subtipo extremadamente raro pero muy agresivo con mal pronóstico. Según la clasificación de la OMS de 2019, SCP representa un subtipo de PDAC indiferenciado y representa hasta el 2-3% de todos los PDAC y sus variantes. El SCP es un tumor extremadamente poco común que representa del 0,1% al 5,7% de todas las neoplasias malignas pancreáticas. Es un carcinoma indiferenciado que comparte una patogénesis molecular similar con el PDAC y, por lo tanto, un pronóstico igualmente malo.

Es un tumor epitelial poco común y agresivo con un elemento similar al sarcoma, que exhibe marcadores epiteliales y características ultraestructurales epiteliales. Esto podría considerarse como una etapa intermedia estable de la transición epitelial-mesenquimatosa (EMT).

El carcinoma sarcomatoide de páncreas (SCP) es un subtipo maligno raramente observado, caracterizado por un predominio de células fusiformes y características morfológicas sarcomatosas con derivación epitelial.

Se encuentran con mayor frecuencia en la cabeza del páncreas y pueden infiltrar tejidos adyacentes, incluidos el duodeno, el estómago y los nervios periféricos. También pueden ocurrir metástasis a los ganglios linfáticos regionales y metástasis a distancia. Los tumores se encuentran predominantemente en personas mayores y afectan a ambos sexos con una frecuencia similar.

Tiende a presentarse con mayor frecuencia en hombres que en mujeres con una proporción de 2,5:1 y ocurre con más frecuencia en la cabeza del páncreas.

Macroscopicamente: los tumores son de tamaño variable, con predominio medio de unos 5cm. Suelen tener una forma redondeada o eliptica y con bordes mal definidos (Fig. 1).

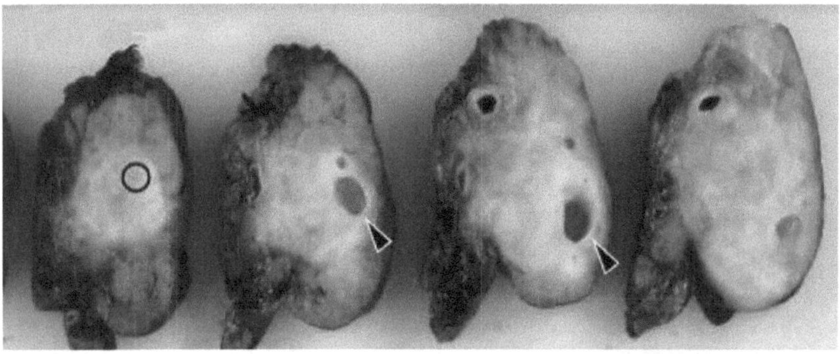

Figura 1: *tumor infiltrativo mal definido en cuerpo de páncreas con quistes de retención (flechas)*

Microscópicamente: se define histológicamente como un tumor pobremente diferenciado compuesto por la proliferación de células fusiformes con evidencia de diferenciación epitelial. En la mayor parte del tumor estaban presentes células fusiformes con marcada atipia nuclear y actividad mitótica activa dispuestas en un patrón estoriforme o fascicular. Los carcinomas sarcomatoides pueden presentar una apariencia monofásica o bifásica. El patrón monofásico, a menudo denominado carcinoma de células fusiformes, es similar a un sarcoma de tejido blando sin áreas epitelioides. El patrón bifásico, el tipo más frecuente, presenta una mezcla de células mesenquimales y epiteliales con una zona de transición. El tejido sarcomatoso de los tumores bifásicos y monofásicos muestra evidencia de diferenciación epitelial, como marcadores epiteliales y características ultraestructurales epiteliales, en lugar de una línea específica de diferenciación mesenquimatosa. Los SCP parecen ser tumores en una etapa intermedia estable de la EMT, ya que conservan muchas características epiteliales, pero tienen una morfología mesenquimal. El factor de crecimiento transformante β1 puede inducir la EMT en las células pancreáticas y promover la formación de SCP (Fig. 2 y 3).

El tejido sarcomatoso de estos tumores muestra evidencia de diferenciación epitelial, como marcadores epiteliales y características ultraestructurales epiteliales, en lugar de una línea específica de diferenciación mesenquimatosa. En general presentan predominio de celularidad sarcomatosa, proliferación difusa de células fusiformes atípicas y presunta derivación epitelial.

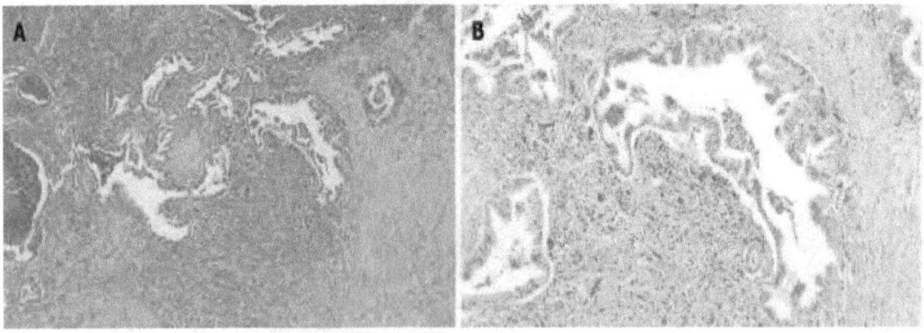

***Figura 2: Examen histológico. A** (H-Ex4): revela infiltración por células malignas que muestran un patrón glandular y de células fusiformes. **B (H-E x10):** Componente glandular revestido por epitelio atípico y componente de células fusiformes sarcomatosas con células gigantes pleomórficas.*

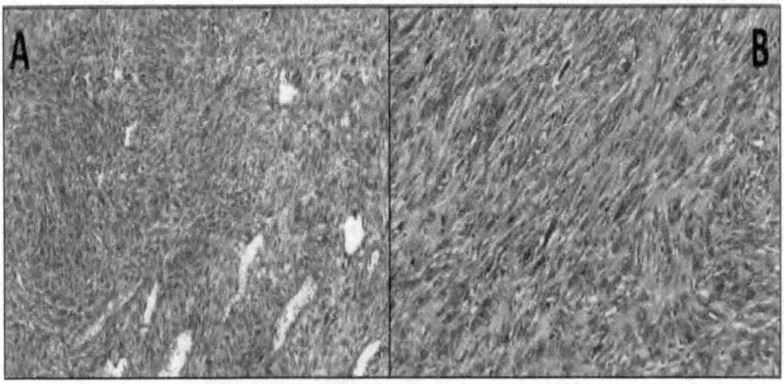

***Figura 3:** imágenes histológicas de carcinoma sarcomatoide indiferenciado de páncreas. A (H-Ex10): apariencia hipercelular típica. B (H-Ex20): la forma de huso y el alto grado de atipia de las células sarcomatoides*

Inmunohistoquímica: las células indiferenciadas a menudo expresan marcadores de carcinoma de linaje amplio siendo positivo a pancitoqueratina y sarcoma como vimentina y desmina ambas positivas, con una pérdida de E-cadherina. Su patogénesis sigue sin estar bien conocida (Fig. 3, 4, 5, 6 y 7).

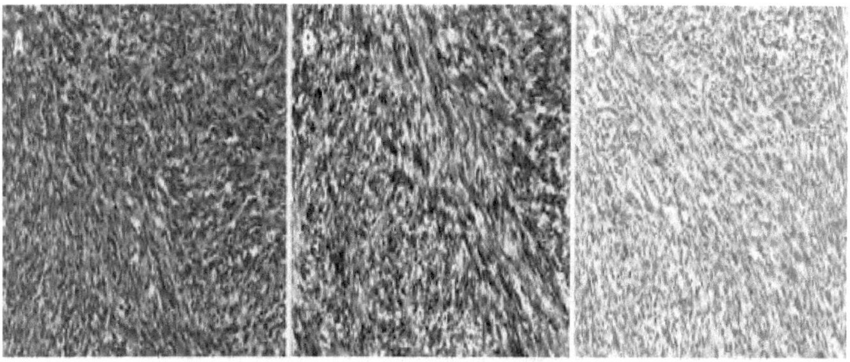

***Figura 3: A (H-E):** células fusiformes con atipia nuclear marcada y actividad mitótica activa dispuestas en un patrón estoriforme o fascicular. En estudio inmunohistoquímico, **B:** las células fusiformes mostraron una fuerte positividad difusa para citoqueratina 19. **C:** las células fusiformes muestran fuerte positividad para vimentina*

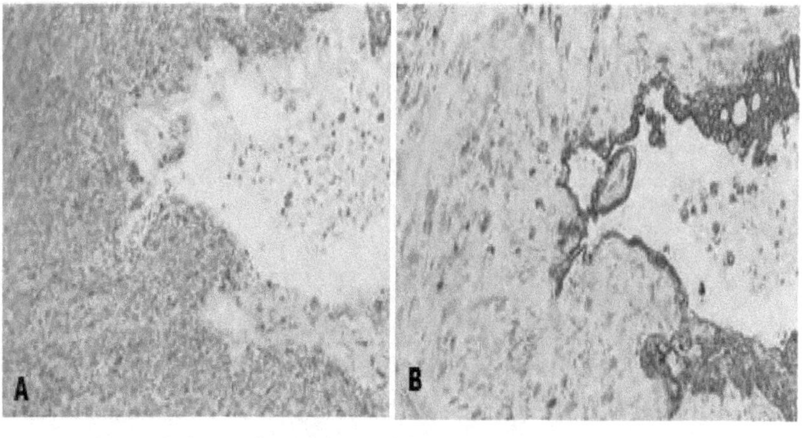

***Figura 4:** estudio inmunohistoquímico. A: pancitoqueratina x10 positivo, con componentes glandulares y sarcomatoides positivos. B: Vimentina x10 positivo, con componente glandular negativo negativo y componente sarcomatoide fuertemente positivo.*

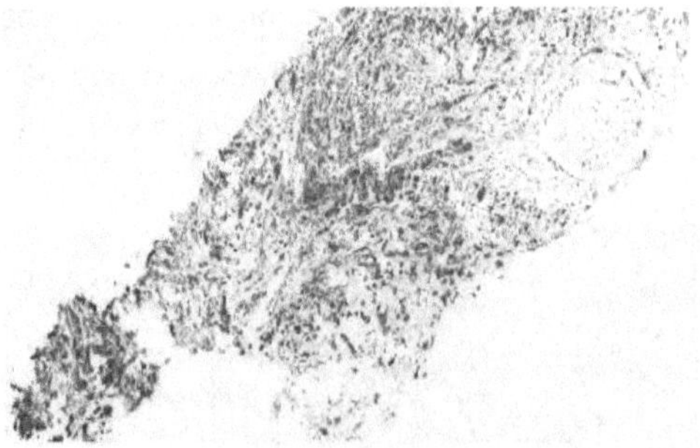

Figura 5: *estudio inmunohistoquímico muestra células tumoras positivo para CK*

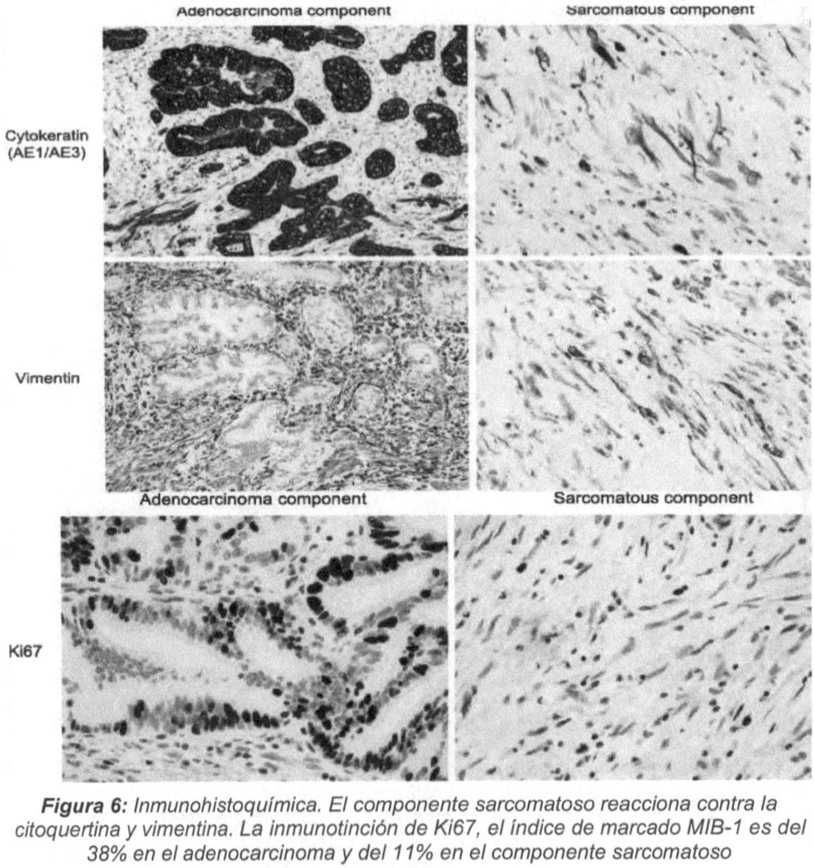

Figura 6: *Inmunohistoquímica. El componente sarcomatoso reacciona contra la citoquertina y vimentina. La inmunotinción de Ki67, el índice de marcado MIB-1 es del 38% en el adenocarcinoma y del 11% en el componente sarcomatoso*

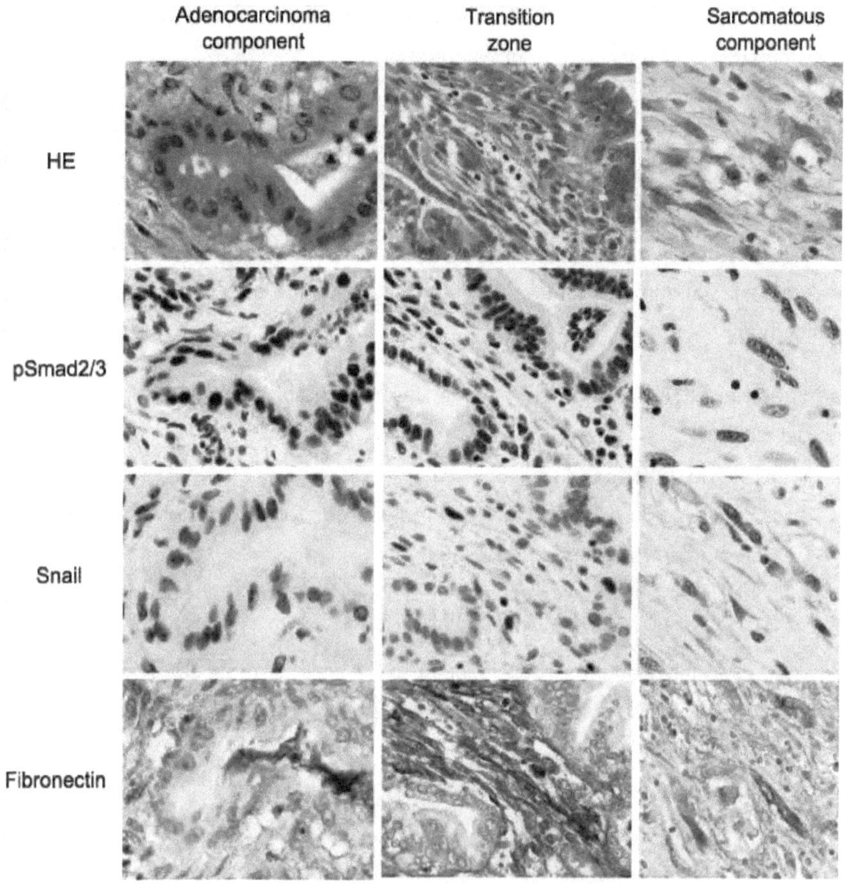

Figura 7: *se expresa el pSmad2/3 en los núcleos, la Snail y fibronectina se expresan fundamentalmente en el componente sarcomatoso*

Biología molecular: En todos estos casos se detectaron mutaciones en KRAS y TP53. Además, se identificaron alteraciones moleculares adicionales en otros genes incluídos CDKN2A, TSC2, ERBB4, ROS1, KIT y PDGRFA. Hay una evidencia reciente que sugiere una posible correlación entre la senescencia mediada por TGF-β1 y la supervivencia a largo plazo debe interpretarse como hallazgos muy prometedores. Un porcentaje no despreciable de pacientes con SCP podría beneficiarse en un futuro próximo de nuevas estrategias basadas en inmunoterapia.

Síntomas clínicos: Los signos y síntomas de presentación incluyen dolor abdominal, ictericia, náuseas/vómitos y pérdida de peso. Recientemente Shiihara et al intentaron identificar las características clínico-patológicas detalladas de la UCP y revelaron que estos pacientes probablemente tengan dolor o malestar abdominal como síntoma inicial, mientras que la ictericia fue menos común.

Pruebas diagnosticas: el examen físico se caracteriza por dolor abdominal en region del epigastrio.

- Pruebas de laboratorio: la analitica suele ser normal, en ocasiones discreta elevación de bilirrubina. Los marcadores tumorales normales, el Ca19.9 puede presentar un ligero aumento.

Zhao et al informaron las características radiológicas de SCP y encontraron que el tamaño medio de SCP era de unos 5 cm, la mayoría de las lesiones suelen tener forma redonda o elipsoidal con bordes mal definidos. Se presentan con invasión vascular mediante tomografía computarizada y resonancia magnética en el 50% de los tumores. En el momento del diagnóstico, frecuentemente se detecta un tumor voluminoso, con afectación de órganos cercanos.

- TC abdominal: frecuentemente se detecta un tumor voluminoso, con afectación de órganos cercanos con ligero realce después de la administración intravenosa de material de contraste. Uno de los signos clave de imagen es la dilatación del conducto pancreático principal y atrofia pancreática sustancial (Fig. 8).
- RM: se presenta como una masa nodular hipointensa en T1, heterogénea con áreas hiperintensas en T2, con realce tras la administración de contraste iv de predominio hacia la última fase (Fig.9).
- Tomografía por emisión de positrones: indica la ubicación del tumor captatante y de las posibles metástasis (Fig. 10).

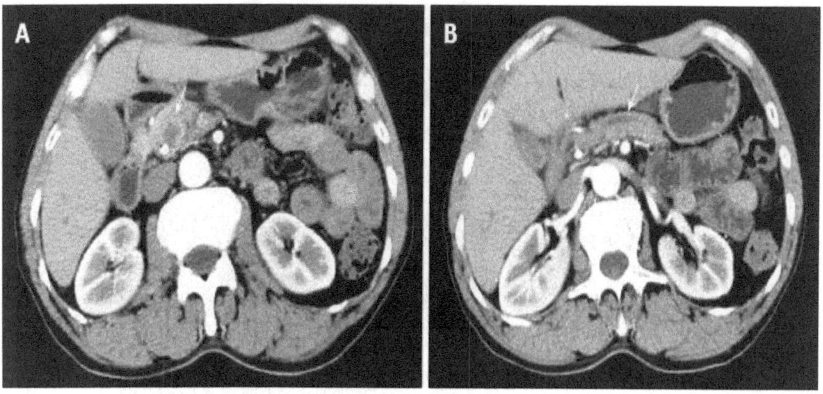

Figura 8: *Imágenes de tomografía computarizada en fase arterial. A: masa redonda de baja densidad en la cabeza pancreática; B: evidencia de conducto pancreático dilatado*

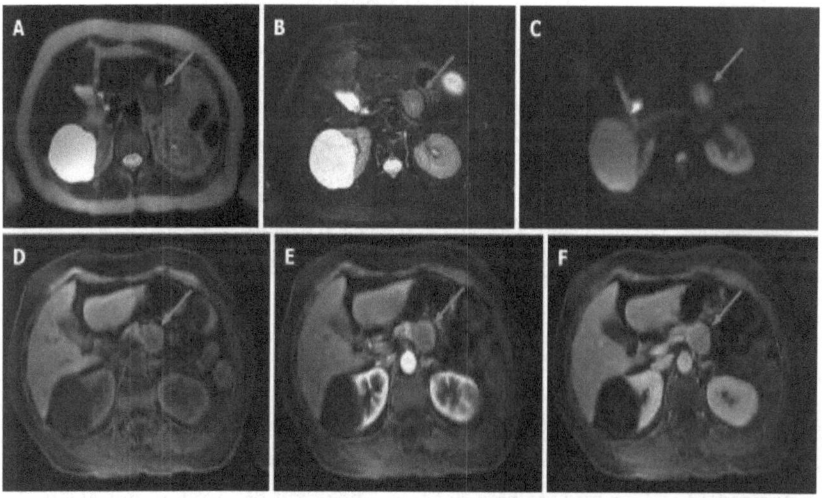

Figura 9: Resonancia magnética que muestra una masa pancreática distal. *A: en la imagen potenciada en T2, la lesión contenía señales mixtas (flecha naranja); B: saturación de grasa T2; C: ponderada por difusión; D: imagen tras contraste con gadolinio ponderado en T1: presenta saturación grasa; E y F: imagen potenciada en T1 durante la fase arterial y portal que muestra una lesión hipovascular*

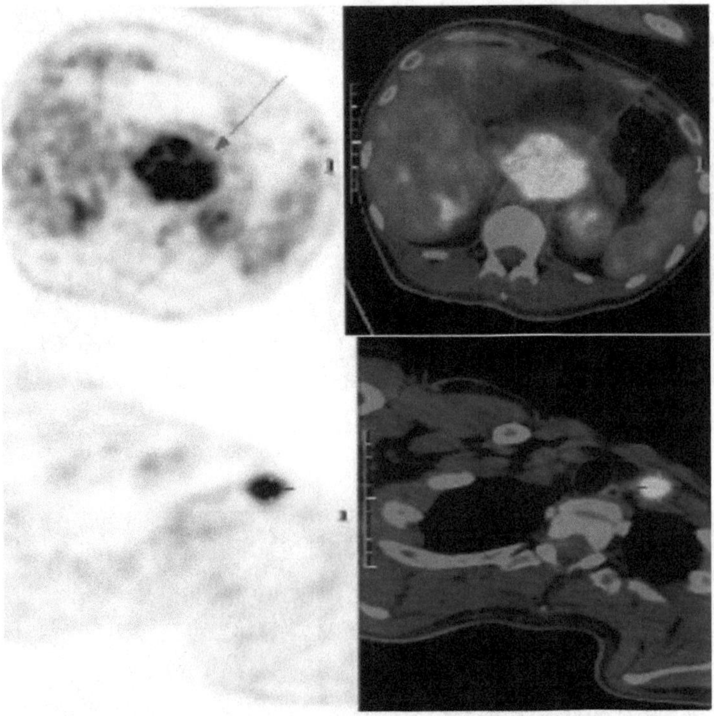

Figura 10: tomografia por emisión de positrones/TC con 18FDG (PET/CT): muestra acumulación de FDG en el tumor primario y en los ganglios linfáticos. La flecha indica la ubicaion del tumor primario

Tratamiento: el tratamiento de elección es la cirugía radical completa R0 una única posibilidad de curación. El impacto de la quimioterapia adyuvante en la supervivencia del SCP no ha sido bien definido. Imaoka et al informan que un régimen que contiene paclitaxel ofrecería una supervivencia relativamente más larga en pacientes con ICP irresecable. Otras líneas de tratamiento con quimioterapia adyuvante postoperatoria es la gemcitabina y capecitabina.

Pronóstico: habitualmente son tumores con muy mal pronóstico debido a su comportamiento biológico agresivo, aunque se han decrito algunos casos con una supervivencia a los 10 años.

La mediana de supervivencia posoperatoria suele ser inferior a 1 año, y casi todas las recurrencias implican metástasis múltiples irresecables.

Algunos pacientes tienen una recurrencia rápida y una muerte temprana, por tal motivo es de primordial importancia realizar un diagnóstico temprano de los pacientes con SCP.

Bibliografia

1. Nagtegaal I.D., Odze R.D., Klimstra D., Paradis V., Rugge M., Schirmacher P., Washington K.M., Carneiro F., Cree I.A., WHO Classification of Tumours Editorial Board The 2019 WHO classification of tumours of the digestive system. Histopathology. 2020; 76:182–188. doi: 10.1111/his.13975.
2. Luchini C., Capelli P., Scarpa A. Pancreatic Ductal Adenocarcinoma and Its Variants. Surg. Pathol. Clin. 2016; 9:547–560. doi: 10.1016/j.path.2016.05.003
3. Bazzichetto C., Luchini C., Conciatori F., Vaccaro V., Di Cello I., Mattiolo P., Falcone I., Ferretti G., Scarpa A., Cognetti F., et al. Morphologic and Molecular Landscape of Pancreatic Cancer Variants as the Basis of New Therapeutic Strategies for Precision Oncology. Int. J. Mol. Sci. 2020; 21:8841. doi: 10.3390/ijms21228841.
4. Blair AB, Burkhart RA, Griffin JF, Miller JA, Weiss MJ, Cameron JL, Wolfgang CL, He J. Long-term survival after resection of sarcomatoid carcinoma of the pancreas: an updated experience. J Surg Res. 2017; 219:238–243.
5. McGuigan A, Kelly P, Turkington RC, Jones C, Coleman HG, McCain RS. Pancreatic cancer: A review of clinical diagnosis, epidemiology, treatment and outcomes. World J Gastroenterol. 2018; 24:4846–4861.
6. Ruess DA, Kayser C, Neubauer J, Fichtner-Feigl S, Hopt UT, Wittel UA. Carcinosarcoma of the Pancreas: Case Report With Comprehensive Literature Review. Pancreas. 2017; 46:1225–1233.

7. Lu BC, Wang C, Yu JH, Shen ZH, Yang JH. A huge adenosquamous carcinoma of the pancreas with sarcomatoid change: an unusual case report. World J Gastroenterol. 2014; 20:16381–16386.
8. Kane JR, Laskin WB, Matkowskyj AK, Villa C, Yeldandi AV. Sarcomatoid (spindle cell) carcinoma of the pancreas: a case report and review of the literature. Oncol Lett. 2014; 7:245–249.
9. Paal E, Thompson LD, Frommelt RA, Przygodzki RM, Heffess CS. A clinicopathologic and immunohistochemical study of 35 anaplastic carcinomas of the pancreas with a review of the literature. Ann Diagn Pathol. 2001; 5:129–140.
10. Fukushima N, Hruban RH, Kato Y, Klimstra DS, Klöppel G, Shimizu M, Terris B. Ductal adenocarcinoma variants and mixed neoplasms of the pancreas. WHO classification of tumours of the digestive system. 4th ed. In: Bosman FT, Carneiro F, Hruban RH, Theise ND, editors. Lyon: International Agency for Research on Cancer; 2010: 294–295
11. Xie Y, Xiang Y, Zhang D, Yao X, Sheng J, Yang Y, Zhang X. Sarcomatoid carcinoma of the pancreas: A case report and review of the literature. Mol Med Rep. 2018; 18:4716–4724.
12. Guarino M, Tricomi P, Giordano F, Cristofori E. Sarcomatoid carcinomas: pathological and histopathogenetic considerations. Pathology. 1996; 28:298–305.
13. Kane JR, Laskin WB, Matkowskyj KA, Villa C, Yeldandi AV. Sarcomatoid (spindle cell) carcinoma of the pancreas: A case report and review of the literature. Oncol Lett. 2014; 7:245–249.
14. Ren CL, Jin P, Han CX, Xiao Q, Wang DR, Shi L, Wang DX, Chen H. Unusual early-stage pancreatic sarcomatoid carcinoma. World J Gastroenterol. 2013; 19:7820–7824.
15. Zhou DK, Gao BQ, Zhang W, Qian XH, Ying LX, Wang WL. Sarcomatoid carcinoma of the pancreas: A case report. World J Clin Cases. 2019; 7:236–241.
16. Haeberle L, Esposito I. Pathology of pancreatic cancer. Transl Gastroenterol Hepatol. 2019; 4:50.

17. Huey RW, Makawita S, Xiao L, Matamoros A, Estrella JS, Overman MJ, Varadhachary GR, Raghav K. Sarcomatoid carcinoma presenting as cancers of unknown primary: a clinicopathological portrait. BMC Cancer. 2019; 19:965.
18. Alguacil-Garcia A, Weiland LH. The histologic spectrum, prognosis, and histogenesis of the sarcomatoid carcinoma of the pancreas. Cancer. 1977; 39:1181–1189.
19. Ding Y., Shao Y., Na C., Yin J.C., Hua H., Tao R., Jiang Y., Hu R., He X., Miao C., et al. Genetic characterisation of sarcomatoid carcinomas reveals multiple novel actionable mutations and identifies KRAS mutation as a biomarker of poor prognosis. J. Med. Genet. 2022; 59:10–17. doi: 10.1136/jmedgenet-2020-107083.
20. Anastasios Gkountakos , Michele Simbolo, Elena Bariani , Aldo Scarpa, Claudio Luchini Undifferentiated Sarcomatoid Carcinoma of the Pancreas: From Histology and Molecular Pathology to Precision Oncology Int J Mol Sci. 2022; 23(3):1283. doi: 10.3390/ijms23031283.
21. Shiihara M, Higuchi R, Izumo W, Furukawa T, Yamamoto M. A Comparison of the Pathological Types of Undifferentiated Carcinoma of the Pancreas. Pancreas. 2020; 49:230–235.
22. Zhao S, Su W, Deng L, Chen Y, Zuo C, Shao C, Ren F. Pancreatic sarcomatoid carcinoma: CT, MRI, and 18F-FDG PET/CT features. Clin Radiol 2020; 75: 397.e7-397: e14.
23. Hoshimoto S, Matsui J, Miyata R, Takigawa Y, Miyauchi J. Anaplastic carcinoma of the pancreas: Case report and literature review of reported cases in Japan. World J Gastroenterol. 2016; 22:8631–8637.
24. Elbanna KY, Jang HJ, Kim TK. Imaging diagnosis and staging of pancreatic ductal adenocarcinoma: a comprehensive review. Insights Imaging. 2020; 11:58.
25. Paulina F Toledo , Zoltan Berger , Laura Carreño , Gonzalo Cárdenas , Jaime Castillo , and Omar Orellana. Sarcomatoid carcinoma of the pancreas: a rare tumor with an uncommon presentation and course: a case report and review of the literature. Cases World J Clin.2021; 9(15): 3716–3725. doi: 10.12998/wjcc.v9.i15.3716.

26. Imaoka H, Ikeda M, Maehara K, Umemoto K, Ozaka M, Kobayashi S, Terashima T, Inoue H, Sakaguchi C, Tsuji K, Shioji K, Okamura K, Kawamoto Y, Suzuki R, Shirakawa H, Nagano H, Ueno M, Morizane C, Furuse J. Clinical outcomes of chemotherapy in patients with undifferentiated carcinoma of the pancreas: a retrospective multicenter cohort study. BMC Cancer. 2020; 20:946.
27. Bukhari N, Joudeh A. Early Stage Anaplastic Sarcomatoid Carcinoma of the Pancreas, A Case Report. Am J Case Rep. 2019; 20:597–601.
28. Yepuri N, Pruekprasert N, Naous R. High-grade malignant pancreatic neoplasm with sarcomatoid features. AME Case Rep. 2018; 2:39.

4.2.3. Carcinoma Indiferenciado de PáncreasTipo Carcinosarcoma

El carcinosarcoma de páncreas es una entidad extremadamente rara que comprende un subtipo de tumores anaplásicos indiferenciados según la clasificación de la Organización Mundial de la Salud. El carcinosarcoma ocurre rara vez en el páncreas. El carcinosarcoma de páncreas se notificó por primera vez en 1951 por Van Damme.

El carcinosarcoma de páncreas es una enfermedad muy rara y de mal pronóstico. El carcinosarcoma es un tumor único que contiene componentes epiteliales y mesenquimales.

Epidemiología: Según los estudios realizados este tipo de tumores afectan mas a las mujeres, en un 55% frente a un 45% de varones. Aparecen con más frecuencia en la sexta década de la vida según Alhatem et al. La localización del tumor según el estudio de Lee et al fue de predominio en la cabeza del páncreas en un 70% y en cuerpo/cola un 30%, mientras que las proporciones de cabeza y cuerpo/cola del páncreas fueron iguales (50% cada uno) en el estudio de Alhatem et al.

Patogénesis: La patogénesis aún no se ha aclarado completamente, y la transición epitelial-mesenquimal, podría explicar la aparición del componente sarcomatoso durante la progresión del carcinoma. Se han descrito tres hipótesis principales sobre el proceso de desarrollo del carcinosarcoma:

- La teoría de la colisión establece que dos carcinomas y sarcomas adyacentes surgen de forma independiente, crecen y chocan entre si.
- La teoría de la combinación considera una combinación de grupos de células que experimentaron divergencia temprana de una célula madre precursora común y los grupos de células son mixtos.
- La teoría de la transformación establece que se produce un componente sarcomatoso produce un cambio metaplásico dentro de una célula tumoral durante la progresión del carcinoma a través de la transición epitelial a mesenquimatosa.

Macroscópicamente: consiste en una masa multilobular de tamaño variable pudiendo alcanzar tamaño de hasta 10cm (Fig. 1). La masa suele estar estaba bien circunscrita, con áreas multiquísticas con material hemorrágico y zona de necrosis.

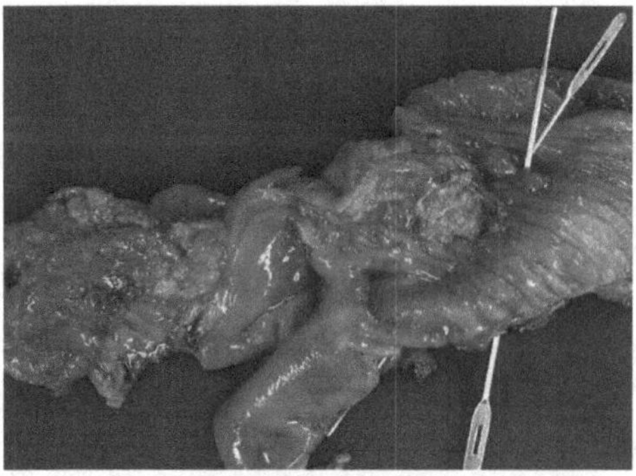

Figura 1: *aspecto macroscópico de carcinosarcoma de páncreas poco diferenciado invasivo con componentes glandulares y sarcomatoides*

Las lesiones quísticas suelen ser uniloculares que contiene habitualmente un líquido turbio de color verde grisáceo con material granular. La estructura del quiste parecía comunicarse tanto con las ramas del conducto principal como con las laterales. El revestimiento del quiste con apariencia de color gris verdoso a amarillo, trabecular y de brillante a granular con pocas hebras fibrosas que arborizaban a través de la estructura quística y se anclaban en los lados opuestos del quiste.

Histologicamente: el tumor muestra componentes carcinomatosos y sarcomatosos (Fig. 2).

- En el componente carcinomatoso, se encuentran estructuras glandulares bien definidas en más de la mitad de los pacientes con áreas pequeñas de moderado a pobremente diferenciado además está compuesto por células epiteliales columnares productoras de mucina con marcado pleomorfismo celular y mitosis prominentes.
- En el componente sarcomatoide se observan células tumorales compactas indiferenciadas con morfología fusiforme altamente celular de alto grado con mitosis y apoptosis frecuentes, tienen núcleo grande y atipia nuclear prominente. Se puede observar áreas de necrosis manifiesta en un 80% de los tumores (Fig. 3).

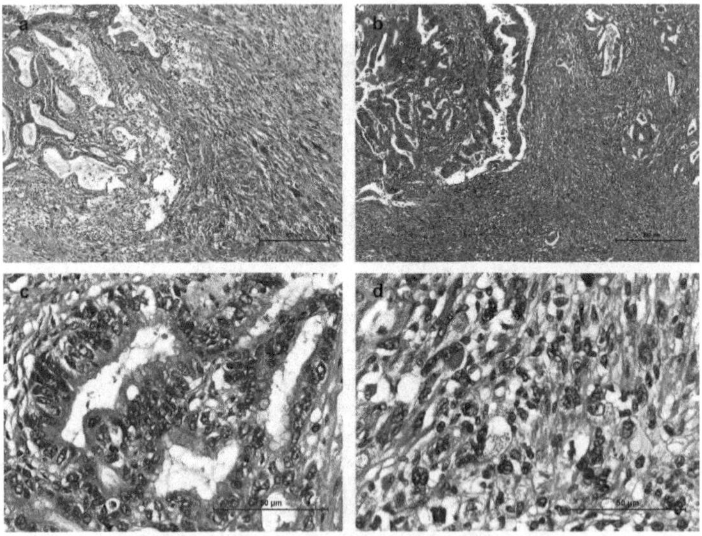

***Figura 2:** **a**: componentes carcinomatosos, **b:** componentes sarcomatosos, **c:** estructuras glandulares bien definidas (componente carcinomatoso) y **d:** células tumorales compactas indiferenciadas con morfología fusiforme, núcleo grande y atipia nuclear prominente, algunas células gigantes multinucleares.*

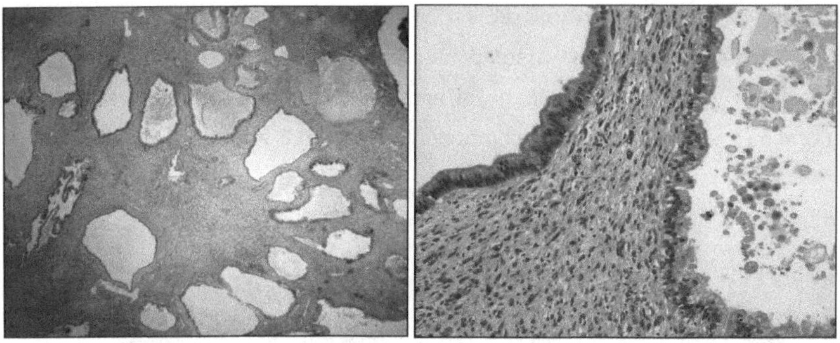

Figura 3: A (H-E x40): muestra estructuras glandulares irregulares que invaden un estroma hipercelular. B (H-E x200): evidencia el revestimiento epitelial pseudoestratificado de las glándulas con el estroma circundante que contiene numerosas células fusiformes atípicas que contienen núcleos pleomórficos

Inmunohistoquímica: Los marcadores epiteliales y mesenquimales mostraron un patrón de expresión divergente en el examen inmunohistoquímico.

- El componente carcinomatoso es positivo para marcadores de pancitoqueratina AE1/AE3, para el antígeno de membrana epitelial (EMA), CK7 y CK19 y ciclina D1, siendo negativo para MUC2, MUC5, MUC6, sinaptofisina y cromogranina.
- En el componente sarcomatoso es positivo para vimentina, p16 y DOG1 con positividad parcheada e irregular para S100. También puede presentar inmunorreactividad difusa para CD10 con una proliferación miofibroblástica circundante, asociando la expresión de CD10 en células estrelladas pancreáticas con una mayor agresividad tumoral y con una mayor producción de la enzima metaloproteinasa 3, que interviene en la degradación de la membrana basal y, por tanto, en la invasividad del tumor.

Tanto las células tumorales epiteliales como las fusiformes fueron negativas para el receptor de estrógeno, CD10, inhibina, TLE1, SOX10, Melan A, HMB45, actina, desmina, miogenina, MyoD1, STAT6 y CD117. No se observó tinción nuclear para β-catenina. Las células tumorales fueron negativas para la expresión de CD21 y CD35.

Habitualmente se utiliza la tinción de inmunofluorescencia para evaluar el estado de expresión de los marcadores epiteliales y mesenquimales simultáneamente. El resultado confirmó la expresión mutuamente excluyente de citoqueratina y vimentina en cada componente (Fig. 4,5.6 y 7)

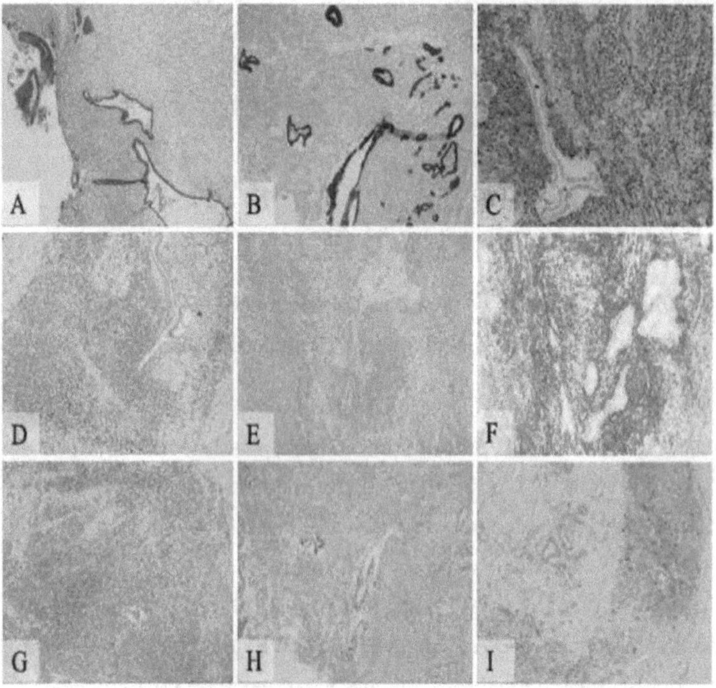

Figura 4: *Análisis inmunohistoquímico del carcinosarcoma de páncreas (x200). A: La pancitoqueratina AE1/AE3 resalta el componente epitelial, pero el componente de células fusiformes es negativo. B: CK19 es positivo en las células epiteliales ductales y es negativo en el componente de células fusiformes. C: La vimentina es fuerte y difusamente positiva en el componente de células fusiformes, pero es negativa en el componente epitelial. D: S100 muestra positividad irregular en el componente de células fusiformes, pero no en el componente epitelial. E: SOX10 es negativo en ambos las células fusiformes y los componentes epiteliales. F: DOG1 muestra una positividad fuerte y difusa en el componente de células fusiformes, pero no en el componente epitelial. G: El p16 es positivo en el componente de células fusiformes y negativo en los componentes epiteliales. H: La ciclina D1 muestra una positividad irregular en el componente epitelial, pero es negativa en el componente de células fusiformes. I: Ki-67 demuestra un alto nivel de tinción nuclear un 20% en el componente de células fusiformes y un 2% en el componente epitelial*

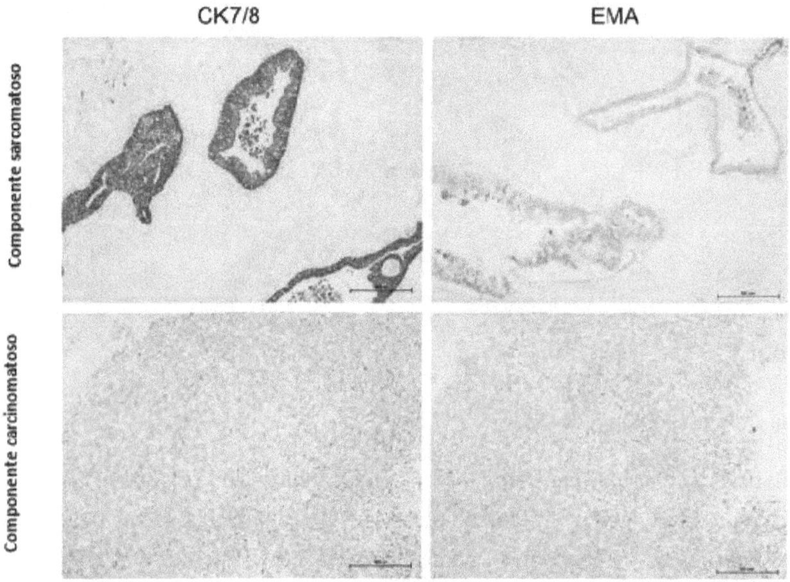

Figura 5: *Inmunotinción en el carcinosarcoma pancreático para citoqueratina (CK7/8) y antígeno de membrana epitelial (EMA)*

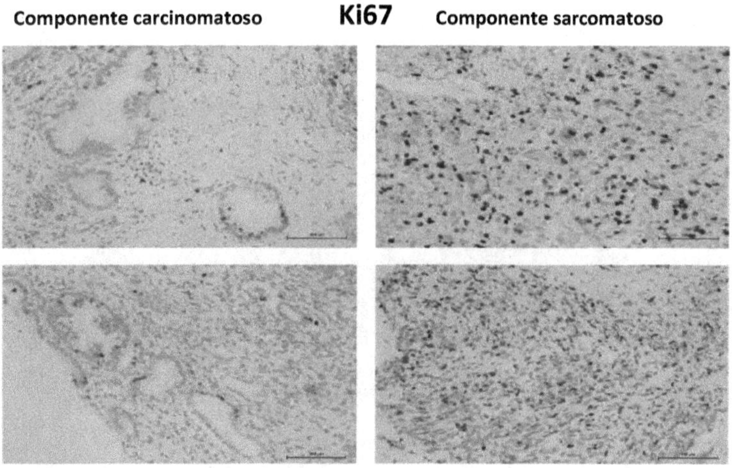

Figura 6: *Inmunotinción Ki67 en componentes carcinomatosos y sarcomatosos del carcinosarcoma pancreático*

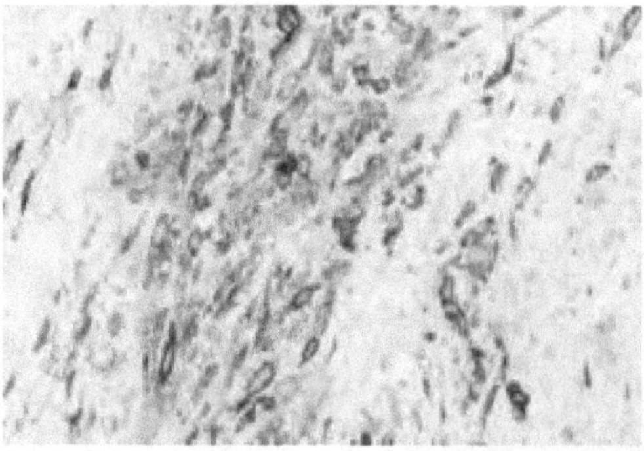

Figura 7: *Componente estromal positivo para CD10 (200×).*

Características moleculares: Para determinar las aberraciones genómicas entre el tumor carcinomatoso y sarcomatoso, se realiza microdisección de tejido tumoral Los componentes carcinomatosos y sarcomatosos del carcinosarcoma pancreático se microdiseccionaron por separado mediante microdisección por captura láser de aproximadamente 7 mm de espesor del tejido congelado y se tiñó ligeramente con hematoxilina (Fig. 8). Las células epiteliales tumorales se diseccionaron manualmente utilizando una aguja de calibre 14 bajo un microscopio de disección.

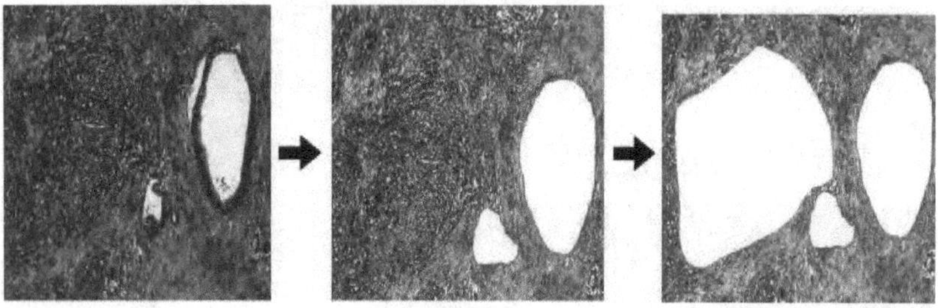

Figura 8: *Componentes carcinomatosos y sarcomatosos*

Los componentes carcinomatosos y sarcomatosos del carcinosarcoma pancreático comparten alteraciones idénticas de KRAS Q61H y TP53 Q100X con frecuencias alélicas mutantes comparables (Tabla 1). El estado de expresión de los genes supresores de tumores comunes, incluidos TP53, ARID1A y KDM6A, fue consistente entre los tejidos carcinomatosos y sarcomatosos (Fig. 9).

Tabla 1*: Frecuencia de alelos mutantes para alteraciones genómicas de componentes carcinomatosos y sarcomatosos.*

	Mutant allele frequency	
	Carcinomatous component	Sarcomatous component
KRAS Q61H	31.4%	46.2%
TP53 Q100X	20.7%	34.8%

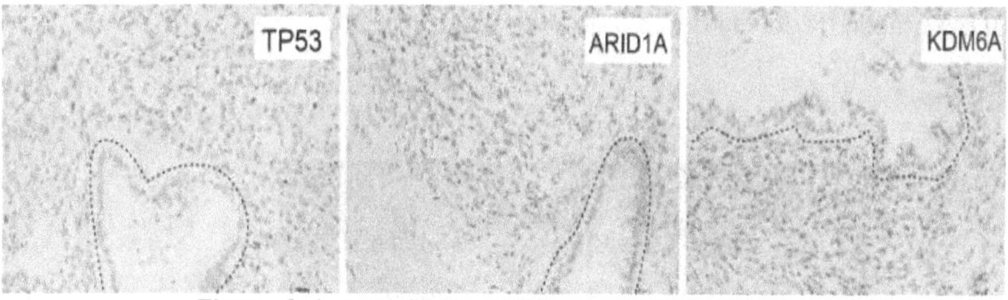

Figura 9*: Inmunotinción de TP53, ARID1A y KDM6A.*

Síntomas clínicos: Los pacientes con carcinosarcomas de páncreas presentan con mayor frecuencia dolor abdominal relacionado con el efecto de masa, seguido de pérdida de peso y diarrea debido al compromiso de la función exocrina pancreática. La obstrucción biliar puede provocar ictericia y prurito.

Pruebas diagnosticas: en las pruebas de laboratorio el CA19-9 sérico puede estar elevado en algunos pacientes.

- TC: demuestra masa con una región quística interna y necrosis, rara vez presenta calcificación dentro del tumor o del tabique. Por lo tanto, es importante diferenciarlo de los tumores quísticos benignos. Se puede diferenciar del adenocarcinoma del páncreas (PDAC) porque tiene más vascularidad y es menos común la afectación perineural extrapancreático, invasión vascular, atrofia del parénquima pancreático y dilatación de los conductos que el PDAC (Fig. 10). Esta diferencia parece originarse en la heterogeneidad del componente interno.

Las lesiones en la cabeza pancreática aparecen con mayor frecuencia como una masa sólida con regiones quísticas y necrosis, mientras que la de la cola pancreática se caracteriza por una neoplasia quística con nódulos murales y un componente sólido, sin dilatación ductal acompañante (Fig. 11). Los tumores ubicados en la cabeza pancreática pueden causar dilatación del conducto principal pancreático y del conducto biliar intra y extrahepático.

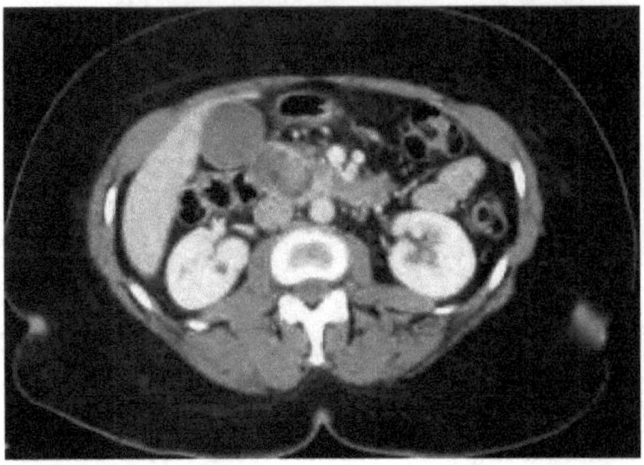

Figura 10: *Tomografía computarizada corte axial que demuestra una masa en cabeza de páncreas con dilatación de los conductos intrahepáticos y extrahepáticos.*

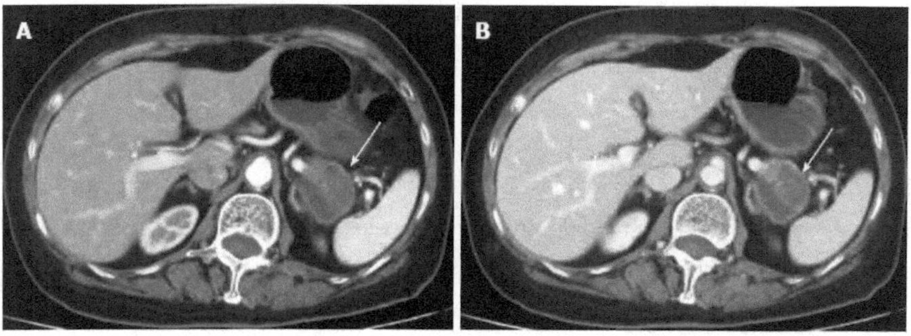

Figura 11*: Tomografía computarizada. A: fase arterial y B: fase venosa portal evidencia una masa compleja heterogénea que contenía áreas quísticas y sólidas mixtas en la cola pancreática. La lesión mostró realce progresivo y heterogéneo.*

- **RM:** demuestra lesiones hipointensas, que después de la inyección intravenosa de un quelato de gadolinio, el componente sólido, los nódulos murales y la pared quística muestran un realce moderado. El carcinosarcoma de páncreas a menudo tiene un borde bien circunscrito y rara vez invade los órganos adyacentes, el nervio extrapancreático y el sistema vascular. Sin embargo, metastatizan fácilmente en el hígado y el peritoneo, que es la principal causa de muerte.
- **Ecografia endoscópica**: evidencia masa hipoecoica (Fig. 12). Permite realizar una puncion con aguja fina (PAAF) para diagnóstico histológico y análisis del líquido pancreático para estudio de marcadores tumores como Ca19.9, CEA.

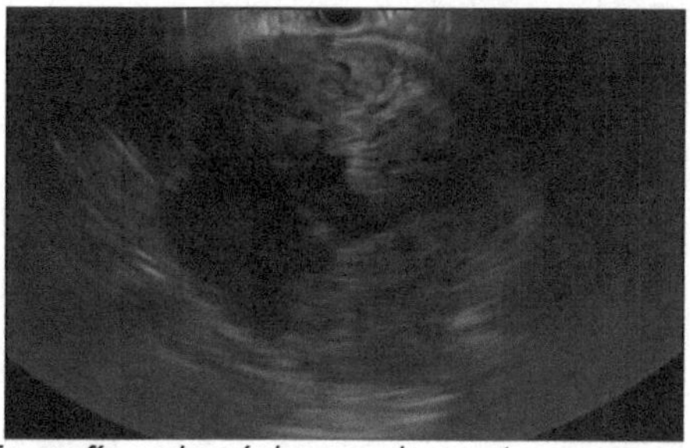

Figura 12: *Ecografía endoscópica que demuestra una masa pancreática hipoecoica*

- **<u>La tomografía por emisión de positrones</u>** con fluorodesoxiglucosa (FDG-PET) muestra una alta captación en las lesiones tumorales.

Diagnóstico diferencial: El diagnóstico diferencial para el carcinosarcoma incluye el carcinoma sarcomatoide de páncreas, una entidad más consistente con el carcinoma pobremente diferenciado que muestra inmunorreactividad a las citoqueratinas en los componentes sarcomatosos (Tabla 2).

El diagnóstico diferencial predominante con el carcinosarcoma de páncreas es el adenocarcinoma ductal de páncreas. En comparación con el adenocarcinoma ductal que está poco vascularizado, el carcinosarcoma pancreático tiene más vascularidad. Además, la invasión perineural y vascular extrapancreática, la atrofia del parénquima pancreático y la dilatación de los conductos son menos comunes en el carcinosarcoma. Cuando el carcinosarcoma de páncreas se manifiesta como un tumor quístico, es difícil distinguirlo del cistadenoma mucinoso o del cistoadenocarcinoma. Comparten muchas características en común, como el engrosamiento focal de la pared, contenido heterogéneo, nódulos murales.

Tabla 2: diagnóstico diferencial de los tumores y sus características.

Tumores benignos	Tumores malignos	Caracterisiticas del tumor
Cistoadenoma mucinoso	Cistoadenocarcinoma	Engrosamiento focal de la pared, contenido heterógeneo, nódulos murales
	Carcinoma sarcomatoide	Inmunorreactividad a las citoqueratinas
	Adenocarcinoma ductal	Menos vascularizado, más frecuente la invasión perineural y vascular, la atrofia parecquima pancreático y la dilatación del conducto pancreático.

Tratamiento: hasta el momento no hay establecida una estrategia de tratamiento específica para el carcinosarcoma de páncreas por la rareza de dichos tumores y porque la mayoría de los casos se diagnosticaron mediante revisión patológica después de la resección quirúrgica. El tratamiento de elección es la cirugía cuando el tumor es resecable. Recientemente los estudios realizados por Bai et al. indican que el tratamiento con quimioterapia adyuvante basada en gemcitabina aumenta la supervivencia de los pacientes.

La quimioterapia neoadyuvante con FOLFIRINOX según unos autores y FOLFIRINOX y quimiorradioterapia simultánea con capecitabina según Lalonde et al tiene buena respuesta al tratamiento.

Otras líneas de quimioetrapia neoadyuvante es FOLFIRINOX o gemcitabina y nab-paclitaxel. Con respecto a la radioterapia neoadyuvante, el ensayo ALLIANCE A021101 examinó FOLFIRINOX neoadyuvante seguido de quimiorradiación con capecitabina y los resultados son mejores que con quimioterapia sola. Otros posibles tratamientos de segunda línea incluyen capecitabina (CAP) o fluorouracilo (5-FU), oxaliplatino con CAP o 5-FU, o gemcitabina con erlotinib.

Pronóstico: La mayoría de los estudios mostró un mal resultado de supervivencia de aproximadamente 6 meses para el carcinosarcoma de páncreas, aunque algunos estudios mostraron una mediana de supervivencia de 14 a 15 meses. En otro estudio, la supervivencia media era de 18-48 meses

Bibliografia

1. Board WCoTE: 5th ed. Digestive system tumours WHO classification of tumours 2019.International Agency for Research on Cancer.
2. Khan J, Cheng L, House MG, Guo S. Carcinosarcoma, a rare malignant neoplasm of the pancreas. Curr Oncol. 2021; 28:5295–5303. doi: 10.3390/curroncol28060442.
3. Bosman F. World Health Organization classification of tumors of the digestive system. 5th edition. IARC Press; Lyon, France: 2019. Variants

of ductal adenocarcinoma and mixed neoplasms of the pancreas; pp. 328–329.

4. Kimura T, Fujimoto D, Togawa T, Ishida M, Iida A, Sato Y, et al. Sarcomatoid carcinoma of the pancreas with rare long-term survival: a case report. World J Surg Oncol. 2020; 18:105. doi: 10.1186/s12957-020-01879-8.
5. Van Damme J, Snoeks T. [Carcinosarcoma of the body of the pancreas] Acta Gastroenterol Belg. 1951; 14:106–113. Belgian.
6. Alhatem A, Quinn PL, Xia W, Chokshi RJ. Pancreatic carcinosarcoma clinical outcome analysis of the National Cancer Institute database. J Surg Res. 2021; 259:62–70. doi: 10.1016/j.jss.2020.11.033.
7. Lee M, Cho YJ, Jung HS, Yun WG, Han Y, Kwon W, Jang JY.Collective review of pancreatic carcinosarcoma, a very rare pancreatic malignancy. Ann Hepatobiliary Pancreat Surg. 2023;27(2):141-150. doi: 10.14701/ahbps.22-078.
8. Rhim A.D.: Epithelial to mesenchymal transition and the generation of stem-like cells in pancreatic cancer. Pancreatology 2013; 13: pp. 114-117.
9. Li J, Wei T, Zhang J, Wei S, Chen Q, Chen BW, et al. Carcinosarcoma of the pancreas: comprehensive clinicopathological and molecular characterization. HPB (Oxford) 2020; 22:1590–1595. doi: 10.1016/j.hpb.2020.01.017.
10. Bai Q, Zhang X, Zhu X, Wang L, Huang D, Cai X, et al. Pancreatic carcinosarcoma with the same KRAS gene mutation in both carcinomatous and sarcomatous components: molecular evidence for monoclonal origin of the tumour. Histopathology. 2016; 69:393–405. doi: 10.1111/his.12975.
11. Lalonde CS, Wang L, Quigley B, Patel P, Maithel SK, El-Rayes BF, et al. Neoadjuvant treatment of pancreatic carcinosarcoma: a case report and review of literature. Chin Clin Oncol. 2022; 11:8. doi: 10.21037/cco-21-119.

12. Almond LM, Warfield AT, Desai A, Gourevitch D, Ford SJ. Biphasic malignant tumours of the abdominal cavity. Int J Clin Oncol. 2017; 22:635–640. doi: 10.1007/s10147-017-1153-7.
13. Miyauchi J., Ogura M., Sato M., Matsui J.: Esophageal carcinosarcoma comprised of minimally invasive squamous cell carcinoma and undifferentiated pleomorphic sarcoma: a collision cancer? Pathol Int 2018; 68: pp. 479-484.
14. Matsumoto T., Fujii H., Arakawa A., Yamasaki S., Sonoue H., Hattori K., et. al.: Loss of heterozygosity analysis shows monoclonal evolution with frequent genetic progression and divergence in esophageal carcinosarcoma. Hum Pathol 2004; 35: pp. 322-327.
15. Salibay CJ, Rewerska J, Gupta S, et al. Primary carcinosarcoma of the pancreas with CD10-positive sarcoma component. J Investig Med High Impact Case Rep 2017; 5:2324709617740906.
16. Jaffar Khan, Liang Cheng, Michael G. House, Shunhua Guo. Carcinosarcoma, a Rare Malignant Neoplasm of the Pancreas Curr Oncol. 2021; 28(6): 5295–5303. doi: 10.3390/curroncol28060442.
17. Shi HY, Xie J, Miao F Pancreatic carcinosarcoma: first literature report on computed tomography imaging. .World J Gastroenterol. 2015 Jan 28;21(4):1357-61. doi: 10.3748/wjg. v21.i4.1357.
18. Jin Li, Tao Wei, Jian Zhang, Shumei Wei, et all. Carcinosarcoma of the pancreas: comprehensive clinicopathological and molecular characterization. HPB, 2020; Vol 22, N 11: 1590-1595.
19. Ikenaga N, Ohuchida K, Mizumoto K, et al. CD10+ pancreatic stellate cells enhance the progression of pancreatic cancer. Gastroenterology. 2010; 139:1041-1051.
20. Ruess D.A., Kayser C., Neubauer J., Fichtner-Feigl S., Hopt U.T., Wittel U.A.: Carcinosarcoma of the pancreas: case report with comprehensive literature review. Pancreas 2017; 46: pp. 1225-1233.
21. National Comprehensive Cancer Network. Pancreatic adenocarcinoma (Version 1.2021). Available online.
22. Okamura J, Sekine S, Nara S, Ojima H, Shimada K, Kanai Y, Hiraoka N. Intraductal carcinosarcoma with a heterologous mesenchymal

component originating in intraductal papillary-mucinous carcinoma (IPMC) of the pancreas with both carcinoma and osteosarcoma cells arising from IPMC cells. J Clin Pathol. 2010; 63:266–269.

23. Zhu WY, Liu TG, Zhu H. Long-term recurrence-free survival in a patient with pancreatic carcinosarcoma: a case report with a literature review. Med Oncol. 2012; 29:140–143.
24. Cheng L, Liu Y, Lou C, Cheng L. A case of pancreatic carcinosarcoma detected on PET/CT. Hell J Nucl Med. 2021; 24:262–264.
25. Liu Y, Hao H, Guo X, Xu J, Kang L, Zheng G, et al. Rare pancreatic carcinosarcoma in a patient with medical history of esophageal cancer: a case report and literature review. Medicine (Baltimore) 2019;98: e15238. doi: 10.1097/MD.0000000000015238.
26. Kim HS, Joo SH, Yang DM, Lee SH, Choi SH, Lim SJ. Carcinosarcoma of the pancreas: a unique case with emphasis on metaplastic transformation and the presence of undifferentiated pleomorphic high-grade sarcoma. J Gastrointestin Liver Dis. 2011; 20:197–200.
27. Shen ZL, Wang S, Ye YJ, Wang YL, Sun KK, Yang XD, Jiang KW. Carcinosarcoma of pancreas with liver metastasis combined with gastrointestinal stromal tumour of the stomach: is there a good prognosis with the complete resection? Eur J Cancer Care (Engl) 2010; 19:118–123.
28. Oymaci E, Argon A, Coşkun A, Uçar AD, Carti E, Erkan N, Yildirim M. Pancreatic carcinosarcoma: case report of a rare type of pancreatic neoplasia. JOP. 2013; 14:212–215.
29. Yamazaki K. A unique pancreatic ductal adenocarcinoma with carcinosarcomatous histology, immunohistochemical distribution of hCG-beta, and the elevation of serum alpha-feto-protein. J Submicrosc Cytol Pathol. 2003; 35:343–349.
30. Quinn PL, Ohioma D, Jones AMK, Ahlawat SK, Chokshi RJ Treatment of Rare and Aggressive Pancreatic Carcinosarcoma..ACG Case Rep J. 2020; 7(5):e00379. Doi: 10.14309/crj.0000000000000379.

31. Still SA, Becerra CR, Clement-Kruzel SE, Cavaness KM. Locally advanced carcinosarcoma of the pancreas. Proc (Bayl Univ Med Cent) 2018; 31:210–212. doi: 10.1080/08998280.2018.1444302.
32. Brown ZJ, Cloyd JM. Trends in the utilization of neoadjuvant therapy for pancreatic ductal adenocarcinoma. J Surg Oncol 2021; 123:1432-40.
33. Oettle H, Riess H, Stieler JM, et al. Second-line oxaliplatin, folinic acid, and fluorouracil versus folinic acid and fluorouracil alone for gemcitabine-refractory pancreatic cancer: Outcomes from the CONKO-003 trial. J Clin Oncol. 2014; 32(23):2423–9.
34. Jia Z, Zhang K, Huang R, Zhou X, Jiang L. Pancreatic carcinosarcoma with rare long-term survival: case report and review of the literature. Medicine (Baltimore) 2017;96: e5966. doi: 10.1097/MD.0000000000005966.

4.2.4. Carcinoma Indiferenciado de Páncreas Tipo Anaplásico

El carcinoma anaplásico de páncreas (ACP) (también conocido como carcinoma pleomórfico), es un tumor pancreático poco común y agresivo que representa solo el 0,08% de todos los cánceres de páncreas. En 1954, Sommers y Meissner los describieron por primera vez como "carcinomas inusuales del páncreas". Se trata de un tumor maligno pancreático raro que mostraba necrosis hemorrágica y crecimiento sarcomatoso y consistía en células gigantes y células pleomórficas. El ACP representa el 0,1% de los tumores malignos de páncreas exocrinos según un estudio. Se clasifica como una variante del adenocarcinoma ductal, pero las características clínicas y el tratamiento del ACP siguen siendo desconocidos y poco documentados debido a su rareza y agresividad con mal pronóstico. Son tumores de rápido crecimiento. El carcinoma anaplásico de páncreas (ACP) es una neoplasia pancreática rara con mal pronóstico. Se clasifica como una variante del adenocarcinoma ductal, pero se desconocen las características clínicas y el tratamiento del ACP debido a su rareza y agresividad. Representa sólo el 2-7% de todos los adenocarcinomas pancreáticos.

Suele tener una incidencia mayor en hombres que en mujeres con una proporción de 2,5:1. Los tumores se localizan habitualmente en la cabeza de páncreas en un 53%, cuerpo y/o cola en un 42% y páncreas completo en un 5%. El tamaño del tumor puede oscilar entre 1,5 y 24 cm, con una mediana de 4-6 cm.

El examen macroscópico el tumor consiste en una masa nodular amarilla con una lesión quística (Fig. 1). El examen macroscópico de ACP revela un componente sólido, quístico o una mezcla de componentes sólidos y quísticos. Los cambios quísticos son comunes y se atribuyen a la naturaleza agresiva de las células neoplásicas, que son altamente propensas a la degeneración y necrosis quística. Sin embargo, los cambios quísticos, no se observan con frecuencia en el adenocarcinoma de páncreas, tan solo aparece en un 13%.

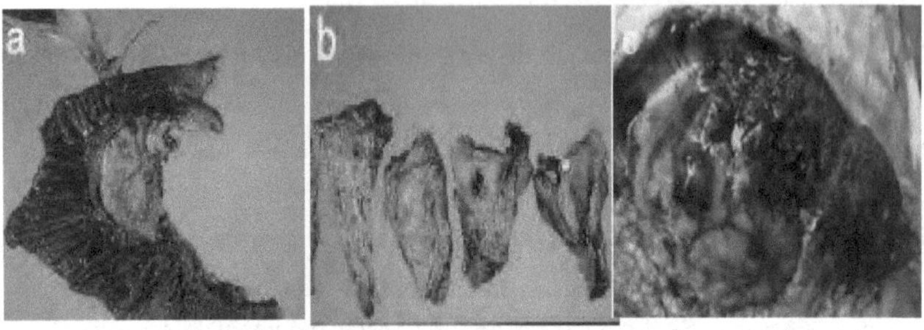

Figura 1: a: *El tumor no estaba claramente expuesto a la superficie del páncreas.* ***b:*** *El tumor consistía en una masa nodular amarilla con la lesión quística en el centro de la masa. La lesión quística era patológicamente un conducto pancreático. En este espécimen se encontró un cálculo pancreático.* ***C:*** *Tumoracion con áreas de necrosis y hemorragia*

Histológicamente (Fig. 2) están compuestos de células mononucleares pleomórficas mezcladas con células gigantes de apariencia extraña con citoplasma eosinófilo y carecen de formación de glándulas. Las células neoplásicas no son cohesivas y puede ser prominente un infiltrado inflamatorio neutrofílico, con emperipolesis (capacidad de algunas células para penetrar en el citoplasma de otras, generalmente macrofágico) de neutrófilos dentro del citoplasma de las células.

Entre las características moleculares se han sugerido asociaciones entre el carcinoma indiferenciado (CI) y la transición epitelial-mesenquimatosa (EMT). La EMT es un proceso complejo mediante el cual las células epiteliales pierden su polaridad celular y su adhesión entre células mediante la inhibición de la E-cadherina, y adquieren propiedades migratorias e invasivas de las células mesenquimales. La pérdida de E-cadherina se observa con frecuencia. La mayoría de los CI mostraron una pérdida completa de la expresión de E-cadherina y se caracterizaron por una acumulación citoplasmática anormal o una pérdida completa de la expresión de β-catenina, lo que sugiere una unión adherente deficiente. Existe un aumento de la expresión de Zeb1 y pérdida completa de la expresión de E-cadherina que afectan la progresión del CI a través del desarrollo de EMT.

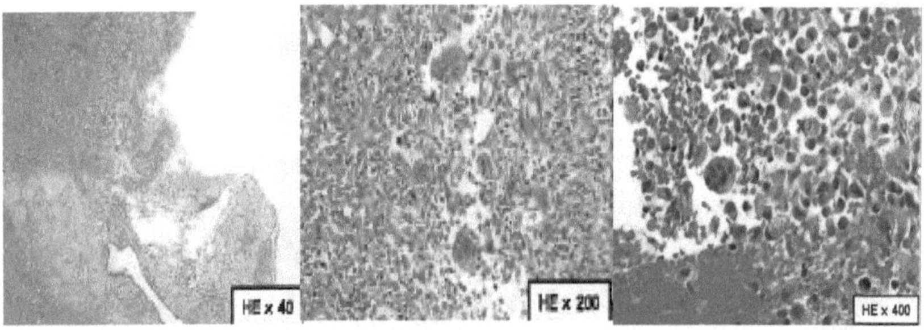

Figura 2: *La tinción con hematoxilina-eosina mostró células fusiformes (H-ex40), células gigantes multinucleares, que son características del carcinoma anaplásico del páncreas (H-ex200) y células atípicas grandes pleomórficas (H-E× 400)*

También el examen histológico de ACP demuestra células pleomórficas grandes, de aspecto extraño, a menudo multinucleadas, con abundante citoplasma eosinofílico. Estas células suelen tener menos de 10 núcleos, una característica que las distingue de las células gigantes benignas similares a osteoclastos de UCOGC (que muestran 50 o más núcleos). Sin embargo, se observan casos híbridos con células gigantes similares a osteoclastos y carcinoma anaplasico.

Las células pleomórficas pueden mostrar un patrón de crecimiento sarcomatoide, carecer de estroma desmoplásico y, a menudo, se detectan en un fondo de degeneración quística y restos necrohemorrágicos. Numerosas figuras mitóticas se identifican típicamente en el fondo. Estas células neoplásicas son ampliamente infiltrantes, con extensión directa a órganos adyacentes comúnmente identificada. Se ha descrito en el ACP la diferenciación escamosa y la diferenciación neuroendocrina.

En el 33% de los casos se observa la formación de quistes, presumiblemente debido al rápido crecimiento del tumor, hemorragia intratumoral, necrosis y degeneración quística subsiguiente; de acuerdo con la naturaleza de la formación de quistes, éstos se clasificaron en cuatro categorías:

- características de glándulas grandes que estaban revestidas por células epiteliales atípicas cúbicas a planas
- cambios quísticos degenerativos intratumorales
- quistes de retención
- seudoquistes adjuntos

En los frotis, el ACP (Fig. 3 A-D) revelan células mononucleares anaplásicas ovaladas o fusiformes dispersas o agrupadas, mezcladas con células gigantes multinucleadas pleomórficas. Ambos tipos de células presentan una llamativa atipia nuclear en forma de hipercromasia, irregularidad de la membrana nuclear y anisonucleosis. El citoplasma de las células mononucleares anaplásicas suele ser abundante con frecuentes vacuolas.

Inmunohistoquímica: Las tinciones inmunohistoquímicas (Fig. 4, y 5) fueron positivas para citoqueratina (CK) AE1/AE3 y CK CAM5.2, que confirma células epiteliales y negativas para vimentina en las regiones epiteliales. Las células atípicas en el estroma fueron positivas para CAM5.2, AE1/AE3 y vimentina, pero fueron negativas para desmina, SMA y S100. El índice de marcaje Ki-67 fue alto tanto para las regiones epiteliales como estromales. Fueron negativos para CD34, desmina, SMA, miogenina y S-100.

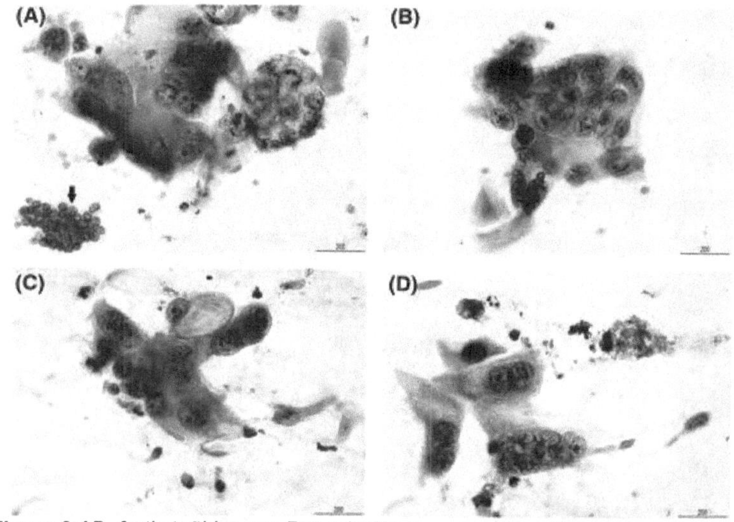

***Figura 3**:AD, frotis teñidos con Papanicolau que muestran células mononucleares anaplásicas ovales o fusiformes dispersas y agrupadas individualmente, mezcladas con células gigantes multinucleadas pleomórficas, que muestran una llamativa atipia nuclear. Algunas células muestran vacuolas citoplasmáticas (C). Se ve un grupo de células ductales pancreáticas benignas en (A) (flecha)*

Se ha propuesto un origen epitelial tanto de las células mononucleares anaplásicas como de las células gigantes similares a osteoclastos, basado en tinción positiva para CEA y citoqueratina de bajo peso molecular en ambos grupos de células. Además, también se ha demostrado un origen histiocitario en células gigantes similares a osteoclastos, mediante tinción positiva con CD68.

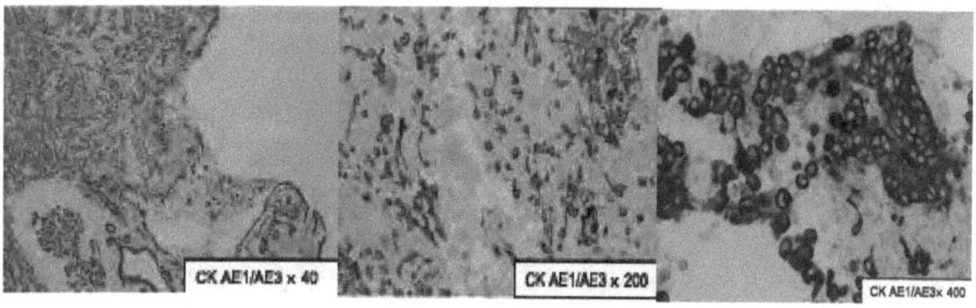

***Figura 4:** inmunohistoquímica: las células presentan inmunorreactividad para la citoqueratina AE1/AE3. (x40, x200, x400)*

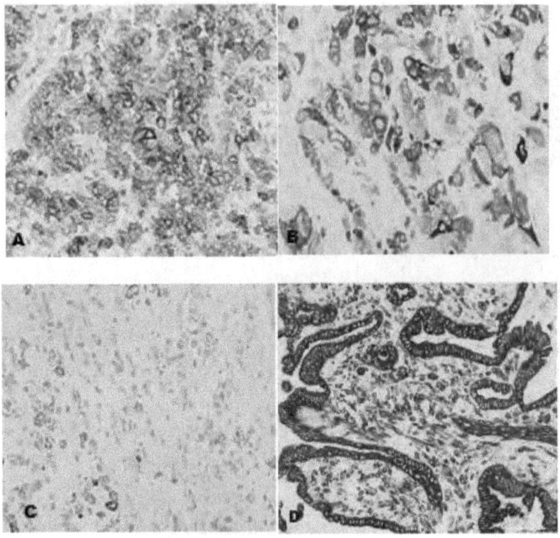

Figura 5: inmunohistoquçímica. A: Expresión citoplasmática del antígeno de membrana epitelial. ×200. B: Expresión citoplasmática de SC7. ×200. C: Expresión de SC20 en células tumorales individuales. ×200. D: expresión positiva de CAM5.2 x20.

Características moleculares: Krasinskas et al informaron que el ACP se debe a un fenómeno llamado desequilibrio específico del alelo mutante, en el que el alelo mutado de KRAS se amplifica específicamente.

ACP alberga mutaciones K-ras y p53; además, se demostró que mostraba pérdida de E-cadherina (posiblemente a través de la hipermetilación del promotor), lo que resultaba en un patrón de crecimiento discohesivo, similar al carcinoma de células en anillo de sello.

Sintomatología clínica: Clínicamente cursan con dolor abdominal, ictericia y dispepsia, dolor de espalda, dispepsia, fiebre o pérdida de peso.

Pruebas diagnósticas:

- Pruebas de laboratorio: Se observa con mucha frecuencia anemia severa en un 20% de los pacientes, que probablemente son causadas por un rápido crecimiento tumoral, hemorragias intratumorales y necrosis; recuento elevado de leucocitos porque producen factor estimulante de colonias de granulocitos (G-CSF), lo que provoca leucocitosis, elevación de proteína C reactiva y de antígeno monoclonal pancreático duke tipo 2. Pueden mostrar también elevación de la amilasa.

- Marcadores tumores: puede encontrarse elevacion de Ca 19,9, a veces de CEA.
- Ulltrasonografia endoscópica: la USE en la mayoría de los casos, muestra tumores hipoecoicos y heterogéneos. Las características de sus componentes varian, en el 30% de los casos se presentan como una masa completamente sólida y el 60% estaban mezclados con lesiones sólidas y quísticas, puede inducir cambios quísticos debido a necrosis central o degeneración. UES revela que la lesión quística consistía en lesiones sólidas y quísticas. El área sólida se muestra como un tumor hipoecogénico y heterogéneo, y el área quística como una lesión anecoica, generalmente con bordes mal delimitados o definidos. También puede mostrar la existencia o no de dilatación del conducto pancreático principal. Mediante esta técnica se puede realiza una PAAF y análisis del liquido pancreático, aunque su precisión diagnóstica no está aún muy clara. La USE se ha establecido como el método inicial de referencia para la evaluación de masas pancreáticas. también es útil para evaluar la quimiosensibilidad de los tumores pancreáticos, antes de la quimioterapia. La quimiosensibilidad se realiza típicamente en biopsias quirúrgicas o muestras de resección; sin embargo, dado que una gran cantidad de neoplasias pancreáticas a menudo son irresecables, la EUS-FNA se ha convertido en una forma eficiente de proporcionar tejido para la prueba. Algunos autores lo utilizaron para diagnosticar y estudiar la quimiosensibilidad de un ACP irresecable

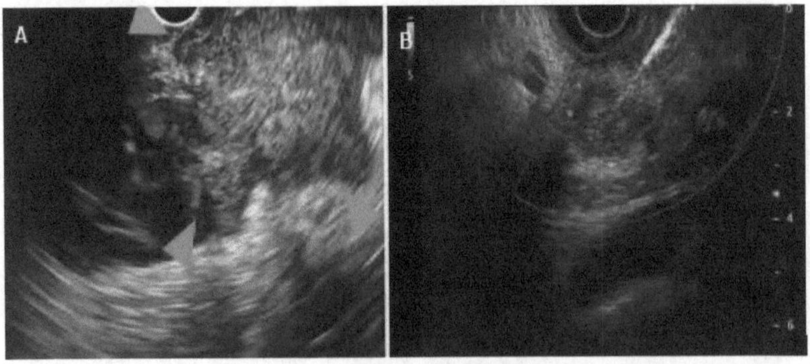

Figura 6: ***A.*** *La ecoendoscopia reveló una masa hipoecogénica de márgenes irregulares* ***B.*** *Ecografía endoscópica con PAAF de aguja fina guiada para obtener citología de la masa sólida en la cabeza pancreática*

La ecografía endoscópica permite definir si el un tumor con límites poco claros contiene partes de una región de baja absorbancia que indica necrosis tumoral y/o una región de alta absorbancia cerca del tumor con una sombra acústica, que puede xcorresponder a una región calcificada del páncreas. El realce de contraste con perflubutano tiñó profundamente todo el tumor, excluyendo las áreas de necrosis tumoral, lo que indica sea un tumor hipervascular

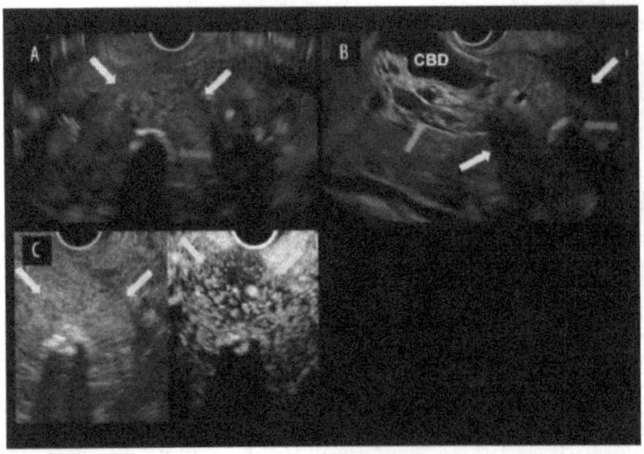

Figura 7: *Imágenes de ultrasonido endoscópico.* ***A:*** *La masa tumoral constaba de regiones parciales de baja absorción consideradas áreas de necrosis tumoral (flecha amarilla) y regiones de alta absorción con una sombra acústica considerada como la calcificación del tumor cercano (flecha roja).* ***B:*** *El colédoco se había expandido y el tumor obstruía la vena porta (flecha azul).* ***C:*** *La mejora del contraste se logró con perflubutano*

- La colangiopancreatografía retrógrada endoscópica (CPRE) evidencia si el tumor produce estenosis o dilatación del conducto pancreático principal y permite colocar prótesis en caso de estenosis.

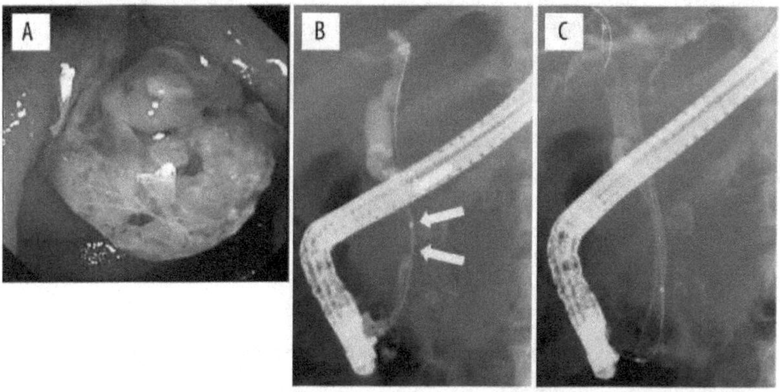

Figura 8: *Imágenes de colangiopancreatografía retrógrada endoscópica.* ***A****: El tumor invadía la papila duodenal menor.* ***B:*** *La estenosis de la vía biliar era visible mediante realce con contraste de la vía biliar (flecha amarilla).* ***C:*** *Para las regiones de estenosis, se colocó endoscópicamente un stent metálico autoexpandible cubierto.*

- Las imágenes de TC de un ACP pueden mostrar características comparables a las de los PDAC. los ACP son tumores más hipervasculares. a menudo se presentan como una masa con realce de contraste periférico en la fase venosa portal en un 82% de los casos se presenta como una masa hipervascular, con captación periférica de contraste en la fase venosa portal.

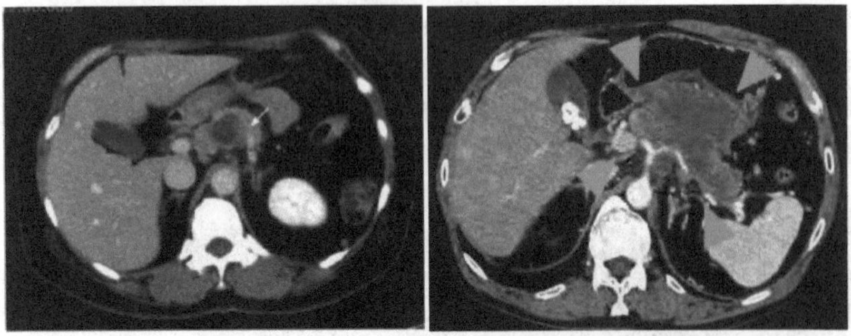

Figura 9: A: *Tomografía computarizada abdominal que revela un tumor quístico bien delimitado con ligero realce de la porción periférica de la lesión en el cuerpo pancreático (flecha).* ***B:*** *Imágenes de tomografía computarizada con contraste presente un tumor pancreático de baja densidad con un área de alta densidad en la periferia del tumor.*

- La RMN reveló un tumor que muestra una intensidad de señal mixta y un nivel líquido-líquido en las imágenes ponderadas en T2, que correspondería a una hemorragia intratumoral.

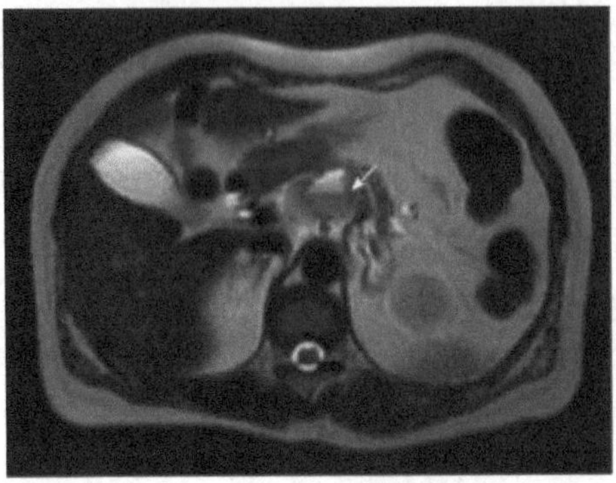

Figura 10*: imagen por resonancia magnética que revela una intensidad de señal mixta del tumor y un nivel líquido-líquido en la imagen ponderada en T2 (flecha).*

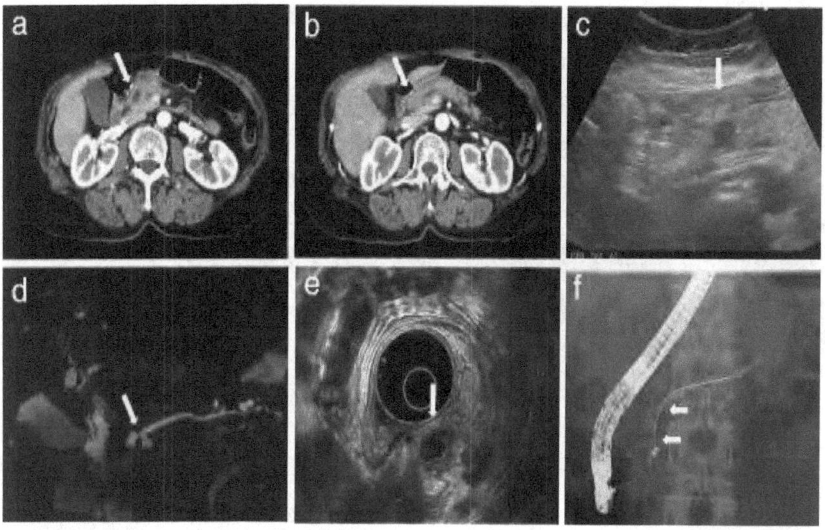

***Figura 11:** imágenes de las distintas pruebas diagnósticas para el ACP. **A y B:** TC que muestra una masa quística en la cabeza del páncreas (flecha). Ligeras hebras de grasa sugirieron que la inflamación estaba localizada en la cabeza del páncreas, el conducto pancreático principal dilatado desde el cuerpo hasta la cola (flecha).**C:** **(ecografía):** masa quística con área hipoecoica (flecha). **D:** colangioresonancia muestra conducto principal obstruido por la masa quística (flecha). **E:** La USE evidencia masa con componentes sólidos y quísticos (flecha). **F:** ERCP conducto principal obstruido (flecha).*

Tratamiento: No existe consenso sobre el tratamiento óptimo para las ACP ya que se trata de un tumor raro y existen pocos y evidencia. Se ha informado que la ACP es rara y agresiva, con tiempos de supervivencia global más cortos que en el adenocaercinoma. Este resultado sugiere que se debe realizar un diagnóstico temprano de ACP para obtener mejores resultados. La quimioterapia para la ACP también es incierta. Hay un informe de un paciente con ACP que pasó una prueba de quimiosensibilidad y fue tratado con paclitaxel. Khashab y cols. sugirió que, a la luz de la hipervascularidad de las ACP, las terapias en investigación con agentes como bevacizumab pueden mejorar el resultado de los pacientes con ACP. No hay evidencia sobre la quimioterapia adyuvante para la ACP.

El manejo de la ACP varía ampliamente en la literatura (32) y, hasta la fecha, no se han sugerido protocolos clínicos/quirúrgicos universales. Algunos casos de PCA informados se abordaron con quimioterapia solo otros con quimioterapia neoadyuvante seguida de cirugía, o cirugía sola. En algunos casos, se ofreció atención de apoyo, sin quimioterapia ni intervención quirúrgica. El pronóstico de ACP es extremadamente malo y se informa que es peor que el de PDAC clásico

Bibliografía

1. Clark CJ, Graham RP, Arun JS, Harmsen WS, Reid-Lombardo KM. Clinical outcomes for anaplastic pancreatic cancer: a population-based study. J Am Coll Surg. 2012; 215 :627–634.
2. Sommers SC, Meissner WA. Unusual carcinomas of the pancreas. AMA Arco Pathol. 1954; 58: 101 - 111.
3. Hoshimoto S, Matsui J, Miyata R, Takigawa Y, Miyauchi J. Anaplastic carcinoma of the pancreas: case report and literature review of cases reported in Japan. World J Gastroenterol. 2016; 22 (38): 8631–8637.
4. Sociedad Japonesa del Páncreas. General Guidelines for the Study of Pancreatic Cancer. 6th ed. Tokyo: Kanehara Co; 2013
5. Paal E, Thompson LD, Frommelt RA, Przygodzki RM, Heffess CS. A clinicopathologic and immunohistochemical study of 35 anaplastic carcinomas of the pancreas with a review of the literature. Ann Diagn Pathol. 2001; 5:129–140. doi: 10.1053/adpa.2001.25404.
6. Strobel O, Hartwig W, Bergmann F, Hinz U, Hackert T, Grenacher L, et al. Anaplastic pancreatic cancer: Presentation, surgical management, and outcome. Surgery. 2011; 149:200–208. doi: 10.1016/j.surg.2010.04.026.
7. Oka K Inoue K Sugino S, et al. Anaplastic carcinoma of the pancreas diagnosed by endoscopic ultrasound-guided fine-needle aspiration: a case report and review of the literature. J Med Case Reports. 2018; 12: 152.
8. Adsay NV. Cystic neoplasia of the pancreas: pathology and biology. J Gastrointestinal Surgery. 2008; 12: 401 - 404.

9. Demetter P, Maréchal R, Puleo F, et al. Undifferentiated pancreatic carcinoma with osteoclast-like giant cells: what do we know so far? Oncol Front 2021; 11 :630086
10. Ishida K, Yamashita R, Osakabe M, et al. "Expression of epithelial-mesenchymal transition proteins in anaplastic (undifferentiated) carcinoma of the pancreas." Pancreas 2019; 48: 36–42.
11. El Hussein S. Khader SN. Cytopathology of anaplastic carcinoma of the pancreas: Review of a rare entity and description of a variant with signet ring cell features. .Diagn Cytopathol. 2019 Sep;47(9):956-960.
12. Tschang TP, Garza-Garza R, Kissane JM. Pleomorphic carcinoma of the pancreas: analysis of 15 cases. cancer 1977; 39: 2114 - 2126.
13. Hoorens A, Prenzel K, Lemoine NR, Kloppel G. Undifferentiated carcinoma of the pancreas: Analysis of the profile of intermediate filaments and Ki-ras mutations provides evidence of a ductal origin. J Pathol. 1998; 185: 53 - 60
14. Layfield LJ, Bentz J. Pancreatic neoplasms containing giant cells: an aspiration cytology study. Cytopathological diagnosis. 2008; 36: 238 - 244.
15. Khashab MA, Emerson RE, DeWitt JM. Endoscopic Ultrasound-Guided Fine Needle Aspiration for the Diagnosis of Anaplastic Pancreatic Carcinoma: A Single-Center Experience. pancreas 2010; 39: 88 – 91
16. Salla C, Sakellariou S, Doumani I, Kakiopoulos G, Chatzipantelis P, Karoumpalis I. Neuroendocrine differentiation of anaplastic carcinoma of the pancreas in a case report diagnosed by endoscopic ultrasound-guided fine-needle aspiration cytology. pancreas 2009; 38 (1): 103 - 105.
17. Kosmahl M, Pauser U, Anlauf M, Klöppel G. Pancreatic ductal adenocarcinomas with cystic features: neither rare nor uniform. Pathol mode. 2005; 18 :1157–1164.
18. Ota S, Tanke G, Asai S, Ito R, Hara K, Takada Y, Adachi K, Shimada Y, Hayashi M, Itani T, Ishihara M, Masamune A An Autopsy Case of Anaplastic Carcinoma of the Pancreas in a 39-Year-Old Woman that Developed from Hereditary Pancreatitis. .Am J Case Rep. 2021; 22:e928993. doi: 10.12659/AJCR.928993

19. Berendt RC, Shnitka TK, Wiense E, Manickavel V, Jewell LD. Osteoclast-type giant cell tumor of the pancreas. Arch Pathol Med. Laboratory, 1987; 111: 43 - 48.
20. Robinson L, Damjenov I, Brezina P. Multinucleated giant cell neoplasm of the pancreas. Characteristics of light and electron microscopy. Arch Pathol Med. Laboratory, 1977; 101: 590 - 593.
21. Goldberg RD, Michelassi F, Montag AG. Osteoclast-like giant cell tumor of the pancreas: immunophenotypic similarity to giant cell tumor of the bone. Hum Pathol. 1991; 22: 618 - 622.
22. Nojima T, Nakamura F, Ishikura M, Inowe K, Nagashima K, Kato H. Pleomorphic carcinoma of the pancreas with osteoclast-like giant cells. Int J Pancreatol. 1993; 14: 275 - 281.
23. Krasinskas AM, Moser AJ, Saka B, et al. KRAS mutant allele-specific imbalance is associated with worse prognosis in pancreatic cancer and progression to undifferentiated carcinoma of the pancreas. Mod Pathol. 2013; 26:1346–54.
24. Podzolkov VI, Pokrovskaya AE, Vargina TS, Ponomarev AB, Kogan YA, Lerner JV.Anaplastic Carcinoma of the Pancreas: Clinical and Morphological Characteristics. Case Rep Gastroenterol. 2020 Nov 24;14(3):624-631
25. Patyutko YI, Kudashkin NE, Kotelnikov AG, Fainshtein IA, Moroz EA, Chistyakova OV. Anaplastic pancreatic cancer with osteoclast-like giant cells: course features, treatment, and prognosis. Ann Surg. 2015; (4):34–8.
26. Kitade H, Yanagida H, Yamada M, Satoi S, Yoshioka K, Shikata N, Kon M. Granulocyte colony-stimulating factor causing anaplastic carcinoma of the pancreas treated with distal pancreatectomy and chemotherapy: a case report. 2015 Surgical Case Report; 1:46.
27. Nakajima A, Takahashi H, Inamori M, Abe Y, Kobayashi N, Kubota K, Yamanaka S. Anaplastic granulocyte colony-stimulating factor-producing pancreatic carcinoma: a case report. J Med Case Rep. 2008; 2 :391.
28. Chopra S, Wu ML, Imagawa DK, Lee J, Gu M. Endoscopic ultrasound-guided fine-needle aspiration of undifferentiated carcinoma with

osteoclast-like giant cells of the pancreas: a report of 2 cases with literature review. Diagn Cytopathol. 2007; 35:601–606. doi: 10.1002/dc.20711

29. Wakatsuki T, Irisawa A, Imamura H, et al. Complete response of anaplastic pancreatic carcinoma to paclitaxel treatment selected by chemosensitivity tests. Int J Clin Oncol. 2010; 15: 310 - 313

30. Fujimoto T, Inatomi O, Mizuno R, et al. Anaplastic pancreatic cancer diagnosed with endoscopic ultrasound-guided fine needle aspiration showing hypervascular tumor. Case report. medicine 2018; 97: 49.

31. Kohei Oka , Ken Inoue , Satoshi Sugino, Taishi Harada et al. Anaplastic carcinoma of the pancreas diagnosed by endoscopic ultrasound-guided fine-needle aspiration: a case report and review of the literatura. 1 J Med Case Rep. 2018;12(1):152. doi: 10.1186/s13256-018-1615-1

4.2.5. Carcinoma indiferenciado con células en anillo de sello

Se han descrito escasos casos de carcinoma indiferenciado con este tipo de células. Presentan una llamativa atipia mezcladas con células gigantes mononucleares y multinucleadas pleomórficas (Fig. 1). Muestran esencialmente numerosas células en forma de anillo de sello altamente atípicas y discohesivas mezcladas con células gigantes pleomórficas.

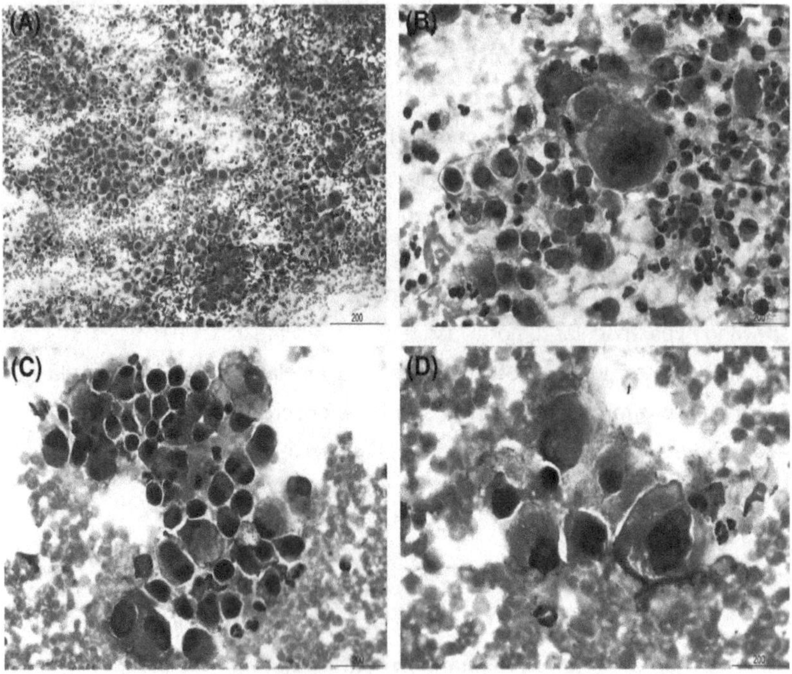

Figura 1: *AD, frotis hipercelulares teñidos con Diff Quik que muestran células discohesivas de forma ovalada en anillo de sello, con amplio citoplasma vacuolado, desplazando los núcleos periféricamente. Los núcleos son hipercromáticos con contornos irregulares y nucleolos prominentes. Estas células con forma de anillo de sello se ven mezcladas con pocas células gigantes mononucleares y multinucleadas pleomórficas (B)*

4.3. ADENOCARCINOMA DUCTAL QUÍSTICO DE PÁNCREAS CAP

Generalidades: La mayoría de los adenocarcinomas ductales pancreáticos (CAP) muestran un patrón de crecimiento sólido, pero los adenocarcinomas ductales pueden presentar una apariencia quística intratumoral o acompañar a lesiones quísticas no neoplásicas peritumorales, imitando así los tumores pancreáticos quísticos en los estudios de imagen, la variedad quistica suele aparece en un 8%. Los hallazgos histopatológicos del CAP con característica quística se dividen en quistes neoplásicos y no neoplásicos. Los cambios quísticos neoplásicos incluyen quistes de tipo conducto grande (apariencia microquística), quistes neoplásicos de mucina (apariencia macroquística), carcinomas coloides (adenocarcinomas mucinosos no quísticos) y cambios quísticos degenerativos generalmente causados por necrosis hemorrágica del tumor.

El adenocarcinoma ductal pancreático (CAP) representa el 90% de todas las neoplasias pancreáticas y es la cuarta causa principal de muerte relacionada con el cáncer en el mundo occidental. El CAP se presenta típicamente como una masa sólida hipovascular infiltrativa, frecuentemente asociada con obstrucción pancreática y/o del conducto biliar común e invasión vascular local. Sin embargo, los CAP pueden demostrar características quísticas intratumorales o acompañar a lesiones quísticas no neoplásicas peritumorales. Dependiendo de la presencia, tamaño, número y configuración de los cambios quísticos, el CAP debe diferenciarse de varios tipos de neoplasias quísticas.

Clasificación de CAP con características quísticas: Existen varios tipos histopatológicos diferentes de cambios quísticos asociados con los CAP. Las características quísticas de los CAP se dividen en gran medida en quistes neoplásicos y quistes no neoplásicos. los tumores con componentes quísticos ocasionalmente constituyen un pequeño subconjunto en aproximadamente el 4%-5% de los pacientes; los cambios quísticos neoplásicos incluyen:

- Quistes de tipo conducto grande
- Quistes neoplásicos de mucina
- Carcinomas coloides formados por las propias glándulas neoplásicas y cambios quísticos degenerativos generalmente causados por necrosis hemorrágica del tumor. Se caracteriza por depósitos de mucina extracelular

Existen otros estudios que revelan la variante del tipo de conducto grande como un subtipo único de adenocarcinoma ductal pancreático (PDA) con características quísticas. Este subtipo a menudo imita radiológicamente las neoplasias mucinosas papilares.

4.3.1. CAP con quistes tipo conducto grande

Concepto: El tipo de conducto grande es una de las variaciones morfológicas de los CAP, es considerado como un tumor raro, que se caracteriza por conductos malignos más dilatados que forman una característica microquística. Representan el 7% de los adenocarcinomas ductales.

Estos tumores pueden tener patrones de crecimiento microquístico y papilar que imitan estrechamente a los tumores pancreáticos papilares y quísticos no invasivos, como: neoplasia papilar-mucinosa intraductal, incluida la variante oncocítica, neoplasias quísticas mucinosas y conductos afectados por la neoplasia intraepitelial pancreática .

Patologicamente más del 50% de las secciones tumorales disponibles para examen contienen conductos infiltrativos con un diámetro> 5 mm o tienen un patrón microquístico identificable. Se manifiestan como un tumor predominantemente sólido con varios quistes intratumorales pequeños en las imágenes. El tamaño de los quistes es pequeño, generalmente de 0,5 a 0,7 cm de diámetro, y en ocasiones supera 1 cm. Aunque son raros, múltiples quistes intratumorales pequeños de tipo conducto grande pueden mostrar una apariencia similar a un panal en imágenes transversales. El CAP con estructuras quísticas que muestran apariencia de panal puede confundirse con un cistadenoma seroso o neoplasia mucinosa papilar intraductal tipo conducto ramificado (IPMN).

Epidemiología: La media de edad de estos pacientes con CAP de conducto grande fue de 63 años y la proporción de sexos fue predominantemente femenina, con una proporción de mujeres y hombres de 2:1.

Generalmente, el 60% de los CAP clásicos se desarrollan en la cabeza pancreática.

Síntomas clínicos: ictericia obstructiva, pancreatitis aguda y dolor abdominal.

Características macroscópicas: Macroscópicamente, los adenocarcinomas ductales tipo conducto grande tienen consistencia firme, bordes infiltrativos y color blanco. Se puede observar un patrón microquístico con quistes que miden desde milímetros hasta 1 cm (Fig.1). En ocasiones presentan degeneración quística formando una cavidad de 7 cm. No suele observarse formación importante de frondas papilares.

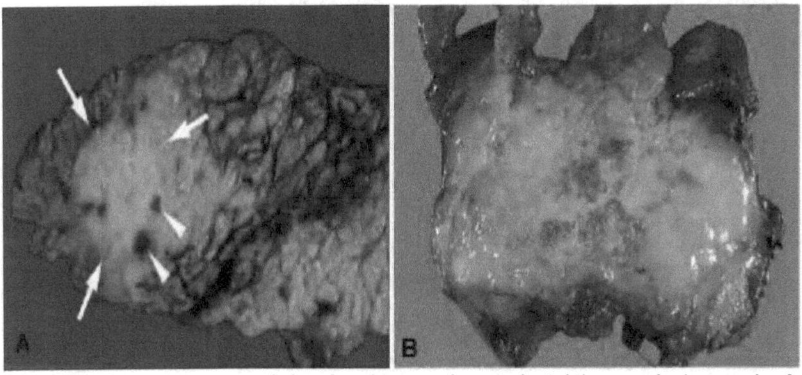

Figura 1: *Aspecto macroscópico de adenocarcinoma ductal tipo conducto grande.* ***A:*** *tumor sólido mal delimitado (flechas) con múltiples quistes intratumorales pequeños (puntas de flecha).* ***B:*** *patrón microquístico con quistes que miden desde milímetros hasta 1 cm.*

Presentan una mezcla de quistes grandes redondeados de varios tamaños distribuidos en la periferia de las lesiones sólidas y pequeños quistes intratumorales (Fig. 2). La mayoría de estos tumores contenían múltiples (más de 5) estructuras quísticas grandes. El diámetro máximo del quiste oscila entre 2 y 5 cm. El tamaño promedio del tumor suele ser de 6 cm (intervalo de 4–8 cm).

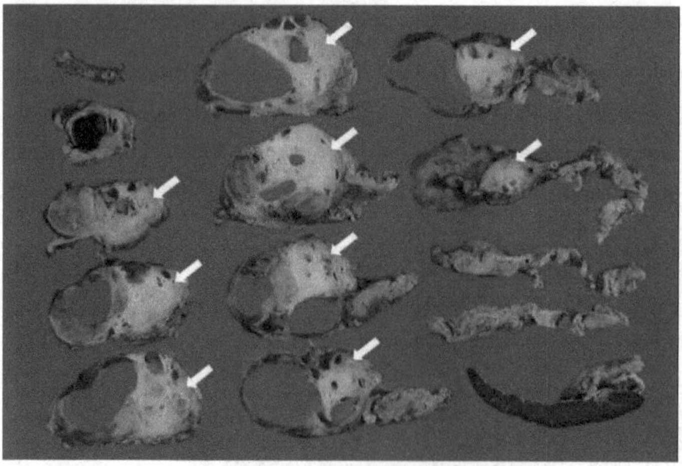

***Figura 2**: Imágenes macroscópicas de la superficie de corte El tumor aparece como una masa sólida firme, de color blanco tostado, con pequeños quistes intratumorales (flechas) y múltiples estructuras quísticas grandes en la periferia.*

Microscópicamente: los adenocarcinomas de tipo conducto grande se caracterizaban por conductos grandes distribuidos irregularmente con bordes dentados, revestidos por células mucinosas columnares que a menudo tenían características citológicas engañosamente insulsas y grados variables de papilomatosis . La desmoplasia estromal tenía una cualidad hipercelular (morfológicamente distinta del estroma de tipo ovárico) en cuatro casos y tenía una cualidad mixoide en otros. El adenocarcinoma ductal tipo conducto grande, se caracteriza por conductos infiltrativos más grandes que los adenocarcinomas ductales ordinarios, algunos con luz dilatada quísticamente y revestimiento atenuado (Fig. 3), y otros otros exhiben patrones de crecimiento papilar. La notable capacidad de esta variante para formar una apariencia quística fue demostrada por Kosmahl et al en su estudio de adenocarcinomas ductales con características quísticas.

Histológicamente el CAP de conducto grande muestra glándulas dilatadas que varían en tamaño de 5 a 10 mm. El término "conducto grande" se define como una dilatación superior a 0,5 mm en ≥ 50% de las glándulas en el CAP. Los núcleos del carcinoma epitelial (glándulas dilatadas) son irregulares, arrugados y de localización basal. El citoplasma presenta un patrón espumoso o microvesicular y las glándulas son dentadas e irregulares. Si bien generalmente no existe un patrón de crecimiento papilar, la discriminación entre el CAP de conducto grande y otras neoplasias quísticas, especialmente las IPMN de tipo gástrico, es crucial. A diferencia del carcinoma mucinoso, el PDA de conductos grandes carece de células en anillo de sello o lagos mucinosos. Bagci et al informaron que la invasión perineural se produjo en el 88% de los PDA de conductos grandes

En el CAP de conducto grande, el estroma tiene una rica apariencia desmoplásica. Estas características se observan comúnmente en PDA en comparación con las IPMN; sin embargo, son más notables en los DAP de conductos grandes. Además, en algunos casos está presente un estroma hipercelular o un estroma de tipo ovárico.

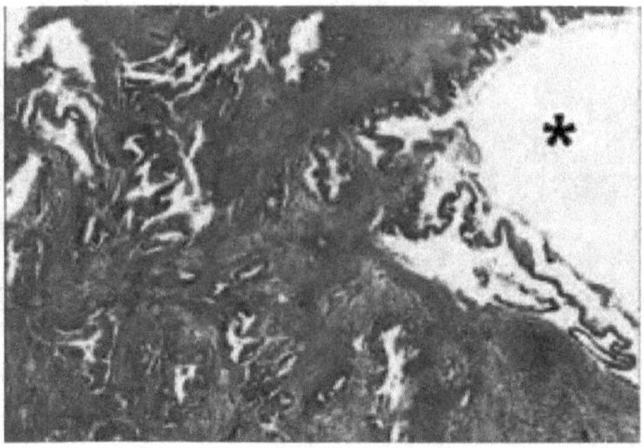

Figura 3: *una estructura quística (asterisco) compuesta de glándulas irregulares de tipo conducto grande incrustadas en el estroma desmoplásico. (HE x40)*

Se caracterizan por conductos císticos distribuidos irregularmente, revestidos por células mucinosas columnares. El diámetro de la mayoría de estos conductos osciló entre 0,5 mm y 1 cm. En muchas áreas, las células estaban bien polarizadas, con pseudoestratificación focal y citología suave. En general, las glándulas invasoras estaban revestidas focalmente por células espumosas que tenían un citoplasma abundante, pálido, espumoso/microvesicular en el que las vesículas eran pequeñas y uniformes, y de localización basal irregular. y núcleos arrugados. Los bordes citoplasmáticos eran a menudo distintos y en estas células también estaba presente una condensación apical cromófila del citoplasma, formando una banda delgada y distinta que recubre la superficie apical como una cutícula. Un patrón de crecimiento papilar, con áreas cribiformes focales. El estroma hipercelular, asemejándose al estroma de tipo ovárico de las neoplasias quísticas mucinosas, que muestra una fuerte expresión de actina. La presencia de colección intraluminal de neutrófilos y desechos granulares también fue una ocurrencia común en el adenocarcinoma ductal tipo conducto grande. Además, en algunos casos, especialmente en los de la cola, había acumulaciones de macrófagos similares a granulomas que rodeaban los conductos invasivos, incluidas microcalcificaciones focales, que obliteran focalmente el epitelio.

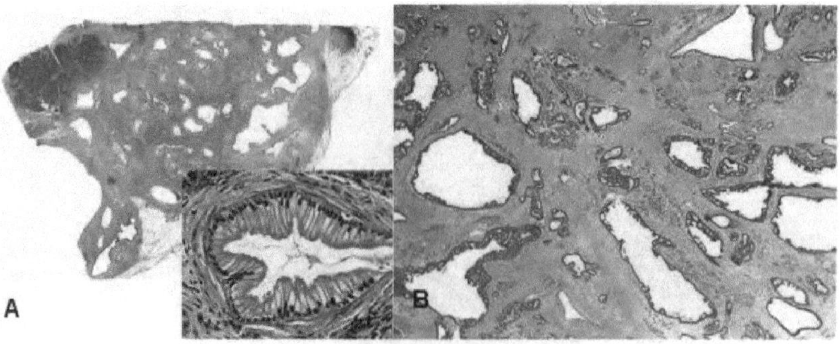

Figura 4: **A**: *El diámetro de la mayoría de estos conductos oscilaba entre 0,5 mm y 1 cm. Glándulas invasoras revestidas por células espumosas (recuadro).* **B**: *El patrón de crecimiento papilar con áreas cribiformes focales*

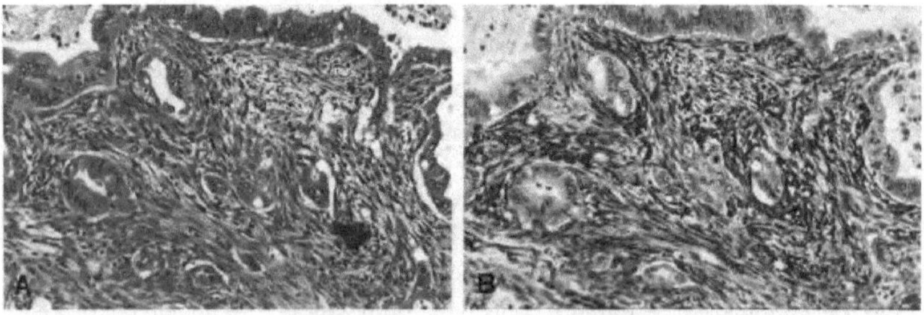

Figura 5: **A**: *estroma hipercelular con una apariencia más desmoplásica.* **B**: *muestra una fuerte expresión de actina.*

Inmunohistoquímica: La inmunohistoquímica puede ser una herramienta de diagnóstico crucial que puede utilizarse para discriminar el CAP de conductos grandes de otras neoplasias quísticas pancreáticas. Entre las inmunotinciones ampliamente utilizadas en el diagnóstico de tumores, la tinción con mucina (MUC) es particularmente importante y puede desempeñar un papel clave en el diagnóstico del CAP de conductos grandes; siendo las tasas de positividad de la inmunotinción de MUC1, MUC2, MUC5AC y MUC6 fueron del 79,4 %, 8,8 %, 78,8 % y 60,6 %, respectivamente. Por lo tanto, MUC1 y MUC6 IHC pueden ayudar a realizar un diagnóstico diferencial de las IPMN.

La inmunohistoquímica de p53 es beneficiosa en el diagnóstico de lesiones con potencial maligno. Bagci et al demostraron que el 73% de todos los PDA de conductos grandes se tiñeron positivamente para p53. Otro aspecto de la inmunohistoquímica para el CAP de conductos grandes es si las glándulas dilatadas son carcinomas glandulares dilatados o glándulas dilatadas resultantes de la oclusión de los conductos pancreáticos superiores; para ello, la tinción Elastica-Masson puede ser adecuada (Fig.6). Por lo general, las glándulas dilatadas en el PDA de conducto grande son negativas para la inmunotinción, lo que sugiere que se derivaron de glándulas tumorales en lugar de la dilatación secundaria del conducto pancreático principal normal y del conducto de rama grande asociado (Tabla 1).

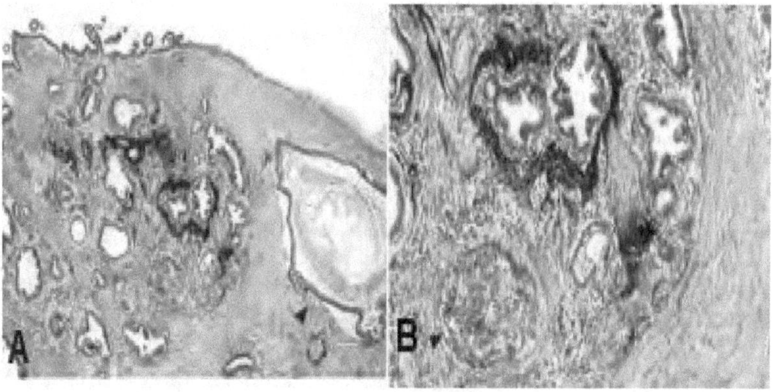

Figura 6: *Inmunohistoquímica de Elastica-Masson (× 200):* **A:** *las glándulas dilatadas carecen de fibras elásticas (punta de flecha negra).* **B:** *revela que las glándulas dilatadas que invaden la vaina de mielina carecen de fibras elásticas (las puntas de flecha negras muestran la fibra de mielina).*

Las células estromales demostraron una fuerte expresión de actina y negatividad para los receptores de desmina y estrógeno y progesterona

Tabla 1: *Resultados de inmunohistoquímica y análisis mutacional del gen KRAS (codón 12) (tinción en el estroma hipercelular que rodea las glándulas carcinomatosas)*

	p53	*her2-neu*	*Actina*	*Desmina*	*REa*	*PR*	*KRAS*
Adenocarcinomas tipo conducto grande	73%	82%	100%	0%	0%	0%	82%
Adenocarcinomas ductales ordinarios	60%	74%	No hecho	No hecho	No hecho	No hecho	77%

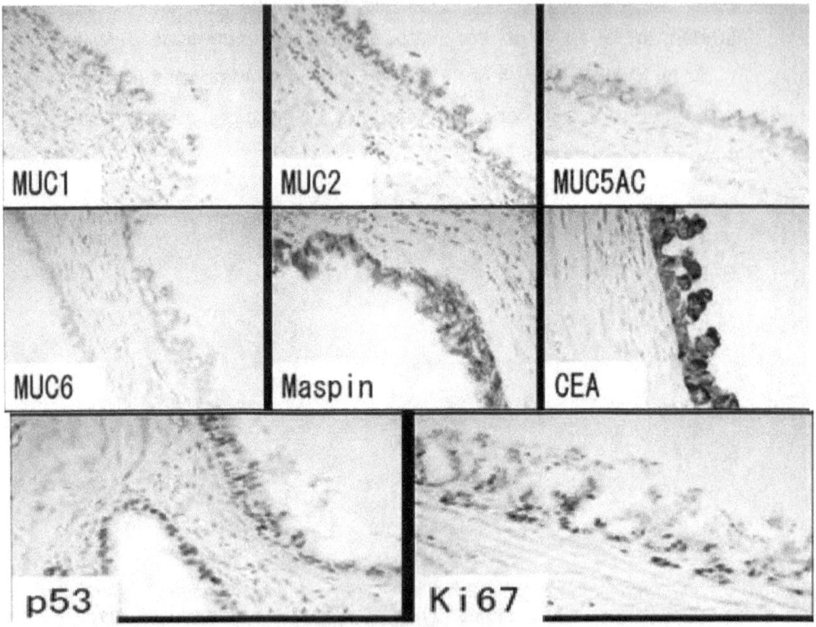

Figura 7: *Características inmunohistoquímicas (×400). Son negativas para MUC1, MUC2 y MUC6, tinción débil para MUC5AC. Fuertemente positivos para Maspin, CEA y p53. El índice Ki-67 es alto*

Características moleculares: el 82% de los PDA de conductos grandes presentan mutaciones del codón 12 de KRAS, tambien asocia mutacion de p53 en el 73% de los PDA de tipo de conducto grande. Se observa sobreexpresión de her2-neu en el 82%.

Pruebas diagnósticas: los metodos diagnósticos más utilizados son:

- **Ecografia abdominal:** el tumor se presenta como una lesión multilocular hipoecogénica.
- **TC:** demuestra una masa de atenuación de líquido multilocular redonda y circunscrita en el páncreas. Puede haber una comunicación definida entre los quistes y los conductos pancreáticos. El CAP de conducto grande suele presentarse como un grupo de pequeñas lesiones quísticas. El diámetro de los quistes generalmente mide 5-7 mm, aunque a veces superan los 10 mm. Sin embargo, el PDA de conducto grande no tiene la apariencia de "racimo de uvas", que se detecta comúnmente en las IPMN. Los múltiples quistes pequeños se visulaizan en imágenes transversales. El CAP de conducto grande carece de una cicatriz en forma de estrella o de calcificación en el centro del quiste. Otro hallazgo que sugiere un patrón de conducto grande es el realce ligeramente disminuido del parénquima que rodea los componentes quísticos. De manera similar al PDA típico, dicha mejora aumenta gradualmente con el tiempo después de la inyección del medio de contraste. Además, debe excluirse la necrosis amurallada (WON) que a menudo contiene desechos y hemorragia en quistes, lo que resulta en un cambio de densidad mixta en el líquido. Estos hallazgos no suelen observarse en el CAP de conducto grande. Los quistes de retención a menudo ocurren junto con el CAP y también son importantes para distinguirlo del CAP de conducto grande. Los quistes de retención suelen ser uniloculares y tienden a ser más grandes que los quistes observados en el CAP de conducto grande.

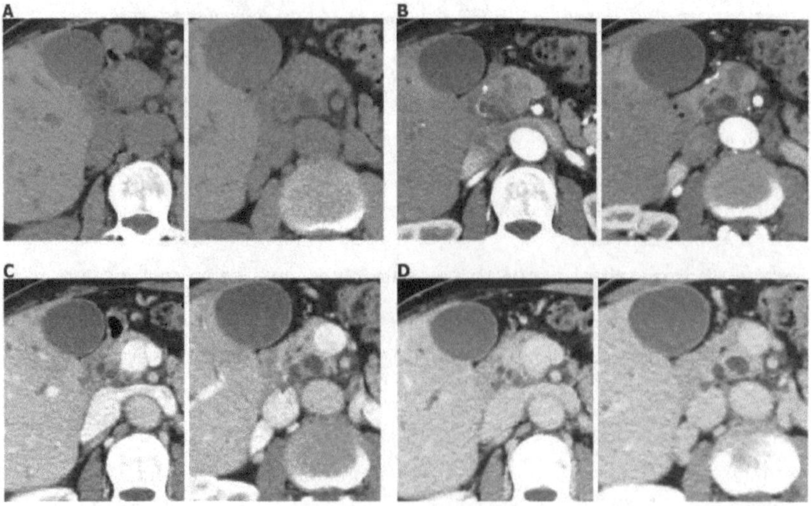

Figura 8: Tomografía *computarizada* **A:** *indica un área de baja atenuación en el páncreas;* **B:** *la fase arterial revela múltiples lesiones quísticas en la cabeza pancreática sin realce;* **C:** *fase portal muestra múltiples lesiones quísticas en la cabeza pancreática con realce parenquimatoso;* **D:** *la fase de equilibrio muestra un ligero realce anular de la lesión.*

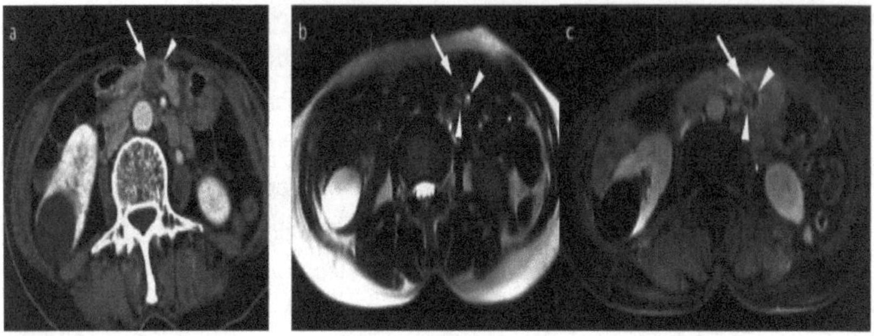

Figura 9: *La tomografía axial computarizada con contraste.* ***A:*** *las imágenes axiales ponderadas en T2.* ***B:*** *y las imágenes axiales ponderadas en T1 con contraste,* ***C:*** *muestran una masa de 2 cm con mal realce (flecha) en el cuerpo del páncreas con varios pequeños intratumorales bien definidos. componentes quísticos (puntas de flecha) dentro del tumor*

- **RM:** La resonancia magnética axial ponderada en T2 muestra una lesión redonda, circunscrita, multilocular de alta intensidad de señal T2 en el páncreas. Los hallazgos característicos para el CAP de conductos grandes incluyen pequeños quistes en el páncreas, y cada quiste suele tener un diámetro de 0,5 a 0,7 cm una lesión multilocular de alta intensidad de señal y obstrucción del conducto pancreático principal. Cabe señalar que la estenosis del conducto pancreático es más intensa que la observada en otras neoplasias quísticas. La estenosis del conducto pancreático principal y del conducto biliar estrechamente asociada con un grupo de quistes pequeños es otro hallazgo que podemos considerar al diagnosticar el CAP de conducto grande.

La porción más significativa de la rama dilatada suele estar rodeada por parénquima pancreático atrofiado con reemplazo de grasa, este cambio parenquimatoso podría estar relacionado con la dilatación del conducto de la rama.

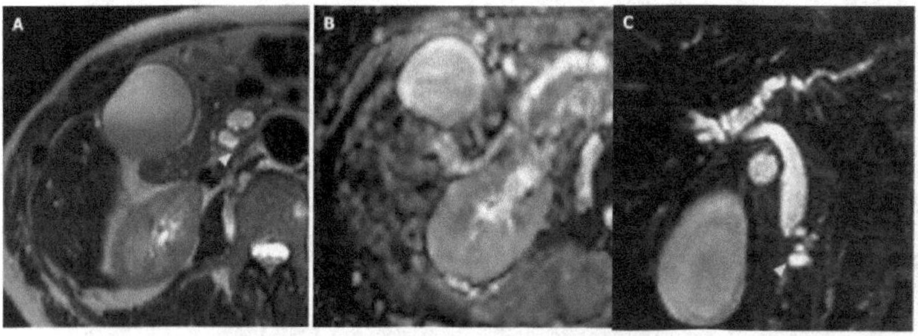

***Figura 10**: imagen típica del CAP por RM. A: Ilmagen potenciada en T2 revela una intensidad alta en la lesión del CAP del conducto grande (flecha amarilla). B: Imagen potenciada en difusión no muestran un aumento/disminución significativa de la señal en la lesión; C: la colangiopancreatografía por resonancia magnética (vista coronal) revela múltiples lesiones quísticas en la cabeza pancreática y el conducto biliar comprimido.*

- **Ultrasonografía endoscópica:** los PDA de conductos grandes generalmente carecen de nódulos murales y crecimiento papilar. Se ha descrito algún caso de CAP de conducto grande con una masa sólida dentro de un quiste glandular dilatado. Esta tecnica es de gran utilidad, tiene una sensibilidad y especificidad del 97,0% y el 90,4%, respectivamente.

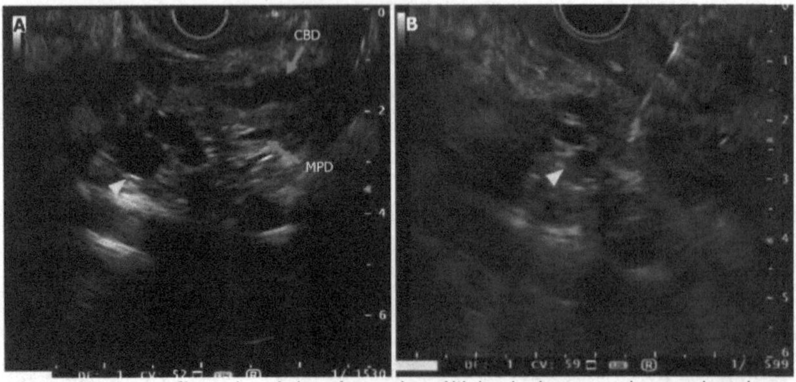

Figura 11: *ecografía endoscópica. A: revela múltiples lesiones ecoicas en la cabeza pancreática (flechas rojas.) La punta de flecha amarilla muestra la lesión quística. B: se realizó USE-aspiración con aguja fina en el parénquima de la lesión quística en un CAP de conducto grande (flecha amarilla).*

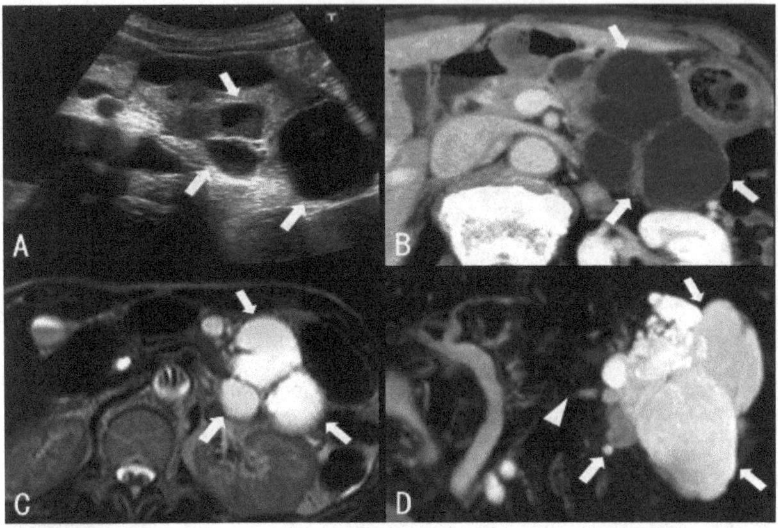

Fig. 12 *Características radiológicas representativas de los adenocarcinomas ductales de páncreas (PDA) con múltiples estructuras quísticas grandes (MLC): A, La ecografía demuestra la estructura del MLC como una lesión hipoecogénica y multilocular (flechas). B, La tomografía computarizada axial realzada muestra múltiples tumores de baja densidad, relativamente bien delimitados, con un diámetro máximo de 3,5 cm en el cuerpo pancreático (flechas). C, la imagen de resonancia magnética axial ponderada en T2 revela un aumento homogéneo de la señal T2 (flechas). D, La colangiopancreatografía por resonancia magnética muestra una lesión multilocular de alta intensidad de señal (flechas) y obstrucción del conducto pancreático principal (punta de flecha).*

Tratamiento: el tratamiento de elección de estos tumores es quirúrgico. Es esencial distinguir el CAP de conductos grandes de otras neoplasias quísticas, incluidas las IPMN. La información histológica y genómica precisa relacionada con el tumor ayuda a decidir entre las opciones terapéuticas adecuadas antes de la cirugía (32,33). Actualmente, aún no está claro cómo la quimioterapia estándar contra los CAP, incluida la quimioterapia adyuvante y neoadyuvante, puede erradicar eficazmente los CAP de conductos grandes.

4.3.2. CAP con quistes neoplásicos de mucina

Un quiste neoplásico de mucina se define como un área que contine líquido intratumoral con margen liso y una ubicación excéntrica con más de 5mm de diámetro máximo. Yoon et al propusieron el quiste de mucina neoplásico como una nueva clasificación de lesión quística intratumoral del CAP. Tanto los quistes neoplásicos de mucina como los quistes de conductos grandes están revestidos por células neoplásicas productoras de mucina. La diferencia entre los quistes neoplásicos de mucina y los quistes de conducto grande es el tamaño del quiste y la cantidad de secreción de mucina.

El tamaño de los quistes de tipo conducto grande es pequeño, generalmente <1 cm, pero el tamaño de los quistes neoplásicos de mucina puede ser grande, hasta 7 cm. Quistes neoplásicos de mucina en PDA (Fig. 13 y 14) tienen márgenes lisos y suelen ser solitarios, pero ocasionalmente se observan algunos quistes. Los quistes neoplásicos de mucina están patológicamente correlacionados con CAP de tipo conducto grande y tienen una naturaleza bien diferenciada.

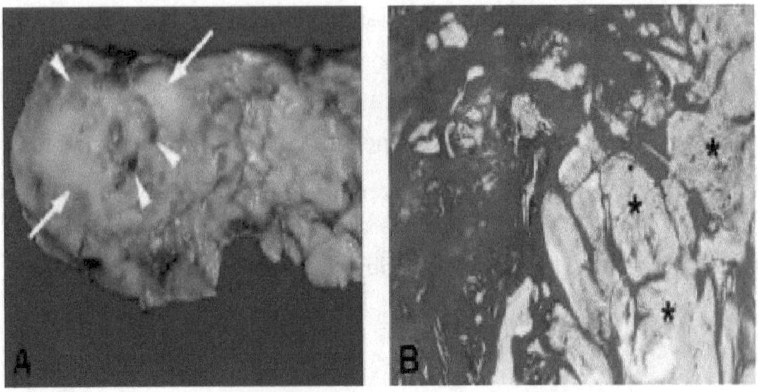

***Figura 13**: CAP con quiste neoplásico de mucina. Macroscópica. **A:** tumor sólido mal delimitado (flechas) con varios quistes intratumorales pequeños (puntas de flecha) en el cuerpo del páncreas. **B:** (HE, x12,5) muestra lesiones quísticas (asterisco) revestidas por células malignas secretoras de mucina dentro del CAP.*

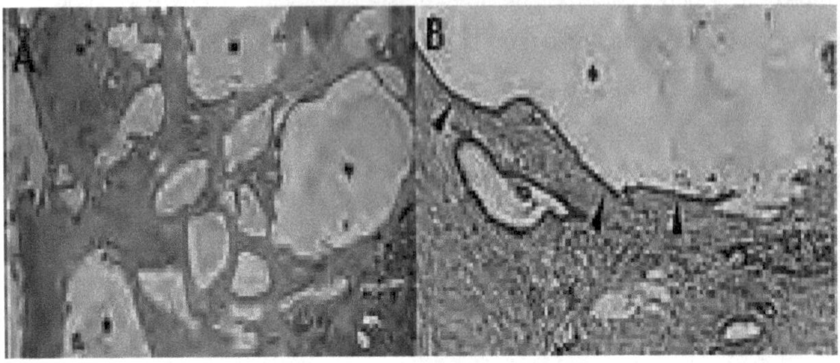

***Figura 14**: muestra histológica de CAP con quiste neoplásico de mucina. **A:** células con mucina extracelular (asteriscos) **B:** glándulas neoplásicas infiltrativas y muy dilatadas revestidas con celulas de carcinoma (puntas flechas negras) que continen mucina (asterisco).*

Diagnóstico: Aunque son raros, pueden mostrar una aparicencia similar a un panal en la resonancia magnética. Los factores predictores del pronóstico posquirúrgico son (Fig. 15,16):

- Intensidad de la señal del tumor en comparación con el parénquima pancreático no afectado en T1 sin contraste, imagen de fase arterial potenciada dinámicamente ponderada, fase venosa poirtal e imagen de fase retardada con hipointensisdad v/s isointensa o hiperintensa

- Positividad de signos secundarios definidos como la presencia de uno o más de los siguientes: conducto pancreático principal interrumpido, conducto pancreático principal dilatado aguas arriba, parénquima pancreático aguas arriba atrófico y disminución en el realce de contraste de la región ascendente partenquima pancreático.
- Presencia de restricción definida como alta intensidad de señal y baja intensidad de señal en un mapa de coeficiente de difusión aparente del tumor correspondiente.

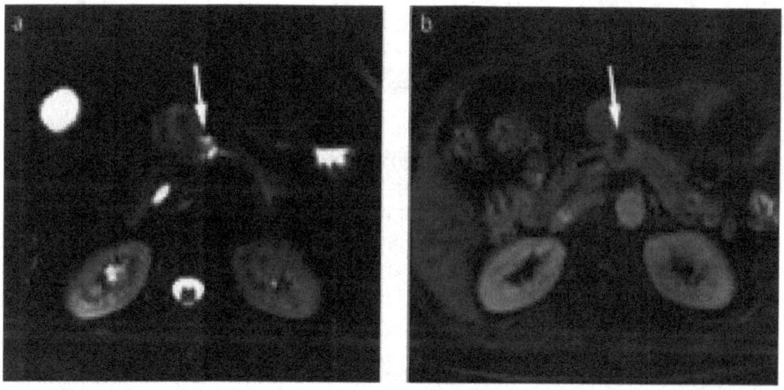

Figura 15: ***a:*** *masa hiperintensa heterogénea (flecha) en el cuerpo del páncreas. El conducto pancreático aguas arriba está levemente dilatado,* ***b:*** *imagen axial ponderada en T1 con supresión grasa y contraste que muestra una masa predominantemente quística (flecha)*

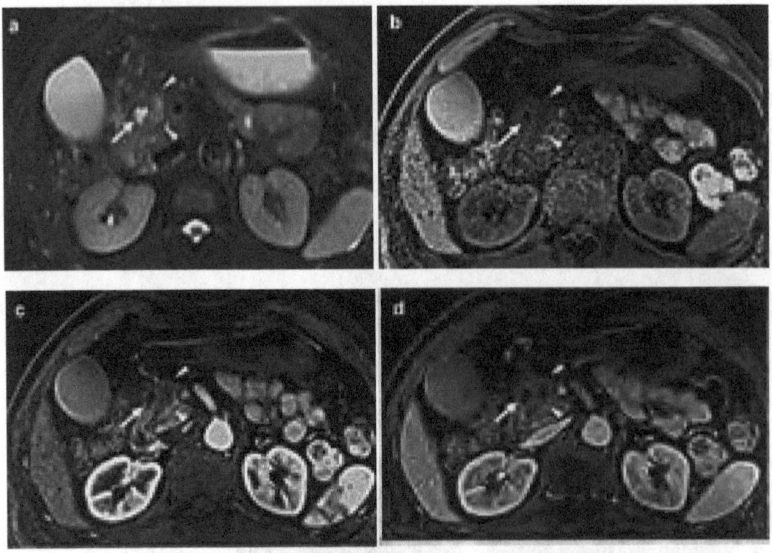

Figura 16: ***a***: *RM ponderada en T2 que muestra masa (flechas balncas) en la caberza del pancreas con un area que contiene liquido intratumoral con un margen liso y ubicación excéntrica,* ***b:*** *imágenes ponderadas en T1 son contraste.,* ***c:*** *imagen en faswe arterial,* ***d:*** *imagen en fase venosa portal con masa hiporealzada (puntas flechas blancas) cobn liquido intratumoral sin realce (flechas)*

El CAP con quiste neoplásico de mucina debe distinguirse del IPMN con un carcinoma invasivo asociado. Cuando aparece una masa sólida en el parénquima pancreático que rodea los conductos dilatados, se debe considerar la progresión de la NMPI a carcinoma invasivo. El CAP con quiste neoplásico de mucina difiere del carcinoma invasivo de IPMN, porque el quiste neoplásico de mucina no aparece alrededor de una masa sólida sino dentro de una masa sólida.

4.3.3. Carcinoma coloide páncreas (CC)

Concepto: El carcinoma coloide, también conocido como adenocarcinoma mucinoso no quístico, carcinoma mucinoso no quístico, carcinoma mucinoso puro, carcinoma muconodular o carcinoma gelatinoso. Es una variante histológica inusual del CAP, el cual se caracteriza por la presencia de grandes lagos de mucina extracelular que contiene células neoplásicas; El componente mucina comprende al menos el 50% del CC. Está asociado a una mejor sobrevida a los cinco años, comparada con los adenocarcinomas ductales.

Epidemiologia: Afecta por igual a hombres y mujeres. La edad de mayor incidencia es de 59-69 años de edad. Representa del 1% al 3%. El carcinoma coloide no es un verdadero tumor quístico, pero muestra una apariencia predominantemente quística en las imágenes debido a la abundante mucina. Es un subtipo raro de cáncer de páncreas que Se sospecha que la incidencia de CC es solo de unos pocos casos por millón de personas por año. El CC del páncreas se localiza predominantemente en la cabeza del páncreas, aunque también puede surgir en el cuerpo y cola del páncreas; el tamaño varía desde 2 hasta 16 cm. Se pueden originar a partir de un NMPI de tipo intestinal y también pueden originarse a partir de neoplasias quísticas mucinosas.

Macroscópicamente: patológicamente el CC se describe como grupos bien circunscritos de abundante mucina estromal con elementos flotantes, incluidas células malignas que representan el 50% del volumen del tumor, según la Organización Mundial de la Salud. La mucina producida previene la propagación de células malignas, actuando como una barrera física y prolongando el curso de la enfermedad del CC. Macroscópicamente, el tumor se caracteriza por una abundante acumulación de mucina estromal presente en la superficie del corte, lo que da como resultado una apariencia gelatinosa, de ahí el nombre de carcinoma gelatinoso (Fig. 17). Los tumores pueden ser muy grandes y normalmente están bien delimitados del páncreas rodeado. Ocurren predominantemente en la cabeza del páncreas en lugar de en la cola, de manera similar a los carcinomas ductales comunes.
El tamaño suele oscilar entre 3 y 6cm. Pueden ser redondeados o lobulados.
Los tumores se manifiestan como masas gelatinosas de color blanco grisáceo o amarillo grisáceo. Grandes lagos mucosos ocuparon en gran medida los tumores y se observaron escasos grupos de células tumorales en los lagos mucosos. Las áreas quísticas ocuparon en gran medida los tumores.

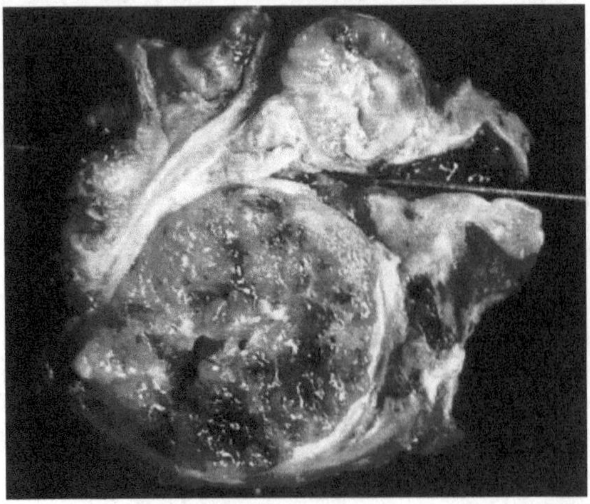

Figura 17: tumor bien delimitado en la cabeza del pancreascon patrón nodular y superficie de corte gelatinosa que desemboca en la papila menor

Microscopicamente: Las características microscópicas del CC revelan que los tumores consisten en grupos separadores que contienen mucina y grupos o hebras flotantes de células malignas; los depósitos de mucina están revestidos en parte por el epitelio cuboideo o bien diferenciado (Fig. 18). El examen patológico del tumor debería mejorar nuestra comprensión de las características inherentes del CC.

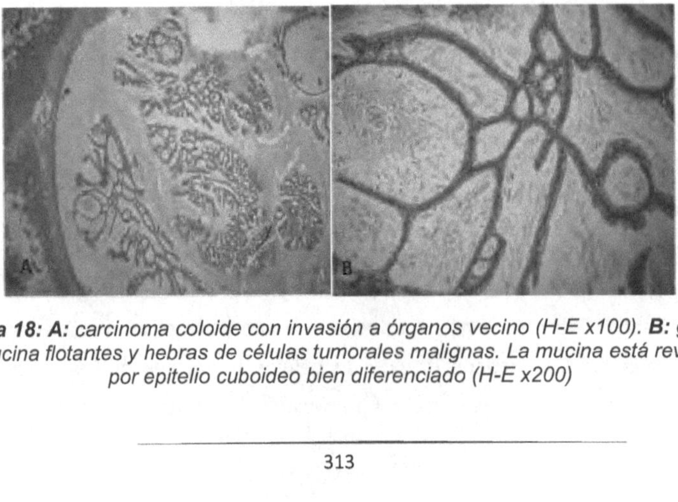

***Figura 18: A:** carcinoma coloide con invasión a órganos vecino (H-E x100). **B:** grupos de mucina flotantes y hebras de células tumorales malignas. La mucina está revestida por epitelio cuboideo bien diferenciado (H-E x200)*

La descripción histológica (Fig. 19) se basa en:

- Al menos el 80% de la neoplasia está formada por grandes depósitos de mucina estromal extracelular.
- Escasas células de carcinoma suspendidas dentro de estos charcos de mucina
    - Generalmente células cúbicas o columnares.
    - Racimos cribiformes o estrellados, franjas de células columnares, pequeños túbulos o células en anillo de sello
- Es común el revestimiento incompleto de los lagos de mucina
- La mucina tiende a retenerse durante el procesamiento histológico (a diferencia de IPMN y MCN)
- Componente invasivo muconodular de 1 cm o más
- Generalmente surgen en asociación con IPMN, MCN o adenoma tubular/tubulovelloso.
- Invasión perineural y metástasis en ganglios linfáticos regionales comunes

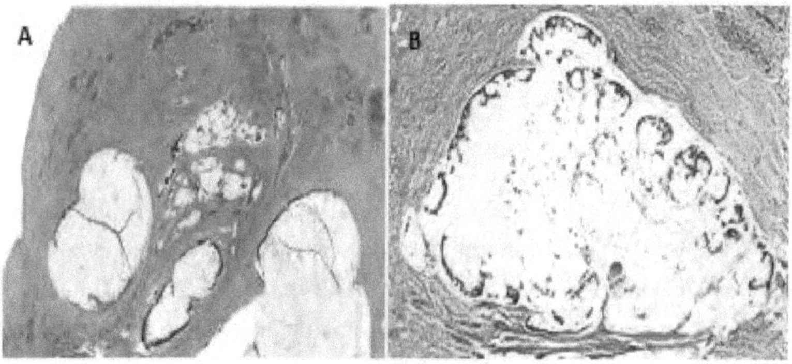

***Figura 19: A**: grandes depósitos de mucina parcialmente revestidos por células neoplásicas. **B:** depósitos de mucina parcialmente revestidos por células neoplásicas cuboidales a columnares bien diferenciadas con algunas células de carcinoma flotantes*

Inmunohistoquímica: El análisis inmunohistoquímico mostró positividad para citoqueratina 7, Ki-67 (15%), receptor 2 del factor de crecimiento epidérmico humano, p53 y CA19-9, pero resultados negativos para CEA y CA-125. Hay grandes depósitos de mucina con tumores flotantes productores de mucina, incluidas células en anillo de sello.

Caracteristicas moleculares: Las CC y las IPMN suelen ser abundantes en mucina 2, glicoproteína oligomérica formadora de gel/moco (MUC2), pero no en mucina 1, glicoproteína asociada a la superficie celular (MUC1). Los carcinomas de páncreas con fenotipo mucinoso (MUC2 + /MUC1 −) generalmente no exhiben mutaciones en los genes reparadores de desajustes y son microsatélites estables. La descripción molecular/citogenética:

- Mutación del codón 12 de KRAS (33%); menos frecuente que cPDAC (> 90%)
- Mutación TP53 (22%)
- Alta prevalencia de mutaciones somáticas en GNAS.
- Microsatélite estable, a diferencia de los carcinomas mucinosos de colon

Síntomas clínicos: Las manifestaciones clínicas provocadas por el CC de páncreas son similares a las del PDAC; los síntomas son indolentes y generalmente se presentan como dolor abdominal, ictericia, pérdida de peso y una masa abdominal. Los biomarcadores tumorales, incluidos CEA y CA19-9, también están elevados.

Pruebas diagnósticas:

- Los CC en la TC aparecen como masas con márgenes redondos o lobulares y los tumores suelen tener límites claros. La excepción a esto son los tumores con límites mal definidos con el duodeno, lo que indica invasión al duodeno (Fig. 20). En la TC con realce dinámico, los tumores tuvieron un ligero realce durante la fase pancreática y un realce progresivo retrasado periférico e interno en forma de malla del estroma intermedio con grupos de mucina con poco realce durante las fases portal y retardada

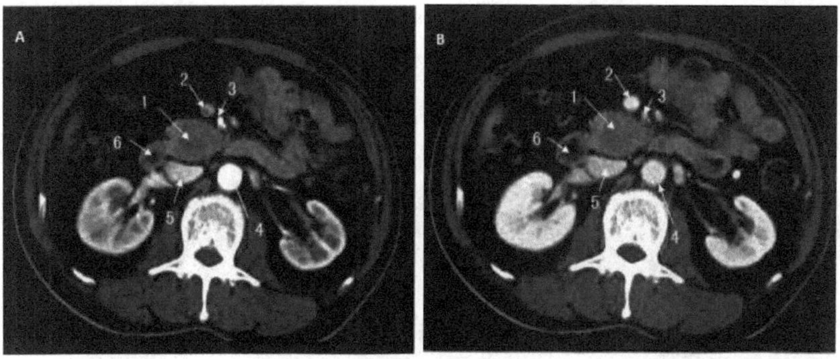

Figura 20: *TC con contraste.* ***A:*** *en fase arterial* ***y B:*** *en fase venosa. Muestra una masa en el proceso uncinado del pancreas. 1: masa pancrerática, 2: vena mesentéreica superior, 3: arteria mesentérica superior, 4: aorta abdominal, 5: vena cava inferior, 6: duodeno.*

- En la resonancia magnética, el CC se presenta como una masa con contornos lobulados y márgenes indiscretos. Los tumores exhiben una apariencia hiperintensa de sal y pimienta en las imágenes potenciadas en T2, y las características distintivas de la resonancia magnética en estas imágenes son útiles para formar el diagnóstico preoperatorio correcto. Las lesiones suelen tener contornos lobulados con márgenes mal definidos. Pueden presentar diversos gradoas de dilatación ductal suave sin ningún componente papilar, excepto en los dos tumores que se ubicaron en la cola. La intensidad de la señal de los tumores en la secuencia de pulsos GRE ponderada en T1 con supresión grasa fue heterogéneamente baja con respecto al páncreas adyacente no afectado y fue casi isointensa con respecto al bazo. En las imágenes potenciadas en T2, exhiben hiperintensidad, más brillante que la del bazo (Fig. 21,22). En las imágenes de MRCP en 3D, las lesiones se muestran como masas hiperintensas mal definidas sin comunicación definida con los conductos pancreáticos. Durante la fase pancreática del estudio dinámico, los carcinomas coloides son heterogéneamente hipointensos con poco o ningún realce. Sin embargo, durante las fases portal y retardada, todas las lesiones muestran un realce periférico retardado progresivo o un realce de contraste interno similar a una esponja o una malla. Aparecen como masas con contornos lobulados y márgenes indiscretos y tienen una apariencia hiperintensa de color sal y pimienta en las imágenes potenciadas en T2.

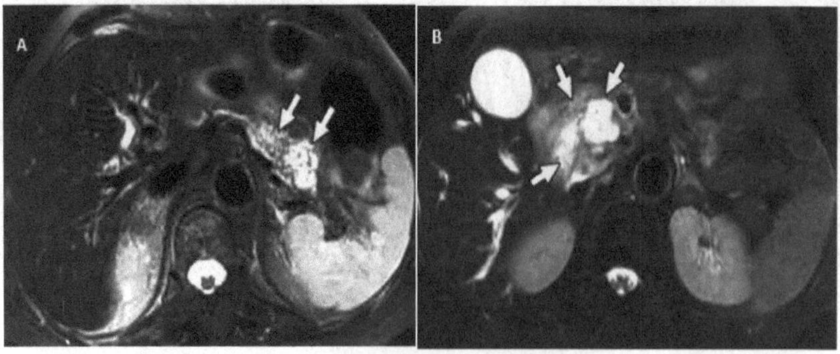

Figura 21: *mágenes transversales con supresión grasa y ponderación en T2 y de colangiopancreatografía por RM 3D fuertemente ponderada en T2,* ***A:*** *masa hiperintensa (flechas) con focos hipointensos diminutos en forma de puntos y apariencia de sal y pimienta. La masa parece más brillante que el bazo.* ***B:*** *una masa de alta intensidad de señal con focos de baja intensidad de señal (flechas). La masa causó dilatación difusa de los conductos biliares intrahepáticos y extrahepáticos, así como del conducto pancreático.*

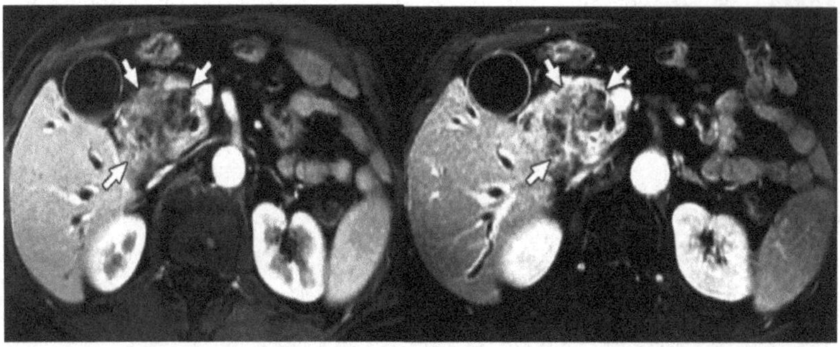

Figura 22: *La imagen transversal ponderada en T1 de fase pancreática, portal y retardada realzada con gadolinio muestran un realce progresivo retardado del contraste periférico e interno similar a una esponja (flechas).*

Estas características distintivas de la resonancia magnética de los carcinomas coloides en imágenes ponderadas en T2 son muy útiles para realizar el diagnóstico preoperatorio correcto y pueden ayudar a los cirujanos a tener un mejor resultado en el tratamiento de este subtipo de cáncer de páncreas.

- La ultrasonografia endoscópica permite realizar punción-aspiración con aguja fina que desempeña un papel fundamental en la evaluación del CC y se pueden observar grandes cantidades de mucina y epitelio glandular de apariencia benigna o células individuales. Sin embargo, el diagnóstico diferencial de un tumor mucinoso es difícil de completar mediante PAAF y el procedimiento puede promover la diseminación del tumor primario.

Diagnóstico diferencial: el diagnostico diferencial del carcinoma coloide se debe hacer con otros tipos de tumores mucinosos (tabla 1)

***Tabla 1:** diagnóstico diferencial del carcinoma coloide y sus características*

MUCINA ESTROMAL BENIGNA EXTRAVASADA	NEOPLASIA MUCINOSA PAPILAR INTRADUCTAL	NEOPLASIA QUÍSTICA MUCINOSA	ADENOCARCINOMA DUCTAL CONVENCIONAL
Lagos de moco limitados a la localización periductal, desprovistos de células neoplásicas Frecuentemente inflamado	Contornos suaves, revestimiento epitelial completo, mucina intraluminal perdida durante el procesamiento	Estroma de tipo ovárico Generalmente ocurre en mujeres.	Mucina intracitoplasmática y luminal. Mucina estromal nula o escasa

Tratamiento: Actualmente no existen directrices específicas para el tratamiento del CC. El tratamiento principal debe ser la cirugía si no hay metástasis a distancia, invasión de órganos circundantes o encapsulamiento de vasos. En pacientes con CC se pueden realizar cirugías, como el procedimiento de Whipple, una pancreatectomía distal, una DP con preservación del píloro y una pancreatectomía subtotal. El tipo de cirugía está determinado por la ubicación y el tamaño del tumor. Además, la quimioterapia y/o la radioterapia no mejoran significativamente la supervivencia posoperatoria.

Pronóstico: Se ha demostrado que el pronóstico del CC de páncreas es mejor que el del PDAC, con una tasa de supervivencia a 5 años de >55% versus ~10%, respectivamente, y ciertos pacientes con metástasis en ganglios linfáticos que permanecen vivos y libres de enfermedad. Después de 10 años. Se sospecha que este mejor pronóstico se debe al hecho de que la mucina que se origina en las células neoplásicas de la mezcla y las células epiteliales con propiedades secretariales limita la propagación de las células tumorales.

Bibliografia

1. Siegel RL, Miller KD, Jemal A. Cancer statistics, 2016. *CA Cancer J Clin.* 2016; 66:7–30. doi.org/10.3322/caac.21332.
2. Cho HW, Choi JY, Kim MJ, et al. Pancreatic tumors: emphasis on CT findings and pathologic classification. *Korean J Radiol.* 2011; 12:731–739. doi.org/10.3348/kjr.2011.12.6.731
3. Hruban RH, Boffetta P, Hiraoka N, et al. Ductal adenocarcinoma of the pancreas. In: Bosman FT, editor. *World Health Organization Classification of tumours of the digestive system.* 4th ed. Lyon, France: International Agency for Research on Cancer; 2010. pp. 281–295.
4. Seo Yeon Youn , Sung Eun Rha , Eun Sun Jung e In Seok Lee. Pancreas ductal adenocarcinoma with cystic features on cross-sectional imaging: radiologic-pathologic correlation. Diagn Interv Radiol. 2018; 24(1):5-11. doi: 10.5152/dir.2018.17250.
5. Hiroki Sato 1, Andrew Scott Liss 2, Yusuke Mizukami 1 Large-duct pattern invasive adenocarcinoma of the pancreas-a variant mimicking

pancreatic cystic neoplasms: A minireview World J Gastroenterol. 2021; 27(23):3262-3278. doi: 10.3748/wjg. v27.i23.3262.

6. Adsay V, Logani S, Sarkar F, Crissman J, Vaitkevicius V. Foamy gland pattern of pancreatic ductal adenocarcinoma: a deceptively benign-appearing variant. Am J Surg Pathol. 2000; 24:493–504.
7. Kosmahl M, Pauser U, Anlauf M, Kloppel G. Pancreatic ductal adenocarcinomas with cystic features: neither rare nor uniform. Mod Pathol. 2005; 18:1157–1164. https://doi.org/10.1038/modpathol.3800446
8. Bagci P, Andea AA, Basturk O, Jang KT, Erbarut I, Adsay V. Large duct type invasive adenocarcinoma of the pancreas with microcystic and papillary patterns: a potential microscopic mimic of non-invasive ductal neoplasia. Mod Pathol. 2012; 25: 439-448.doi. Org/10.1038/modpathol.2011.181
9. Yoon SE, Byun JH, Kim KA, Kim HJ, Lee SS, Jang SJ, Jang YJ, Lee MG. Pancreatic ductal adenocarcinoma with intratumoral cystic lesions on MRI: correlation with histopathological findings. Br J Radiol. 2010; 83: 318–326.
10. Hori S, Shimada K, Ino Y, et al. Macroscopic features predict outcome in patients with pancreatic ductal adenocarcinoma. Virchows Arch. 2016; 469:621–634. https://doi.org/10.1007/s00428-016-2026-6
11. Seidel G, Zahurak M, Iacobuzio-Donahue C, Sohn TA, Adsay NV, Yeo CJ, Lillemoe KD, Cameron JL, Hruban RH, Wilentz RE. Almost all infiltrating colloid carcinomas of the pancreas and periampullary region arise from in situ papillary neoplasms: a study of 39 cases. Am J Surg Pathol. 2002; 26:56–63.
12. Greenlee RT, Murray T, Bolden S, Wingo PA. Cancer statistics, 2000. CA Cancer J Clin. 2000; 50:7–33
13. NV Adsay. Cystic lesions of the páncreas. Mod Pathol. 2007; 20: 71-93. 10.1038/modpathol.3800706
14. NV Adsay, DS Klimstra. Pancreatic tumors and pancreatic resection. Pathology and classification of pancreatic and ampullary tumors. Surgery of the Liver, Biliary Tract and Pancreas, Elsevier, Philadelphia. 2007; pp. 829-849. 10.1016/B978-1-4160-3256-4.50064-8

15. NV Adsay, DS Klimstra. Tumors of the Pancreas and Ampulla of Vater. Surgical Pathology of the GI Tract, Liver. Biliary Tract, and Pancreas, Elsevier, Philadelphia (2009), pp. 909-960
16. Basturk, I Coban, NV Adsay. Pancreatic cysts: pathologic classification, differential diagnosis, and clinical implications. Arch Pathol Lab Med. 2009; 133: 423-438
17. M Kosmahl, U Pauser, M Anlauf. Pancreatic ductal adenocarcinomas with cystic features: neither rare nor uniform. Mod Pathol. 2005; 18: 1157-1164.doi: 10.1038/modpathol.3800446
18. Bagci P, Andea AA, Basturk O, Jang KT, Erbarut I, Adsay V. Large duct type invasive adenocarcinoma of the pancreas with microcystic and papillary patterns: a potential microscopic mimic of non-invasive ductal neoplasia. Mod Pathol. 2012; 25:439–448.
19. Kelly PJ, Shinagare S, Sainani N, Hong X, Ferrone C, Yilmaz O, Fernández-del Castillo C, Lauwers GY, Deshpande V. Cystic papillary pattern in pancreatic ductal adenocarcinoma: a heretofore undescribed morphologic pattern that mimics intraductal papillary mucinous carcinoma. Am J Surg Pathol. 2012; 36:696–701
20. Furukawa T, Klöppel G, Volkan Adsay N, Albores-Saavedra J, Fukushima N, Horii A, Hruban RH, Kato Y, Klimstra DS, Longnecker DS, Lüttges J, Offerhaus GJ, Shimizu M, Sunamura M, Suriawinata A, Takaori K, Yonezawa S. Classification of types of intraductal papillary-mucinous neoplasm of the pancreas: a consensus study. Virchows Arch. 2005; 447:794–799
21. Furukawa T, Hatori T, Fujita I, Yamamoto M, Kobayashi M, Ohike N, Morohoshi T, Egawa S, Unno M, Takao S, Osako M, Yonezawa S, Mino-Kenudson M, Lauwers GY, Yamaguchi H, Ban S, Shimizu M. Prognostic relevance of morphological types of intraductal papillary mucinous neoplasms of the pancreas. Gut. 2011; 60:509–516.
22. Adsay NV, Merati K, Nassar H, Shia J, Sarkar F, Pierson CR, Cheng JD, Visscher DW, Hruban RH, Klimstra DS. Pathogenesis of colloid (pure mucinous) carcinoma of exocrine organs: Coupling of gel-forming mucin (MUC2) production with altered cell polarity and abnormal cell-stroma

interaction may be the key factor in the morphogenesis and indolent behavior of colloid carcinoma in the breast and pancreas. Am J Surg Pathol. 2003; 27:571–578.

23. Adsay NV, Pierson C, Sarkar F, Abrams J, Weaver D, Conlon KC, Brennan MF, Klimstra DS. Colloid (mucinous noncystic) carcinoma of the pancreas. Am J Surg Pathol. 2001; 25:26–42.
24. Adsay V, Logani S, Sarkar F, Crissman J, Vaitkevicius V. Foamy gland pattern of pancreatic ductal adenocarcinoma: a deceptively benign-appearing variant. Am J Surg Pathol. 2000; 24:493–504.
25. Lau SK, Weiss LM, Chu PG. Differential expression of MUC1, MUC2, and MUC5AC in carcinomas of various sites: an immunohistochemical study. Am J Clin Pathol. 2004; 122:61–69.
26. Haeberle L, Esposito I. Pathology of pancreatic cancer. Transl Gastroenterol Hepatol. 2019; 4:50.
27. Pelin Bagci, Aleodor Andea, Olca Basturk et al. Large duct type invasive adenocarcinoma of the pancreas with microcystic and papillary patterns: a potential microscopic mimic of non-invasive ductal neoplasia Modern Pathology.Volume 25, Issue 3, March 2012, Pages 439-448
28. Masataka KikuyamaJun Nakahodo , Goro Honda , Mizuka Suzuki , Shin-ichiro Horiguchi , Kazuro Chiba , Hiroki Tabata , Yusuke Ome , Shu-ichiro Uemura , Yusuke Kawamoto y Terumi Kamisawa Pancreatic duct epithelial malignancy suggested by large focal pancreatic parenchymal atrophy in cystic diseases of the pancreas . Pancreatology, 2023; Vol 23, Nº 4: 420-428.
29. Young MR, Wagner PD, Ghosh S, Rinaudo JA, Baker SG, Zaret KS, Goggins M, Srivastava S. Validation of Biomarkers for Early Detection of Pancreatic Cancer: Summary of The Alliance of Pancreatic Cancer Consortia for Biomarkers for Early Detection Workshop. Pancreas. 2018; 47:135–141.
30. Youn SY, Rha SE, Jung ES, Lee IS. Pancreas ductal adenocarcinoma with cystic features on cross-sectional imaging: radiologic-pathologic correlation. Diagn Interv Radiol. 2018; 24:5–11.

31. Lisotti A., Napoleon B., Facciorusso A., Cominardi A., Crino S.T., Brighi N., et. al.: Contrast-enhanced EUS fo the characterization of mural nodules within pancreatic cystic neoplasms: systematic review and meta-analysis. Gastrointest Endosc 2021; 94: 881-889.
32. Oettle H, Neuhaus P, Hochhaus A, Hartmann JT, Gellert K, Ridwelski K, Niedergethmann M, Zülke C, Fahlke J, Arning MB, Sinn M, Hinke A, Riess H. Adjuvant chemotherapy with gemcitabine and long-term outcomes among patients with resected pancreatic cancer: the CONKO-001 randomized trial. JAMA. 2013; 310:1473–1481.
33. Eguchi H, Takeda Y, Takahashi H, Nakahira S, Kashiwazaki M, Shimizu J, Sakai D, Isohashi F, Nagano H, Mori M, Doki Y. A Prospective, Open-Label, Multicenter Phase 2 Trial of Neoadjuvant Therapy Using Full-Dose Gemcitabine and S-1 Concurrent with Radiation for Resectable Pancreatic Ductal Adenocarcinoma. Ann Surg Oncol. 2019; 26: 4498–4505.
34. Kim H, Kim DH, Song IH, Youn SY, Kim B, Oh SN, Choi JI, Rha SE Identification of the area containing intratumoral fluid by magnetic resonance imaging to predict prognosis in patients with pancreatic ductal adenocarcinoma after curative resection. Euro Radiol. 2022 abril;32(4):2518-2528. doi: 10.1007/s00330-021-08328-4.
35. Yamada Y, Mori H, Matsumoto S, Kamei N, Hongo N. Invasive carcinomas derived from intraductal papillary mucinous neoplasms of the pancreas: a long-term follow-up assessment with CT imaging. J Comput Assist Tomogr. 2006; 30:885–890.
36. Yoon MA, Lee JM, Kim SH, et al. MRI features of pancreatic colloid carcinoma. AJR Am J Roentgenol. 2009;193: W308–W313. https://doi.org/10.2214/AJR.09.2347.
37. Liszka L, Zielinska-Pajak E, Pajak J, Gołka D. Colloid carcinoma of the pancreas: review of selected pathological and clinical aspects. Pathology. 2008; 40: 655–663. doi: 10.1080/00313020802436444
38. Whang EE, Danial T, Dunn JC, Ashley SW, Reber HA, Lewin TJ, Tompkins RK. The spectrum of mucin-producing adenocarcinoma of the

pancreas. Pancreas. 2000; 21: 147-151. doi: 10.1097/00006676-200008000-00007

39. Yang Gao, Ya-Yun Zhu, Zhou Yuan. Colloid (mucinous non-cystic) carcinoma of the pancreas: A case report. Oncol Lett. 2015 Nov; 10(5): 3195–3198. doi: 10.3892/ol.2015.3733

40. Baker ML, Seeley ES, Pai R, Suriawinata AA, Mino-Kenudson M, Zamboni G, Klöppel G, Longnecker DS. Neoplasias quísticas mucinosas invasivas del páncreas. Exp. Mol Pathol. 2012; 93:345–349. doi: 10.1016/j.yexmp.2012.07.005.

41. Plerhoples TA, Ahdoot M, DiMaio MA, Pai RK, Park WG, Poultsides GA. Carcinoma coloide de páncreas. Excavar Dis Sci. 2011; 56: 1295-1298. doi: 10.1007/s10620-011-1573-6.

42. Kloppel G, Hruban RH, Longnecker DS, Adler G, Kern SE, Partanen TJ. Ductal adenocarcinoma of the pancreas. In: Hamilton SR, Aaltonen LA, editors. World Health Organization Classification of Tumors. France: IARC Press; 2000, pp. 221-230. Pathology and Genetics of Tumors of the Digestive System.

43. Adsay NV, Merati K, Nassar H, Shia J, Sarkar F, Pierson CR, Cheng JD, Visscher DW, Hruban RH, Klimstra DS. Pathogenesis of colloid (pure mucinous) carcinoma of exocrine organs: The coupling of gel-forming mucin (MUC2) production with altered cell polarity and abnormal interaction between cells and stroma may be the key factor in the morphogenesis and indolent behavior of colloid carcinoma in the breast and pancreas. I'm J Surg Pathol. 2003; 27 :571–578. doi: 10.1097/00000478-200305000-00002.

44. Lüttges J, Beyser K, Pust S, Paulus A, Rüschoff J, Klöppel G. Noncystic mucinous pancreatic carcinomas (colloids) and intraductal papillary mucinous carcinomas are usually stable microsatellites. Mod Pathol. 2003; 16: 537–542. doi: 10.1097/01.MP.0000072748.65178.2F

45. Ren FY, Shao CW, Zuo CJ, Lu JP. Características de la TC de los carcinomas coloides de páncreas. Chin Med J (inglés) 2010; 123: 1329-1332.

46. Fang-yuan Ren 1, Cheng-wei Shao, Chang-jing Zuo, Jian-ping Lu. CT features of colloid carcinomas of the pancreas Chin Med J (Engl). 2010; 123(10):1329-32.
47. Miller FH, Rini Nueva Jersey, Keppke AL. Magnetic resonance imaging of adenocarcinoma of the pancreas. AJR 2006; 187:986; [web] W365–W374.
48. Song SJ, Lee JM, Kim YJ, et al. Differentiation of intraductal papillary mucinous neoplasms from other pancreatic cystic masses: comparison of multi-detector CT and MR images using ROC analysis. J Magn Reson Imaging 2007; 26:86 –93
49. Min A Yoon 1, Jeong Min Lee, Se Hyung Kim, Jae Young Lee, Joon Koo Han, Byung Ihn Choi, Jin-Young Choi, Seong Ho Park, Min Woo Lee. MRI features of pancreatic colloid carcinoma. AJR Am J Roentgenol. 2009; 193(4): W308-13. doi: 10.2214/AJR.09.2347
50. Parwani AV, Ali SZ. Pathological clinical case: A 52-year-old woman with jaundice and a history of necrotizing pancreatitis. Primary colloid carcinoma of the pancreas. Arch Pathol Med. Laboratory, 2005; 129: 255–256
51. Vazzano J, Chen W. Colloid carcinoma. PathologyOutlines.com website. 2023https://www.pathologyoutlines.com/topic/pancreascolloid.html.
52. Reid MD, Bagci P, Adsay NV. Histopathologic Evaluation of Pancreatic Cancer: Is There a One Size Fits All? J Surg Oncol. 2013; 107: 67–77. doi: 10.1002/JSO.23194.
53. Rubio-Pérez I, Martín-Pérez E, Sánchez-Urdazpal L, Corbaton P, Larrañaga E. Colloid carcinoma of the pancreas: a distinct pancreatic neoplasm with a good prognosis. Report a case. JOP. 2012; 13: 219–221.

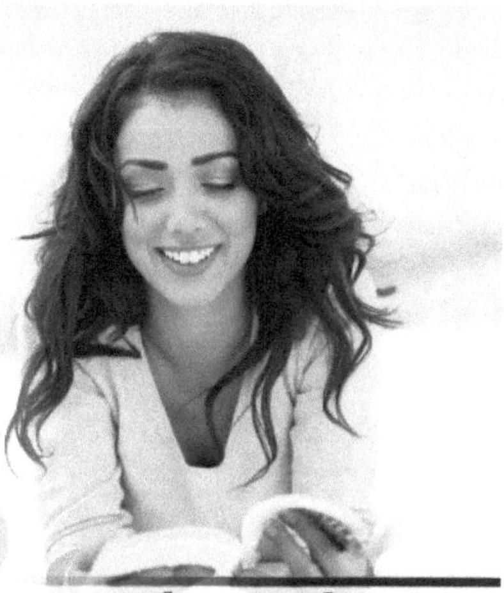

FSC
www.fsc.org
MIX
Papier | Fördert gute Waldnutzung
FSC® C083411

Kolibri 360 GmbH
Ferdinand-Jühlke-Straße 7
99095 Erfurt, Deutschland
produktsicherheit@kolibri360.de

Druck:
CPI Druckdienstleistungen GmbH
im Auftrag der
Kolibri 360 GmbH
Ferdinand-Jühlke-Str. 7
99095 Erfurt